ß

Falaise

(Couseur-aff Couse tr.

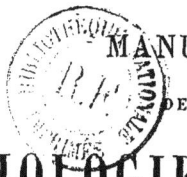

MANUEL

DE

SÉMÉIOLOGIE MÉDICALE

SUIVI DE NOTIONS DE PATHOLOGIE GÉNÉRALE

MANUEL

DE

SÉMÉIOLOGIE MÉDICALE

SUIVI DE NOTIONS DE PATHOLOGIE GÉNÉRALE

PAR LE DOCTEUR

M. PALASNE DE CHAMPEAUX

MÉDECIN DE 1re CLASSE DE LA MARINE,
PROFESSEUR DE SÉMÉIOLOGIE MÉDICALE A L'ÉCOLE ANNEXE DE MÉDECINE
NAVALE DE TOULON.

Avec 66 figures intercalées dans le texte.

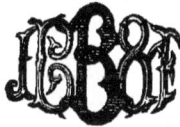

PARIS

LIBRAIRIE J.-B. BAILLIÈRE et FILS

19, Rue Hautefeuille, près du Boulevard Saint-Germain

1905

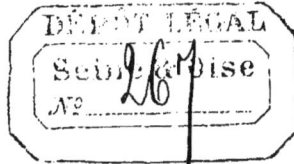

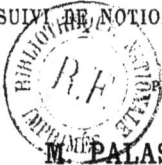

PRÉFACE

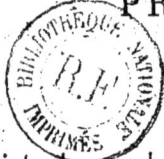

Il existe de nombreux et excellents Traités de
Séméiologie Médicale et de Pathologie Générale,
mais l'abondance même des matières effraie souvent le débutant. Nous avons eu surtout pour but
de lui éviter le travail de recherches et de sélec-
tion, auquel il était astreint. Et, par conséquent,
nous avons éliminé de parti pris les détails d'examen et les méthodes compliquées de recherches,
qui ne peuvent être utiles à de jeunes élèves.

Ce Manuel est spécialement destiné aux Étu-
diants se préparant aux *Écoles de médecine de la
Marine et de la Guerre* (Bordeaux et Lyon).

La PREMIÈRE PARTIE traite de la Séméiologie des
principaux organes et appareils.

Au sujet de la *Percussion*, en général, nous
avons cherché à classer, d'une façon simple et
facile à retenir, les différentes modalités que
l'on peut trouver par cet utile moyen d'investigation.

A propos de *l'examen du pouls*, nous avons
indiqué les méthodes pratiques pour recueillir les
tracés sphygmographiques et mesurer la *tension*

artérielle, avec des exemples prouvant l'importance de ces recherches.

A *l'examen du cœur*, normal et pathologique,
sont exposés le mécanisme et l'interprétation des
troubles de compensation, des *bruits de souffle*,
ainsi que les principaux signes fonctionnels, qui
se rattachent à l'étude de cet organe (*lipothymie,
syncope, asystolie, palpitations*). En ce qui concerne les palpitations, nous avons cherché à établir une classification rationnelle, basée d'une
part sur les changements de tension au niveau de
l'appareil circulatoire, et d'autre part sur la thérapeutique mise en œuvre dans les différents cas.
Si cette classification est susceptible d'objections,
elle nous a paru avoir le mérite de mettre un peu
d'ordre dans cette question si difficile des palpitations, et présenter une utilité pratique indé-
niable.

A propos de *l'examen des poumons*, nous avons
donné quelques détails sur le murmure vésiculaire normal et ses causes de production.

L'examen des expectorations comporte la recherche du *bacille de la tuberculose*.

Dans l'étude des signes fonctionnels de l'appareil
respiratoire (*toux, dyspnée, asphyxie, hémoptysie*),
une place prépondérante revient à l'hémoptysie,
et notre but a été d'exposer aussi clairement
que possible cet important symptôme.

L'examen de l'estomac se termine par l'indication de quelques manipulations, faciles à exécuter,

au sujet de *l'analyse du suc gastrique*. Les procédés indiqués nous semblent suffisants pour donner à la thérapeutique d'utiles enseignements.

La question de la *dyspepsie*, si difficile à exposer à de jeunes élèves, a été placée dans un cadre de contexture simple.

A la suite de l'*examen physique et fonctionnel du foie*, nous avons traité la question de *l'ictère*. Là encore la tâche est ardue. Puissions-nous avoir jeté quelque clarté dans cet exposé !

Après des notions succinctes sur *l'examen de l'appareil génito-urinaire*, prend place la recherche de la *perméabilité rénale*.

Enfin, *l'examen des urines* comprend les procédés d'analyse usuels, faciles à exécuter, et suffisants pour donner d'importantes indications au sujet du diagnostic et du pronostic.

Dans toute cette étude séméiologique, nous avons cité de nombreux exemples empruntés à la Pathologie, de façon à faciliter l'interprétation des signes constatés ou des résultats fournis par les analyses.

Nous avons ensuite exposé sommairement la *Séméiologie du Système Nerveux*, et de plus quelques procédés de recherches utiles au diagnostic (*analyse du sang, séro-diagnostic, cyto-diagnostic*). Ces questions, étrangères aux programmes actuels d'admission aux Écoles de Lyon et de Bordeaux, pourront peut-être intéresser les jeunes praticiens de la médecine et leur faciliter l'examen complet et méthodique du malade.

Enfin la DERNIÈRE PARTIE comprend des *Notions de Pathologie Générale*, ressortissant spécialement aux examens de l'École de santé militaire de Lyon.

La question de *l'hérédité*, en particulier, y est traitée avec quelques détails.

Le rôle des microbes dans les maladies, — les modes de transmission des maladies, — la contagion, — l'infection ont été esquissés à grands traits, mais d'une façon suffisante pour faire comprendre à un jeune élève l'importance de ces vastes questions, dont l'étude est à l'ordre du jour, et lui permettre d'acquérir sur ces sujets des notions suffisamment précises.

PALASNE DE CHAMPEAUX.

Mai 1903.

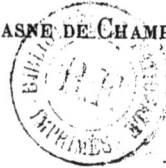

MANUEL

DE

SÉMÉIOLOGIE

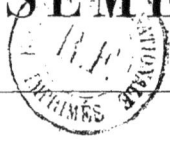

NOTIONS GÉNÉRALES SUR LES MOYENS PHYSIQUES D'EXPLORATION

I. — INSPECTION

C'est le procédé le plus simple ; il se combine avec tous les autres. C'est surtout chez l'enfant, qui ne parle pas, chez les déments, que l'inspection rend d'importants services.

1° INSPECTION IMMÉDIATE. — Elle se fait sans le secours d'aucun instrument. Elle permet de se rendre compte de la position, du facies, du degré de maigreur ou d'obésité du malade ; — du volume, de la coloration, des déformations des différentes parties du corps ; — des taches, des éruptions, etc.

Pour bien voir, il faut être bien éclairé, comparer les deux côtés du corps. Il faut agir avec rapidité (à cause du refroidissement possible du malade), et toujours prendre une vue d'ensemble du corps, tout en ménageant autant que possible la pudeur des malades.

2° INSPECTION MÉDIATE. — La vue est aidée par des instruments : microscope, miroirs (spéculums, ophtalmoscope, laryngoscope...), thermomètre, etc.

Les recherches bactériologiques, chimiques fournissent un appoint important à l'inspection médiate. Les *ponctions exploratrices* aident, dans beaucoup de cas, au diagnostic (nous ne les citerons pas de nouveau, dans chacun des nombreux cas où elles peuvent être employées).

Pour le moment, nous dirons seulement quelques *mots de deux moyens usuels* d'inspection médiate : la mensuration et le pesage.

Mensuration. — Les principaux instruments employés sont les rubans métriques, les cyrtomètres (pour le thorax), les pelvimètres et compas d'épaisseur (pour le bassin). La topographie cranio-cérébrale, l'anthropologie nécessitent des instruments spéciaux.

Quel que soit l'instrument dont on se sert, il faut que la pression soit uniforme à chaque mensuration. Le malade doit occuper la même position. Des repères fixes (mamelon, ombilic...) servent à noter les distances, sur l'observation clinique.

En cas d'atrophie des membres, les indications fournies par la mensuration ont une grande importance.

A propos de l'examen du thorax, de l'abdomen, nous aurons à revenir sur ce moyen d'exploration.

Pesage. — Le pesage se fait au moyen de bascules (chez les adultes), de balances dites pèse-bébés (chez les enfants). Chez ceux-ci, l'importance des pesées est devenue, grâce à nos maîtres de l'art obstétrical, de notion courante. Chez ceux-là, les pesées suffisamment répétées permettent de suivre l'amélioration ou l'aggravation dans l'état général, et sont un des meilleurs éléments du pronostic.

Chauffard conseille même de peser chaque jour le malade porteur d'un épanchement (pleurésie, ascite...), et d'établir une courbe des pesées.

II. — PALPATION

Cette investigation séméiologique se fait au moyen du sens du tact.

1° PALPATION IMMÉDIATE. — Se fait sans le secours d'instruments.

Le malade doit être mis en bonne position et respirer largement, de façon que les masses musculaires soient dans le relâchement le plus complet possible. Il peut être utile de le faire parler, pendant l'exploration, afin de détourner son attention.

Le médecin doit palper les régions nues, sans interposition d'aucune étoffe, avec une ou les deux mains (préalablement chauffées). L'application des mains doit d'abord être légère, mais faite franchement (pour éviter le chatouillement) ; puis on apprivoise les muscles, qui ont tendance à être rétifs, pour aboutir à une palpation profonde et méthodique.

Les doigts seuls sont employés pour la recherche de la pointe du cœur, pour l'étude du pouls, pour le toucher vaginal ou rectal, etc.

La palpation donne des notions d'ordre général : état de la peau (sécheresse, humidité, calorique), et des notions d'ordre spécial, que nous citerons par la suite, au sujet de l'examen des différents appareils.

En gynécologie, la palpation donne des renseignements importants.

2° PALPATION MÉDIATE. — Elle se fait au moyen d'instruments. On explore par cette méthode l'œsophage, l'estomac, la vessie, etc.

III. — PERCUSSION

Cette méthode d'exploration, faite au moyen du sens
du tact aidé ou non d'instruments, consiste à produire
un son ou un bruit, en frappant un organe, à apprécier
son degré de résonance et à juger en même temps de
son élasticité.

Avenbrugger (fin du xviiie siècle), Piorry, Skoda,
Potain... ont vulgarisé ce moyen de recherche.

1° PERCUSSION IMMÉDIATE. — Un doigt (le médius généralement), ou plusieurs doigts accolés d'une main
frappent directement sur l'organe exploré.

Ce moyen, qu'on laisse trop de côté à notre avis,
donne des notions rapides et même très précises.

2° PERCUSSION MÉDIATE. — Elle est instrumentale ou
digitale.

a. *Instrumentale.* — Les plessimètres (πλήσσω, je
frappe ; μέτρον, mesure), tels celui de Piorry, les ples-
sigraphes (Peter) ne sont plus employés couramment.

Ces instruments s'appliquent sur la partie percutée,
et l'on percute avec la main ou un marteau spécial,
dont la masse est garnie de caoutchouc.

b. *Digitale.* — La main doit être posée bien à plat,
le médius sur lequel on frappe le plus habituellement
isolé des autres doigts, et bien appliqué sur la partie
explorée. Dans les percussions limitées, on a avantage
à n'appuyer que les deux dernières phalanges du médius. Les mouvements de la main qui percute doivent
se passer dans le poignet (fig. 1). Les doigts recourbés

et servant de marteau frappent perpendiculairement par
leur extrémité, et se relèvent sitôt le coup donné. On
peut aussi ne frapper qu'avec un doigt (le médius par

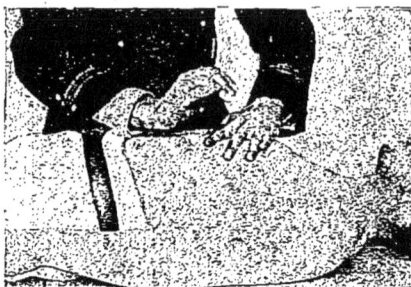

Fig. 1. — Percussion digitale.

exemple); les mouvements sont alors limités à ce doigt,
comme fait le pianiste dans les exercices d'assouplis-
sement.

Nous citerons enfin la *percussion perfectionnée* du
D' Flesch, dans laquelle le médius de la main gauche
est plié en équerre et appuyé par sa pulpe sur le point
percuté. Un doigt de la main droite frappe l'angle
saillant (fig. 2).

Quelle que soit la méthode employée, il faut percuter
très légèrement, approcher l'oreille, et qu'autour du
médecin le silence soit absolu.

Par suite de cette nécessité de percuter légèrement,
il ne faut pas chercher à faire une démonstration pour
l'entourage. Chaque observateur, au lit du malade, doit
se faire à lui-même son opinion.

Les percussions fortes sont rarement utiles et ne
donnent que des résultats incertains. Elles sont souvent
douloureuses pour le patient.

Le malade sera placé en bonne position, qui pourra
varier pendant l'exploration, les muscles aussi relâchés
que possible, les parties à percuter découvertes.

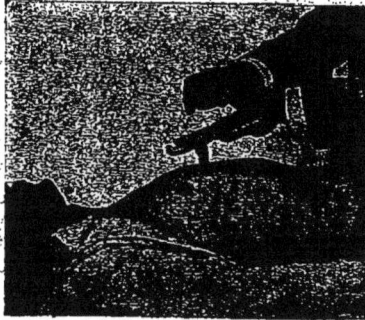

Fig. 2. — Percussion perfectionnée de Flesch.

Le médecin percutera d'abord des points symétriques,
lorsque cette comparaison sera possible, puis il cherchera à détailler les différentes tonalités fournies par le
même organe, à différents niveaux.

Comme nous l'avons dit au début, la percussion sert
aussi à apprécier l'*élasticité des organes sous-jacents*.

Les sensations tactiles facilitent l'interprétation des
données fournies par l'oreille.

La percussion bien faite donne des résultats précis ;
mais l'observateur a besoin d'une véritable éducation
de l'oreille, qui ne s'acquiert que par de nombreux
exercices.

Résultats fournis par la percussion.

NOTIONS DE PHYSIQUE ACOUSTIQUE. — Trois qualités sont
à considérer dans la production d'un son :

1° *L'intensité* qui dépend de l'amplitude des vibrations. La force de la percussion intervient donc comme facteur dans les sons que cette percussion produit;

2° *La tonalité* qui dépend du nombre des vibrations, et varie en raison inverse de la longueur de la partie vibrante. Plus une corde est courte (pour une même tension), plus la hauteur ou tonalité du son est élevée. De même, plus la masse de gaz percutée est faible, plus le son de percussion est élevé ;

3° *Le timbre*, qui dépend de la régularité des vibrations sonores et de la production de sons harmoniques. C'est le timbre qui donne à certains sons un caractère musical, plus ou moins net. Le timbre, disait Helmholtz, est la couleur du son.

C'est cette dernière qualité sonore que nous placerons, en première ligne, pour établir la classification des sons obtenus par la percussion.

1° *Sons de percussion très peu musicaux*, n'ayant pas de timbre appréciable, peu agréables par conséquent à l'oreille. Les vibrations sont peu intenses, donc vite éteintes ; leur tonalité est élevée.

En langage usuel, nous dirons que la percussion donne un bruit sec, bref, sans éclat.

En langage médical, nous dirons qu'il y a *matité*.

Avenbrugger citait, comme exemple de matité absolue, le son produit par la percussion de la cuisse (*tanquam percussi femoris*).

La *submatité* n'est qu'un mode de ce genre de sonorité; le son est moins sec, plus intense et de tonalité moins élevée que dans la matité.

2° *Sons de percussion assez musicaux*, ayant un timbre, mais assez difficile à apprécier, d'une intensité forte (vibrations amples, étendues), de tonalité basse.

En langage usuel, nous dirons que la percussion donne un son clair, éclatant, sonore.

En langage médical, nous dirons que le son est *clair*.

La percussion d'un thorax normal fournit un exemple de ce genre de son de percussion.

3° *Sons de percussion musicaux*, ayant un timbre très net, agréable à l'oreille. L'intensité est toujours forte.

C'est ce qu'en médecine, on appelle un son *tympanique*. On dit encore qu'il y a du *skodisme* (Skoda).

Mais quelle est la tonalité d'un son tympanique ? Il est évident qu'elle varie dans des limites étendues. On peut produire des sons tympaniques, *graves ou aigus*, en frappant sur les joues plus ou moins gonflées. Si le son tympanique devient d'une tonalité *très élevée*, il perd en même temps son cachet musical, il devient peu agréable à l'oreille, son timbre cesse d'être appréciable avec facilité. C'est un son tympanique sourd, couvert, *voilé* (Walsh). Et ce nouveau son confine de très près à la submatité, par ce fait même qu'il a presque complètement perdu son cachet musical.

IV. — AUSCULTATION

Le sens de l'ouïe renseigne le médecin sur les bruits normaux ou pathologiques, qui se produisent dans l'intérieur du corps (Laënnec, 1816).

1° AUSCULTATION IMMÉDIATE. — L'oreille est appliquée directement sur la partie à explorer.

Si l'on interpose un linge, il ne faut pas employer d'étoffes qui, comme la soie, produisent des bruits au moindre mouvement.

Règles générales. — Il faut ausculter dans le silence, se recueillir. L'oreille qui ausculte (s'habituer à ausculter des deux oreilles indistinctement) doit être appliquée intimement sur la partie explorée, en évitant toutefois que l'air emprisonné dans le conduit auditif ne comprime le tympan.

On ne doit jamais ausculter en ayant la tête fortement baissée ou le cou serré ; l'afflux du sang à la tête produit en effet des bruits très préjudiciables à une bonne auscultation.

Les muscles du malade, placé en bonne position, laquelle est variable suivant les cas, doivent être relâchés, et l'observateur doit faire abstraction du *bruit rotatoire* (voiture lointaine), produit par la contraction *tonique* des muscles.

Si le malade est assis ou debout, il faut qu'une main le soutienne, sans comprimer les organes ; les mouvements de l'observateur et du patient sont de la sorte coordonnés, et l'oreille qui ausculte reste toujours bien appliquée.

Chez certains malades émotifs, et bien qu'on les rassure, on n'arrive à faire une auscultation détaillée qu'après plusieurs séances. Chez ces malades, en effet, l'émotion précipite, ralentit, ou rend irréguliers les battements du cœur, de même qu'elle trouble profondément les mouvements respiratoires. Dans ce dernier cas, il faut faire l'éducation du malade, lui apprendre à respirer.

D'ailleurs, il est toujours bon d'éviter, en pratiquant l'auscultation, les séances trop longues, qui fatiguent le malade et l'observateur.

Les jeunes enfants crient presque toujours, lorsqu'on les ausculte. Le médecin attendra, l'oreille toujours

1.

appliquée, l'accalmie passagère qui se produit pour l'inspiration.

2° Auscultation médiate. — Elle se fait en interposant un instrument conducteur du son, le *stéthoscope*. Les formes de cet instrument sont très variables. Le plus employé a la forme d'un cylindre en bois de 15 centimètres de longueur environ, terminé d'un côté par un cône, de l'autre (pavillon) par une plaque, sur laquelle on applique l'oreille.

Le meilleur stéthoscope, a-t-on dit justement, est celui dont on a pris l'habitude de se servir.

Règles générales. — Appliquer l'instrument bien d'aplomb sur la partie à explorer ; placer l'oreille sur le pavillon sans interposition de couche d'air entre l'oreille et la plaque ; lâcher à ce moment l'instrument pour ne pas produire avec la main des bruits surajoutés ; exercer une *pression modérée* sur le stéthoscope.

V. — PHONENDOSCOPIE

Inventé par Bianchi et Bazzi, le phonendoscope est un stéthoscope amplificateur, qui peut être employé de différentes façons.

En posant la tige de l'instrument sur un organe, et en exécutant des frottements superficiels, avec la pulpe d'un doigt, autour de cette tige (fig. 3), on détermine des vibrations sonores, qui *changent de tonalité*, lorsqu'on dépasse les limites de l'organe exploré.

Ce qui doit attirer l'attention de l'observateur, ce n'est pas le changement d'intensité du son. Il est en effet de toute évidence que, pour un frottement de même force, le son perçu sera d'autant plus faible qu'on s'éloignera davantage de la tige de l'instrument.

Mais ce qui est caractéristique, c'est le changement de hauteur du son, lorsqu'on dépasse la limite de l'organe exploré ; la note perçue n'est plus la même.

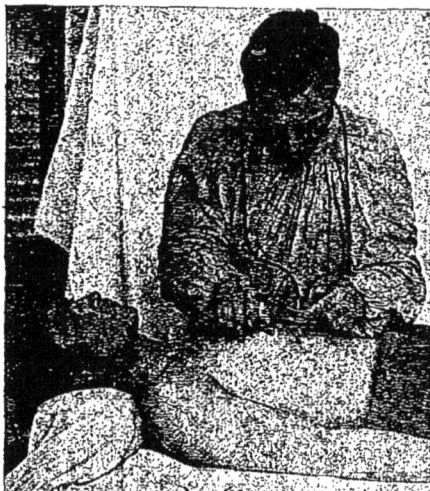

Fig. 3. — Phonendoscope.

Est-il toujours facile de saisir ce changement de tonalité? non sans aucun doute, et pour certains organes, le cœur en particulier, il faut avoir l'oreille exercée.

Sans vouloir entrer dans les discussions théoriques, au sujet des phénomènes physiques, qui ont trait à la phonendoscopie, nous ferons remarquer aux détracteurs de la méthode que l'efficacité de la percussion légère est acceptée par tout le monde. Or, un frottement superficiel n'est en somme qu'une sorte de percussion très légère, et les bruits ainsi produits sont renforcés, en phonendoscopie, par un résonateur puissant.

La justesse de certaines délimitations, faites au

phonendoscope, est facile à contrôler *sur le vivant* ;
nous citerons par exemple le cas d'une rate volumineuse, facilement accessible à la palpation. Les résultats des deux méthodes d'exploration coïncident exactement ; ce sont là des faits indéniables.

En enlevant la lame d'ébonite inférieure, et par
conséquent la tige du phonendoscope, on peut se servir
de cet instrument comme stéthoscope biauriculaire pour
l'auscultation ordinaire. Ce stéthoscope est excellent
conducteur du son ; il permet de distinguer des bruits
difficilement appréciables par les procédés ordinaires
d'auscultation. Ainsi, en cas de rythme couplé du cœur,
la systole affaiblie est perçue nettement au moyen du
phonendoscope. Dans ce mode d'emploi de l'instrument,
tous les bruits sont très renforcés, et par l'habitude
seule on arrivera à démêler les diverses sensations
auditives perçues.

Ce genre d'auscultation se fait avec un dérangement
minimum du malade.

Enfin, en saisissant à pleine main le phonendoscope,
dépourvu de ses tubes en caoutchouc et en l'appliquant
sur le corps du malade, on fait de la palpation médiate
et renforcée (recherche des vibrations vocales ; voir
Examen de l'appareil respiratoire).

VI. — THERMOMÉTRIE

Au moyen de la main appliquée sur le corps (en particulier du côté des aisselles), le médecin peut acquérir
des renseignements approximatifs sur la chaleur du
corps, mais les causes d'erreur sont nombreuses et
souvent impossibles à éviter. Au contraire, des indications précises lui sont fournies sur les qualités de

cette chaleur (état de moiteur, d'humidité, de séche
resse...), et aucun instrument ne peut lui fournir ces
renseignements.

L'appréciation exacte de la température du corps,
par les thermomètres cliniques, n'est entrée dans le
domaine pratique que depuis le milieu du siècle dernier.

Les thermomètres médicaux les plus employés sont
ceux à *maxima*. Certains donnent, par le fait de leur
construction (réservoir à mercure de petite dimension),
des indications très rapides (deux minutes dans l'aisselle, une minute dans le rectum). D'autres instruments
nécessitent un temps plus long (dix minutes au plus).
Les thermomètres ordinaires (sans index) nécessitent la
lecture sur place ; ils peuvent être utiles au médecin
militaire pour éviter toute supercherie.

L'application du thermomètre doit être faite systématiquement chez tous les malades, et souvent l'on a
intérêt à établir la *courbe thermométrique*, sur des
feuilles quadrillées, dites *feuilles de température*.

Si l'on se sert d'un thermomètre à maxima, on doit
vérifier la place occupée par l'index avant l'application,
faire descendre cet index au moyen de secousses, après
lecture faite. Enfin il faut avoir soin de désinfecter les
instruments.

L'application du thermomètre se fait couramment
dans l'aisselle, préalablement essuyée ; dans certains cas,
elle se fait dans les cavités naturelles (vagin, rectum).
La température prise dans la bouche est peu précise.

La température des cavités est de 5/10e de degré
environ plus élevée que celle du creux axillaire.

Chez les enfants, on prend surtout la température
rectale, afin d'éviter les déplacements de l'instrument.
Chez les vieillards, il est indiqué d'agir de même, à

cause de l'écart fréquent et plus élevé que chez l'adulte, entre cette température et celle de l'aisselle.

A quelle heure faut-il prendre les températures ? Il est indispensable de prendre, au minimum, trois températures par jour : le matin vers huit heures, l'après-midi vers trois heures, le soir vers huit heures. Cette dernière est la vraie température du soir, et donne des indications souvent précieuses que ne fournit pas la température de trois heures, appelée souvent à tort température du soir (cette remarque est surtout vraie dans les services hospitaliers).

Dans certaines maladies (paludisme, fièvre de suppuration, fièvre hectique...) il sera nécessaire de prendre des températures toutes les deux heures. Enfin, lorsqu'on fait un traitement par les bains, on doit prendre et inscrire les températures avant et après le bain.

Température normale. — La température varie, dans de faibles limites, aux différents moments de la journée, ce sont les *variations nycthémères* dont nous reparlerons au sujet du pouls. Elle varie encore sous diverses influences : travail, alimentation, surmenage, etc. Mais ce que doit connaître le médecin, c'est la température normale d'un homme au repos, qui n'est soumis à aucune de ces influences. Or les physiologistes sont loin d'être d'accord sur cette température. Nous pensons pouvoir émettre cette règle pratique que chez l'homme adulte, au repos, toute température axillaire qui dépasse 37° doit éveiller l'attention du médecin.

Chez l'enfant et chez le vieillard, la température normale est plus élevée que chez l'adulte, de quelques dixièmes de degré.

Hyperthermie. — L'élévation de la température ne constitue pas la fièvre, qui est un syndrome compre-

nant des troubles des différents appareils, mais elle en
est un élément primordial. Dans le langage courant, le
mot fièvre est synonyme d'hyperthermie.

Le degré de température ne fournit pas, à lui seul,
un élément de pronostic, comme on est porté à le croire
dans le public. Il est donc superflu de dresser des
échelles de température, et de parler de fièvre légère,
modérée, notable, forte ; l'énonciation du degré thermométrique en dit plus que tous les qualificatifs.

Toutefois, les températures de 41° et au-dessus constituent par elles-mêmes un danger imminent, mais pas
fatalement mortel ; certains accès paludéens nous en
donnent la preuve.

TYPES FÉBRILES. — L'observation des oscillations thermiques quotidiennes, c'est-à-dire
des écarts entre la température
maxima et la température minima,
permet de considérer quatre types
fébriles.

1° *Fièvre continue* (pneumonie, fièvre typhoïde, certaines
fièvres paludéennes...). — La
ligne du tracé reste toujours au-
dessus de la normale (*en plateau*), et les écarts entre les
maxima et minima sont environ
de 1° (fig. 4).

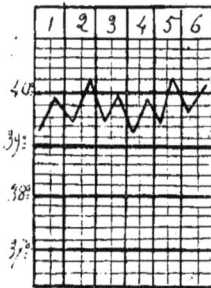

Fig. 4.
Fièvre continue.

2° *Fièvre rémittente* (fièvre hectique de la tuberculose...). — Les points inférieurs de la courbe se rapprochent de la normale, sans l'atteindre toutefois, et
les écarts sont supérieurs à 1°. Les *rémissions* sont le
plus souvent *matutinales* (fig. 5).

3° *Fièvre intermittente* (paludisme...). — Après un

accès d'une durée de quelques heures et pendant lesquelles .

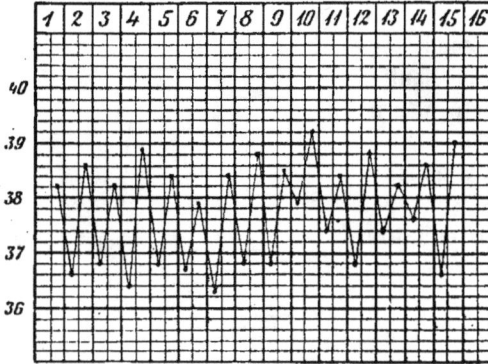

Fig. 5. — Fièvre rémittente.

le thermomètre monte très haut, la température revient
à la normale ou presque à la normale.

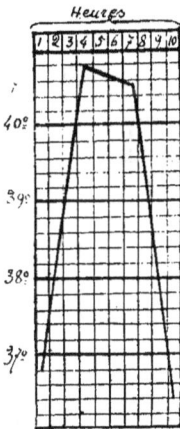

Fig. 6. — Accès de fiè-
vre isolé, paludisme.

L'accès peut être isolé ou se reproduire à des périodes plus ou
moins éloignées. Le paludisme
fournit des exemples de ces différentes variétés du type intermittent :

a) *Accès isolé.* — Il comprend le
stade de frisson, le stade de chaleur,
le stade de sueur (fig. 6). Au moment du frisson, le malade ressent
une sensation de froid. Cette sensation résulte de l'abaissement de la
température *périphérique* par contraction des vaisseaux capillaires
(influence des vaso-moteurs), d'où
l'importance de rechercher, dès le
début de l'accès, la température *dite centrale* (rectum,
vagin), qui est supérieure à la normale.

b) *Accès périodiques.* — Dans la *fièvre tierce*, l'accès revient tous les deux jours (fig. 7). Dans la *fièvre quarte*, il revient tous les trois jours. D'autres types ont été décrits (double-tierce, double-quarte, etc.), mais en pratique ils sont peu importants à connaître, car par la quinine bien administrée (injections hypodermiques, injections intraveineuses) on arrête rapidement l'évolution de l'hématozoaire de Laveran.

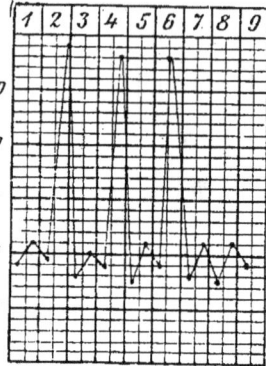

Fig. 7. — Fièvre tierce, paludéenne.

4° *Fièvre récurrente* (grippe, fièvre récurrente...). — C'est un type de fièvre

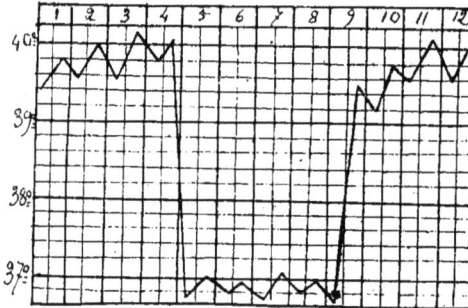

Fig. 8. — **Fièvre récurrente.**

intermittente, où les accès de fièvre succèdent à des périodes d'apyrexie prolongées (fig. 8).

CYCLES THERMIQUES. — Au lieu de considérer, comme

précédemment, les oscillations quotidiennes, nous envisagerons maintenant *l'ensemble du tracé thermique*.

Chaque maladie comprend trois périodes : une période
de début, une période d'état, une période de déclin.

1° *Période de début*. — Le début peut être *rapide*,
avec frisson, c'est-à-dire que le maximum est atteint en
quelques heures (fièvre intermittente paludéenne), ou
en un ou deux jours (pneumonie, scarlatine...). La
courbe débute soit par une ligne presque verticale,
soit par une ligne de faible obliquité (fig. 9).

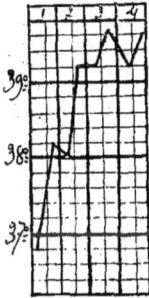

Fig. 9. — Début rapide
d'une fièvre (trois jours).

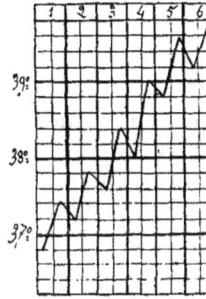

Fig. 10. — Début lent régulier
d'une fièvre.

Le début peut être *lent*. La courbe a l'aspect de
marches d'escalier.

Et cette courbe est *régulière* (fièvre typhoïde ; fig. 10)
ou *irrégulière* (rhumatisme, pleurésie... ; fig. 11). Dans
cette dernière forme, la courbe subit certains affaisse-
ments avant d'atteindre son point culminant. Pour
poursuivre notre comparaison, nous dirons que certaines marches sont effondrées.

2° *Période d'état*. — Nous retrouvons les types
fébriles que nous avons décrits précédemment. Le fasti-
gium ou acmé est très court dans le type intermittent.

3° *Période de déclin.* — Elle se fait par *crise*

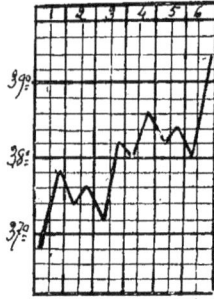

Fig. 11. — Début lent irrégulier
d'une fièvre.

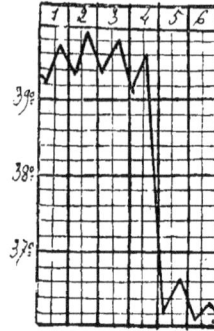

Fig. 12. — Crise à la fin
d'une pneumonie.

ou terminaison critique (pneumonie, rougeole). En douze heures la température, qui était de 40° environ, redevient normale (fig. 12). Cette chute s'accompagne de sueur, d'émission d'urines fortement uratées, d'abaissement du nombre des pulsations... Le malade, qui est dans un *état critique*, triomphe le plus souvent de la maladie.

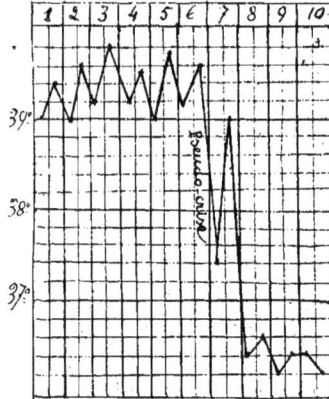

Fig. 13. — Pseudo-crise à la fin
d'une pneumonie.

Cette période critique peut être précédée d'une pseudo-crise (fig. 13) ; une dernière ascension thermique succède à une déffervescence incomplète, puis la vraie crise se produit.

La période de déclin peut aussi être *lente* ou en *lysis* (λύσις, solution), comme dans la fièvre typhoïde, la variole, la scarlatine... Nous retrouvons, au déclin de la maladie, les marches d'escalier qui se produisent au début, dans certaines maladies. Il faut remarquer d'ailleurs que les périodes de début et de déclin ne sont pas toujours similaires : dans la scarlatine, par exemple, le début est brusque et la maladie se termine en lysis.

Maladies typiques et atypiques. — D'après l'ensemble de la courbe, les auteurs disent qu'il existe des maladies typiques, c'est-à-dire ayant toujours une courbe similaire ou presque similaire (fièvres éruptives, pneumonie, fièvre typhoïde, etc.), et des maladies atypiques, dans lesquelles la courbe est variable d'un cas à l'autre (pleurésie, péricardite, etc.).

Ceci n'a rien d'absolu, les contingences sont nombreuses. Il suffit d'une infection secondaire (cas fréquent) pour changer complètement le tracé de la courbe. C'est ainsi qu'une fièvre typhoïde classique doit avoir : 1° un début lent, suivi d'un abaissement de la température, au moment de l'apparition des taches rosées ; 2° une première période d'état du type continu ; 3° une deuxième période d'état du type rémittent (*stade amphibole* de Jaccoud, période des grandes oscillations) ; 4° une fin en lysis (fig. 14). Ces quatre périodes durent chacune sept jours, et constituent les quatre septénaires de la fièvre typhoïde. Or, il est très rare qu'on puisse constater une courbe aussi typique ; en général, elle subit de nombreuses fluctuations, qui peuvent la rendre méconnaisable.

De même les exceptions sont fréquentes touchant *la loi de Wunderlich*, ainsi énoncée par son auteur: « toute maladie qui, au premier ou au deuxième jour, monte à 40°, et toute maladie qui, au quatrième jour, n'atteint pas 39°,5, n'est pas une fièvre typhoïde ». La

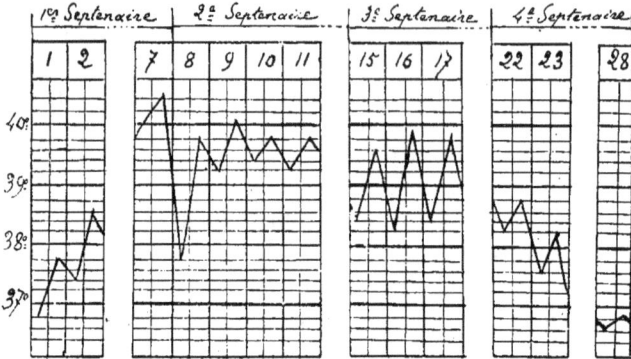

Fig. 14. — Tracé schématique d'une fièvre typhoïde.

pathologie s'accommode mal des formules mathématiques.

Hypothermie. — Nous avons dit que la fièvre produit l'hyperthermie, mais il n'existe pas un processus spécial qui produit l'hypothermie. En effet, le degré thermométrique peut s'abaisser, au-dessous de la normale, en dehors des états morbides (inanition, intoxications par la quinine, la digitale, la morphine...).

L'ensemble *symptomatique*, appelé *collapsus algide*, est caractérisé non seulement par de l'hypothermie, mais par de la tachycardie, de la cyanose, de l'œdème des extrémités, etc.

Dans les affections des centres thermiques (système nerveux central), dans les affections rénales (urémie) on constate souvent de l'hypothermie.

Dans certaines fièvres paludéennes pernicieuses, *dites algides*, la température périphérique peut descendre au-dessous de la normale, à la période d'état qui se prolonge plus ou moins, suivant la gravité de la maladie. Mais il est important de se rappeler que toujours, dans ce cas, la température centrale est au-dessus de la normale. Il en est de même dans le *choléra*.

Il est évident qu'une hypothermie de plusieurs degrés au-dessous de la normale est d'un fâcheux pronostic, mais la durée de l'hypothermie est le facteur le plus important pour l'appréciation pronostique, lorsque l'écart avec la normale n'est pas trop considérable.

A la période terminale d'une maladie, une courte hypothermie est normale, mais dans le cours de l'affection elle doit éveiller l'attention du médecin. Ainsi, dans la fièvre typhoïde (à la période d'état) une chute brusque de la température indique une hémorragie ou une perforation intestinale. Elle peut résulter également de l'administration intempestive de certains médicaments antithermiques. Et cet élément de pronostic, basé sur la marche de la température, montre l'importance des courbes thermométriques, malgré les restrictions que nous avons faites au sujet des types classiques. Dans tous les cas, les dénivellations brusques et prononcées de la courbe doivent éveiller l'attention du médecin.

TEMPÉRATURES LOCALES. — Elles se prennent avec des instruments spéciaux. *Le thermomètre de Constantin Paul* a une cuvette en forme de spirale et contenue dans un boîtier en caoutchouc, qui s'applique, comme une ventouse, au moyen d'une poire en caoutchouc.

On peut aussi se servir des *appareils thermo-électriques* de Redard. Un thermomètre ordinaire à maxima, garni de coton et maintenu par une bande, peut au besoin être employé.

Pour la tête on se sert de la *couronne thermomé-*

trique de Broca, qui se compose de six thermomètres, placés dans une ceinture de soie.

Seules, les variations locales élevées peuvent avoir de l'importance en séméiologie, car, chez un individu sain, il existe souvent de légères variations d'un côté à l'autre du corps, sur les points symétriques. Ces recherches n'ont donc qu'une importance relative. Toutefois elles acquièrent une réelle valeur dans un certain nombre de cas : dans la méningite tuberculeuse, la température centrale étant de 37°, la température locale de la tête atteint souvent 39° ou 40° ; — dans les membres, *au début* d'une paralysie, la température centrale étant normale, la température locale est au-dessus de la normale ; — dans la paralysie agitante, la température locale est plus élevée que la normale, d'où la sensation de chaleur qu'accusent les malades ; — dans la maladie de Raynaud ou asphyxie des extrémités, la température locale est au-dessous de la normale ; — dans certains troubles trophiques, d'origine hystérique, on constate des variations nettes de température locale.

Peter a signalé des différences de température dans le cas d'une tuberculose localisée au sommet d'un poumon, et dès la période de début. Comme nous l'avons dit, ces différences doivent être nettement accusées, pour être prises en considération.

EXAMEN DU MALADE

L'examen *complet* et *méthodique* d'un malade comprend l'*interrogatoire* et l'*examen à proprement parler du malade*.

L'interrogatoire seul n'est jamais suffisant pour établir un diagnostic certain. D'ailleurs cet interrogatoire n'est pas toujours possible ou donne des renseignements peu importants ou erronés.

I. — INTERROGATOIRE

Le médecin doit diriger l'interrogatoire du malade, à moins de cas bien spéciaux, comme chez les déments, où il y a souvent intérêt à les laisser causer.

Il doit poser des questions précises, en n'employant que des mots usuels. Toutefois, au début, et pour orienter la suite de l'interrogatoire, il devra poser une question d'ordre général : « d'où souffrez-vous ? depuis quand souffrez-vous? »

Commémoratifs. — L'ensemble des renseignements fournis par l'interrogatoire du malade ou de son entourage, constitue les commémoratifs ou *anamnestiques* (ἀνάμνησις, souvenir). Les uns sont relatifs au malade lui-même, les autres au milieu et aux différentes influences étiologiques.

L'intérêt des commémoratifs est variable suivant les cas, suivant que l'on est en présence d'une maladie locale ou générale, aiguë ou chronique. Dans certaines maladies, tout à fait bénignes, les commémoratifs peuvent n'avoir aucune importance.

En plus de l'anamnèse, l'interrogatoire renseignera encore sur le *mode de début* de la maladie.

1. — Commémoratifs relatifs au malade.

1° Age. — Il n'existe pas une pathologie absolument propre à chaque grande période de l'existence.

Pour poser un diagnostic chez un enfant, il faut que le médecin soit bon observateur, mais il n'a pas besoin de connaissances toutes spéciales, comme on est porté à le croire dans le public.

La question de l'âge est importante en ce qu'elle peut créer des présomptions, en faveur d'un diagnostic, et orienter le médecin dans ses investigations.

Chez les *nourrissons*, la pathologie est surtout *gastro-intestinale*. Dans les grandes villes, et par suite de la mauvaise qualité du lait, les enfants en bas âge sont fréquemment atteints de gastro-entérites aiguës.

Dans l'*enfance*, les fièvres éruptives (la rougeole en particulier), la diphtérie, la coqueluche sont des maladies fréquentes. Le rachitisme est spécial à l'enfance. Les affections *scolaires* (Eichhorst), telles que la myopie, les déviations de la colonne vertébrale, devront attirer l'attention du médecin.

Dans l'*adolescence* on rencontre souvent la tuberculose, les troubles nerveux. La chlorose se développe, chez la femme, au moment de la puberté.

A l'*âge mûr*, on se trouve en présence des maladies vénériennes, de la goutte, du diabète, de l'alcoolisme...

Le *cancer*, l'artériosclérose, l'emphysème, sont surtout fréquents dans l'*âge avancé*.

Enfin, il est utile de savoir s'il n'y a pas de *sénilité précoce.*

Toutes choses égales d'ailleurs, le pronostic d'une maladie varie avec l'âge : la pneumonie est particulièrement grave chez les personnes âgées, « c'est la fin naturelle des vieillards (Peter) ».

La tuberculose est d'autant plus grave que le malade est plus jeune.

2° SEXE. — Par le fait des conditions sociales, certaines maladies frappent spécialement les hommes (emphysème, hypertrophie du cœur, maladies professionnelles...).

La *chlorose* est une maladie fréquente chez la femme, très rare chez l'homme.

La constipation, l'hystérie, la maladie de Basedow, l'ulcère rond de Cruveilhier ont une prédilection pour la femme.

La grossesse, l'accouchement peuvent être le point de départ d'un certain nombre de maladies.

3° PROFESSIONS. — Les maladies cutanées se rencontrent chez les blanchisseurs, les épiciers, les ouvriers qui manient des produits toxiques.

Des poussières d'origines multiples (charbon, farine, argile, soies, laine, etc.), pénétrant dans les voies respiratoires, produisent par irritation mécanique des pneumonies professionnelles (*pneumokonioses*).

Certaines professions exposent à des *infections microbiennes* diverses (la morve, le tétanos, chez les palfreniers; le choléra, la fièvre jaune, la fièvre typhoïde, la *tuberculose*, chez les blanchisseurs, les matelassiers...).

Les *intoxications* par le plomb (saturnisme), par le mercure, le phosphore, ont le plus souvent une origine

professionnelle. Dans la genèse de ces accidents, on
doit aussi faire une large place à certaines manifestations de l'hystérie. « Le saturnisme, l'hydrargyrisme sont
des agents provocateurs de l'hystérie. »

4° ANTÉCÉDENTS DU MALADE. — Ils comprennent les
antécédents héréditaires et les antécédents personnels.

A. *Antécédents héréditaires* (Voy. *Notions de pathologie générale : hérédité*).

B. *Antécédents personnels*. — Le médecin doit
établir le *passé pathologique* du malade, dans ses
grandes lignes. Toujours il recherchera la possibilité
d'une syphilis acquise. Les principales maladies sur
lesquelles il insistera sont : les maladies éruptives
(scarlatine, rougeole, etc.), et la fièvre typhoïde, qui
laissent si souvent des reliquats du côté des reins;
— le rhumatisme (endocardite consécutive); — la
diphtérie (paralysies, néphrite); — les bronchites suspectes et les pleurésies (amorce ou début d'une tuberculose).

On est souvent obligé, une fois le diagnostic
établi, de rafraîchir la mémoire des malades ou de leur
entourage, pour établir le diagnostic étiologique de la
maladie.

2. — Commémoratifs relatifs au milieu, à la condition sociale.

1° GENRE D'EXISTENCE. — La question de l'alimentation
défectueuse ou trop abondante sera élucidée. Par des
questions, qui doivent être adroitement posées, on
cherchera à se rendre compte des excès portant sur
l'alcool.

L'abus du tabac, l'usage de la morphine ou de

l'opium, le surmenage physique et intellectuel causent un certain nombre de maladies ou en favorisent l'éclosion.

2° CLIMAT. — MILIEU ÉPIDÉMIQUE. — Les pays chauds ont une pathologie assez spéciale (paludisme, dysenterie, fièvre jaune, choléra...).

Le séjour ou le simple passage dans un milieu épidémique peuvent créer des présomptions (fièvres éruptives, en particulier).

On doit se défier pourtant, en cas d'épidémie, de vouloir étiqueter tous les maux, sous le nom de la maladie régnante.

L'analyse de l'eau, du lait est souvent nécessaire, en temps d'épidémie. Ils peuvent être d'actifs agents de contagion.

3° AGENTS PHYSIQUES. — Le *froid* est une cause banale qu'invoquent très souvent les malades.

Dans les anciennes théories médicales, le refroidissement tenait une place considérable dans l'étiologie des maladies. C'était un tort évident. Ce refroidissement n'est le plus souvent qu'une *cause occasionnelle*; il faut que l'individu ait une *prédisposition* acquise ou héréditaire, ou qu'il existe une *infection latente* (Voy. *Notions de pathologie générale*).

Les nouvelles théories ont pris le contre-pied, presque absolu, de l'ancienne façon d'interpréter les faits. Ces vues nous semblent exagérées également, et l'on peut se demander pourquoi les vibrations calorifiques, émises aux basses températures, ne seraient pas capables de produire, *par elles-mêmes*, des désordres (congestion pulmonaire, néphrite, paralysie faciale, voire même la mort subite). Les gelures plus ou moins étendues du derme semblent appuyer cette théorie.

La *chaleur* est un facteur étiologique important, spécialement dans les pays tropicaux.

Les vibrations calorifiques, émises aux hautes températures (soleil, chaufferie des machines) produisent de graves désordres.

Dans le coup de chaleur des troupes en marche d'autres facteurs interviennent (fatigue, encombrement, déplacement d'une colonne d'air vicié, etc.).

L'*électricité* produit des désordres d'un genre bien spécial.

4° Traumatismes. — Les malades attribuent souvent, à tort, la genèse de leur maladie à un traumatisme. Toutefois, certaines maladies, ressortissant à la médecine, naissent sous cette influence (pneumonie traumatique, accidents nerveux). Ces derniers sont fréquents à la suite des accidents de chemin de fer (railway-spine).

Les *traumatismes moraux* sont des causes adjuvantes importantes à connaître (neurasthénie, hystérie). Les ennuis, les chagrins sont la cause de certains états pathologiques; ils viennent en compliquer d'autres. Il faut être médecin de l'esprit en même temps que du corps; et si la science médicale est souvent impuissante à guérir, le médecin peut toujours être un consolateur. La psychothérapie est une des branches de la médecine, et elle n'en est pas la moins belle.

5° Médicaments. — Le malade peut se rappeler d'un traitement suivi, sans connaître le nom de sa maladie. Les remèdes prescrits antérieurement seront, jusqu'à un certain point, révélateurs de la maladie (syphilis, paludisme, rhumatisme...).

2.

5. — Mode de début de la maladie.

Les malades se trompent fréquemment sur le début
réel de leurs affections. Par des questions précises, le
médecin doit rechercher l'origine vraie, qui est le plus
souvent bien antérieure à l'époque fixée par les
malades (tuberculose, ulcère de l'estomac, cirrhose du
foie).

II. — EXAMEN A PROPREMENT PARLER DU MALADE

1° HABITUS EXTÉRIEUR, ATTITUDE. — Par un coup d'œil
d'ensemble de tout le corps, on se rendra compte du
degré d'embonpoint ou d'amaigrissement du malade.

La question du *facies* préoccupait beaucoup nos
devanciers. Pour le pronostic surtout, elle a de la
valeur. Pour le diagnostic, c'est un étai de faible
importance. Voici quelques exemples de facies spéciaux :

Facies tuberculeux : pâle avec pommettes rouges.

» alcoolique : visage coloré, variqueux.

» typhique : aspect abattu.

» hippocratique : regard voilé (moribonds) (Voy.
Examen de l'abdomen : facies abdominal).

L'*attitude*, prise par le malade, est souvent assez
caractéristique :

Décubitus dorsal avec prostration, dans la fièvre
typhoïde (malade affalé dans son lit). Attitude en *chien
de fusil* dans la méningite. Corps pelotonné dans les
affections abdominales. Position assise dans les maladies de cœur.

Dans la péricardite avec épanchement, dans la

pleurésie diaphragmatique, le malade, qui respire avec les plus grandes difficultés, ramène souvent les genoux presque au contact de sa poitrine (*dyspnée génu-pectorale* de Huchard).

Au début d'une pneumonie ou d'une pleurésie, le malade se couche sur le côté sain pour ne pas endolorir davantage le côté malade. Plus tard, la douleur diminuant, le malade se couche sur le côté atteint, peu utile à la respiration, pour permettre au côté sain d'atteindre le maximum du fonctionnement respiratoire.

La *démarche* du malade est importante à connaître, surtout au point de vue des maladies nerveuses (Voy. Deuxième partie : *Séméiologie du système nerveux*). Dans tous les cas, on ne doit pas oublier de demander au malade s'il est capable de marcher ou de se tenir debout (au moins au début d'une maladie).

2° SIGNES PHYSIQUES ET FONCTIONNELS. — Nous ferons ultérieurement l'étude de chaque appareil, ici nous donnerons quelques conseils d'ordre général.

Ainsi que nous l'avons dit déjà, l'examen d'un seul appareil ou organe n'est, *en aucun cas*, suffisant. L'examen, *a capite ad calcem*, est indispensable, sauf à retenir l'attention la plus soutenue du côté de l'organe reconnu seul malade ou atteint d'une façon prépondérante.

Le médecin fera préciser la *douleur*, ressentie par le malade, au point de vue du siège exact, des irradiations, du moment d'apparition. (Nous ne reviendrons, sur cette question des douleurs, que pour certains appareils, où elles prennent une importance spéciale.)

Le médecin interrogera le malade sur la question du sommeil, de l'appétit, de la soif, des sueurs, des frissons, etc. Ces questions pourront être posées d'emblée, sauf à revenir à chacune au moment de l'examen détaillé des appareils.

On ne négligera jamais de prendre la température, de numérer le pouls et la respiration, d'en étudier les caractères.

Systématiquement, et dans tous les cas, on devra faire une analyse, au moins sommaire, des urines (glycose, albumine). Bien des erreurs de diagnostic seraient évitées, si l'on suivait ce conseil.

Le médecin ne devra pas hésiter à faire toutes les recherches de laboratoire, susceptibles d'éclairer le diagnostic.

TOPOGRAPHIE EN SÉMÉIOLOGIE

Les anatomistes et les chirurgiens voient les organes ; ils peuvent se servir de dénominations précises pour déterminer les rapports des organes entre eux, dire la place qu'ils occupent et décrire leur volume.

En séméiologie, les organes échappent à la vue, et l'on n'envisage d'ailleurs que leurs rapports superficiels avec la paroi externe. Il a donc fallu prendre des points de repère et des lignes conventionnels.

Points de repère. — Les principaux sont : les mamelons, situés en général au niveau des quatrièmes côtes ; l'appendice xiphoïde ; l'ombilic (de situation assez variable suivant les individus) ; les épines iliaques ; le rebord des côtes (échancrure de la neuvième côte) ; les côtes et les *espaces intercostaux* (éviter de prendre pour le premier espace intercostal, l'espace compris entre la clavicule et la première côte sous-jacente).

Lignes. — I. En avant et verticalement (fig. 26) : la ligne médiane 1, la ligne sternale 2 (le long du bord du

sternum), la ligne mamillaire 4, et à égale distance de
ces deux dernières la ligne parasternale 3. (La ligne

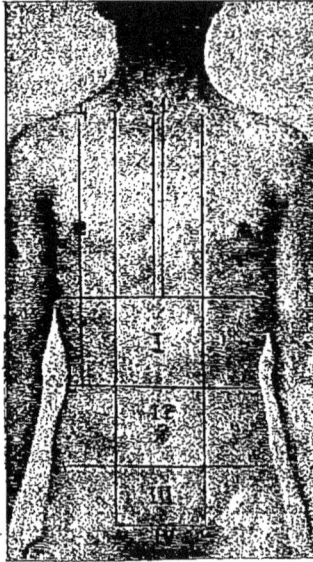

Fig. 26. — Topographie clinique (face antérieure du corps).

parasternale prolongée sert à la topographie séméiologique de l'abdomen.)

En avant et horizontalement : la ligne xiphoïdienne,
la ligne réunissant les fausses côtes, la ligne réunissant
les épines iliaques antérieures et supérieures, la ligne
pubienne.

Ces lignes divisent l'abdomen en régions, qui sont par
bandes horizontales et de haut en bas :

1° La région épigastrique I et de chaque côté les
hypocondres ;

2° La région ombilicale II et les flancs ou lombes ;

3° La région hypogastrique III et les fosses iliaques ;

4° La région pubienne IV ;

II. Latéralement : lignes axillaires antérieures, moyennes et postérieures.

III. En arrière et verticalement (fig. 27), la ligne

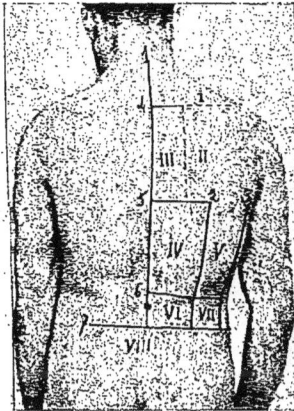

Fig. 27. — Topographie clinique (face postérieure du corps).

vertébrale ou médiane postérieure 1, la ligne qui tangente le bord interne de l'omoplate, la ligne scapulaire 2.

Horizontalement : les lignes réunissant les épines 4 et les angles inférieurs de l'omoplate 5, la ligne tangentant les fausses côtes 6, la ligne reposant sur les crêtes iliaques 7.

Les régions ainsi déterminées sont : les fosses sus et sous-épineuses I et II, les espaces sus et inter-scapulaires III, l'espace sous-scapulaire IV et V, la région iléo-lombaire VI et VII et la région sacrée VIII.

ESPACE SEMI-LUNAIRE DE TRAUBE (fig. 28). — C'est une

région qui a les limites suivantes : en bas le rebord des
fausses côtes du côté gauche; en haut la limite infé-

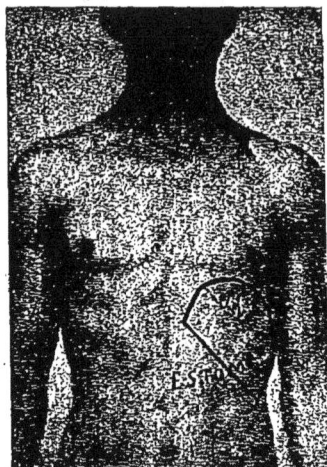

Fig. 23. — Topographie clinique (espace semi-lunaire de Traube).

rieure du poumon (sixième côte au niveau de la ligne
mamillaire); en dedans (à droite par conséquent) la
matité du foie; en dehors, la matité de la rate.

La hauteur de cet espace, de forme semi-lunaire, est
de 9 centimètres environ, chez l'adulte.

Le cul-de-sac pleural inférieur et une forte partie de
l'estomac sont compris dans cet espace. A l'état
normal, la percussion à ce niveau donne un son
tympanique (sauf de rares exceptions signalées par
Pitres). La matité de l'espace de Traube constitue un
signe de probabilité en faveur d'une pleurésie. La zone
de matité est proportionnelle à la quantité de liquide
épanché.

EXAMEN DU POULS

Lorsqu'on applique le doigt sur une artère, dans certaines conditions dont nous reparlerons, on sent à chaque systole ventriculaire un léger soulèvement, un battement qui constitue le phénomène du *pouls* (*pulsus*, battement).

L'examen du pouls peut fournir des renseignements très importants ; il sera donc fait systématiquement chez tous les malades.

Nous étudierons successivement le pouls artériel, le pouls veineux et le pouls capillaire.

Pouls artériel.

INSPECTION. — L'artère temporale est flexueuse et très apparente chez les athéromateux (*signe de la temporale*). Les carotides battent violemment (*danse des artères*) dans le cas d'insuffisance aortique (même latente), chez les athéromateux, chez les hystériques et les névropathes.

L'aorte abdominale communique souvent des *battements épigastriques* à la paroi abdominale. Leur constatation n'a pas, par elle-même, une réelle valeur séméiologique, car ces battements existent chez des individus sains. Chez les individus nerveux, ils sont très fréquents ; nous en reparlerons à propos de l'examen de l'appareil digestif.

PALPATION. — On peut palper toutes les artères

situées superficiellement au-dessus d'un plan résistant.

1° La palpation peut être faite *localement*, sur un point déterminé, afin de se rendre compte de la circulation d'un membre (par exemple en cas d'anévrysme), ou de l'état de rigidité plus ou moins prononcée des parois des vaisseaux (artère en *tuyau de plume* dans l'artériosclérose). Mais dans ce dernier cas, on ne peut généraliser et conclure d'une façon certaine à l'artériosclérose de l'aorte ;

2° La palpation a pour but la recherche des qualités du pouls. La radiale, dans la gouttière du grand palmaire, est l'artère que l'on choisit de préférence, mais d'autres artères (faciale, pédieuse, etc.) peuvent être explorées par la palpation. L'exploration de la radiale gauche permet de faire conjointement l'auscultation du cœur.

Il faut palper l'artère *légèrement*, en évitant toute pression, avec un ou deux doigts de la main droite. Lorsque le pouls est petit ou bondissant (insuffisance aortique), il est recommandé d'élever l'avant-bras du malade, le coude restant appuyé sur le lit, de façon à diminuer la tension et à augmenter l'amplitude des pulsations.

Pouls récurrent. — Lorsque, par la pression, on arrête la circulation dans une artère, après un temps variable les battements se rétablissent en aval du point de pression, au moyen des anastomoses artérielles, c'est ce qu'on appelle le pouls récurrent. Le laps de temps écoulé est important à noter, car il permet de juger de l'état fonctionnel du cœur.

Numération du pouls. — Les montres à seconde servent à cette recherche. On compte pendant un quart de minute, l'on répète plusieurs fois l'opération et l'on

prend une moyenne pour établir le nombre des pulsations par minute. Le médecin doit attendre quelques
instants pour faire la numération du pouls, car les
malades, émus par son arrivée, présentent souvent une
accélération passagère du pouls.

AUSCULTATION. — Les stéthoscopes employés doivent
avoir un orifice inférieur étroit.

On ausculte la *carotide primitive* sur le bord
interne du sterno-mastoïdien, à deux travers de doigt
au-dessus de la clavicule.

A l'état normal, et avec une pression très légère on
entend deux *bruits ou chocs*, quelquefois un seul. Le
premier semble résulter de la tension artérielle au
moment de la systole cardiaque (bruit cardio-systo-
lique) ; le second est la propagation du deuxième bruit
aortique (bruit cardio-diastolique).

A l'état pathologique, certains *souffles* cardiaques *se
propagent* dans la carotide. Les souffles aortiques sont
mieux perçus dans la carotide *droite*, les souffles pulmonaires dans la carotide *gauche*. Ces souffles propagés
ont la *même tonalité* que les souffles cardiaques qui
leur ont donné naissance, ce qui permet de les distinguer des souffles produits mécaniquement par la compression trop forte des vaisseaux, au moyen du stéthoscope.

On ausculte l'*artère fémorale* au niveau du pli de
l'aine, au-devant de l'éminence iléo-pectinée.

A l'état normal, avec une pression très légère on
entend deux *bruits ou chocs*. En augmentant un peu
la pression, il se produit un *souffle*.

Dans certains états pathologiques (*insuffisance
aortique*, chlorose, saturnisme...) si l'on a soin
d'incliner légèrement le stéthoscope, comme si l'on

voulait recueillir dans l'instrument une partie du courant sanguin, on perçoit deux *souffles* au lieu d'un : c'est le *double souffle intermittent crural de Durozies.* Pour que ce second souffle se produise sous l'effet de la compression, il faut de plus qu'il existé un reflux anormal du courant sanguin. Ce reflux est dû à ce que la tension sanguine est plus faible dans l'artère située en amont du stéthoscope que dans l'artère située en aval. Cette différence de pression existe tout spécialement dans l'insuffisance aortique.

Dans toutes les artères de calibre notable, on peut encore constater des *souffles autochtones* lorsqu'il existe des lésions des parois (athérome), des dilatations ou des rétrécissements (anévrysmes, aortite, athérome...), des compressions (souffle utérin). Comme nous l'avons dit, ils ont un timbre spécial qui permet de les distinguer des souffles cardiaques propagés.

Pouls normal.

Le nombre des pulsations, par minute, varie avec l'âge. Il est environ de 140 à la naissance, de 70 chez l'adulte ; entre ces deux époques de la vie l'on trouve des nombres intermédiaires. Enfin, dans l'extrême vieillesse (quatre-vingts ans), ce nombre est de 80.

Nous représentons ces variations dans la courbe ci-jointe (fig. 15).

Mais il importe de se rappeler que ces chiffres ne sont que des moyennes et que des exceptions peuvent se rencontrer, c'est ainsi que certains individus, en bonne santé, n'ont que 40, 30 pulsations à la minute.

Comme pour la température, et aux mêmes heures, il existe des *variations nycthémères* du pouls. Le

nombre des pulsations et le degré thermométrique
passent par deux maxima (dix heures du matin et cinq

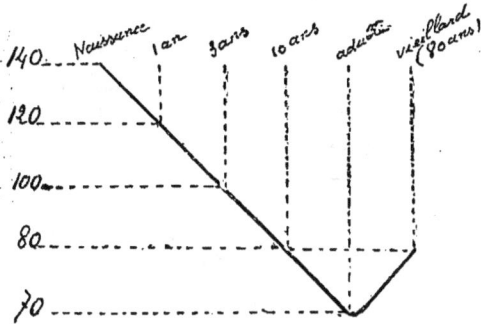

Fig. 15. — Variations du pouls d'après l'âge.

heures du soir), et deux minima (six heures du matin
et midi). Le minimum de six heures du matin est le
plus accentué, de même que le maximum de cinq heures
du soir.

Une courbe de ces variations aurait donc l'aspect de
la figure 16.

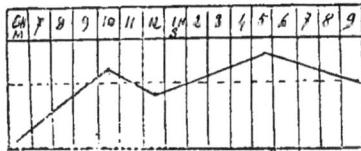

Fig. 16. — Variations nycthémères du pouls.

En pratique, on tient peu compte de ces différences
légères.

Les pulsations sont *accélérées* par les hautes températures, par l'abaissement de la pression atmosphé-
rique ; elles sont *ralenties* par les causes inverses.

Les exercices physiques violents, la digestion, les émotions précipitent le pouls.

A l'état normal, le pouls ne bat pas à une cadence absolument rythmée ; au moment de l'expiration, un ralentissement se produit, mais il est peu perceptible.

Les médecins militaires ne doivent pas ignorer que, par la force de la volonté, certains simulateurs arrivent à précipiter ou à ralentir leurs battements cardiaques, et par suite à faire varier le nombre de leurs pulsations.

Pouls pathologique.

Ses principaux caractères sont :

Vitesse. — Le pouls peut être accéléré ou ralenti.

1° *Pouls rapide.* — Nous l'envisagerons dans les affections fébriles et dans les affections apyrétiques.

a) *Pouls rapide dans les affections fébriles.* — En général, le pouls est d'autant plus fréquent que la température est plus élevée. Pour 1° d'élévation au-dessus de la température normale, le pouls augmente d'environ 15 pulsations par minute. Ce qu'on peut écrire en abrégé $\frac{T}{P} =$ constante.

Certaines maladies font exception à cette règle ; à une température élevée correspond un pouls relativement peu accéléré. Dans la fièvre typhoïde, on trouve $T = 40°,5$ et $P = 110$; dans la fièvre jaune, *au début*, on trouve : $T = 40°$ et $P = 95$. Nous écrirons donc pour ces maladies : $T>P$.

D'autres maladies (scarlatine, rhumatisme, périto-nite) présentent un rapport inverse ; le pouls s'élève plus vite que la température : $T<P$.

Chaque maladie a sa formule propre, comme *rapport*

sphygmo-thermométrique, et toute modification, dans cette formule, est un facteur de gravité, lorsqu'elle se fait dans le sens de l'accélération du pouls.

Prenons un exemple. Supposons que, dans le cours d'une fièvre typhoïde, la température baisse, mais que le pouls s'accélère : il y a menace d'une hémorragie ou d'une perforation intestinale. Si, à la fin d'une fièvre typhoïde, la température descendant en lysis, suivant son mode régulier, le nombre des pulsations augmente, le médecin doit rechercher une complication cardiaque possible (myocardite) et se rendre compte de la gravité du pronostic. De même dans l'appendicite, lorsque la température baisse ou reste stationnaire, mais que le pouls se précipite, le pronostic devient grave.

b) *Pouls rapide dans les affections apyrétiques.* — L'accélération du pouls peut être *passagère, persistante ou revenir par accès.*

Une douleur aiguë, un trouble digestif, une légère intoxication (alcool, tabac) produisent de l'accélération passagère du pouls.

Chez les névropathes, les débilités, le pouls s'accélère sous l'influence la plus légère. Dès le début de la tuberculose, le pouls est souvent *instable*, et ce signe a non seulement une grande valeur diagnostique, mais une valeur pronostique, car il indique une forme éréthique, à évolution rapide.

Si, au lieu d'être passagère, cette accélération devient permanente et atteint 120 à la minute, dans une période plus avancée de la tuberculose, le pronostic est toujours très grave.

Dans le collapsus, avec température hyponormale,

le pouls peut atteindre des chiffres excessifs (P = 169), ce qui est toujours d'un mauvais pronostic.

Le pouls est fréquent dans toutes les cardiopathies, à la période asystolique, dans certaines myocardites, dans les paralysies du pneumo-gastrique, les myélites, les polynévrites, etc.

Dans l'angine de poitrine, la maladie de Basedow, la fréquence du pouls survient par accès.

Enfin, il existe une maladie, *sine materiâ*, appelée *tachycardie essentielle paroxystique*, où le nombre des pulsations est extrêmement élevé. Avant de porter ce diagnostic, le médecin doit faire un examen détaillé du malade, et en particulier envisager la possibilité d'une tachycardie d'origine hystérique.

2° *Pouls lent.* — Le pouls est lent, lorsque le nombre des pulsations *régulièrement rythmées*, perçues à la radiale, est inférieur à 70 à la minute; il peut tomber à 30 ou 20. Si des ondées ne sont pas perçues (arythmie, asystolie), cela ne constitue pas un ralentissement.

a) *Pouls lent dans les affections fébriles.* — Dans la méningite tuberculeuse, l'artère vibre sous le doigt comme une corde de basse et détache une série de coups parfaitement isolés les uns des autres (Rilliet et Barthez). Ce ralentissement coïncide le plus souvent avec de l'hyperthermie (*pouls dissocié*). Ce signe est plus rare dans les méningites non tuberculeuses.

b) *Pouls lent avec apyrexie ou hypothermie.* — Avec hypothermie, le pouls lent se produit à la période de convalescence de toutes les maladies aiguës infectieuses.

Dans l'*ictère*, la lenteur du pouls est remarquable, mais elle n'est souvent qu'apparente, comme nous le dirons plus loin au sujet du rythme couplé.

Dans les crises douloureuses, dans certains troubles digestifs, au lieu de la fréquence que nous avons signalée, on peut constater, dans certains cas, un ralentissement *passager*.

Le pouls lent *persistant* existe dans certaines formes de myocardites (type bradycardique), dans le rétrécissement mitral, dans le rétrécissement aortique (le plus souvent), dans les affections et tumeurs bulbaires, dans la méningite chronique, etc.

Pour certains auteurs, il existerait un *pouls lent permanent essentiel*.

Chez les neurasthéniques, le ralentissement considérable du pouls, *au moment de l'expiration*, peut faire croire à une arythmie par cardiopathie organique. Les autres signes lèveront tous les doutes. Ce phénomène serait dû à une surexcitabilité particulière du centre cardiaque, et serait à rapprocher, au point de vue pathogénique, de la tachycardie orthostatique (pouls rapide dans la station debout).

La constatation de la lenteur du pouls peut aider au diagnostic ; c'est ainsi que dans l'attaque apoplectique, au début, le pouls est ralenti ; il est au contraire rapide dans l'attaque apoplectiforme, qui se produit au cours de certaines affections (sclérose en plaques). Dans le premier cas, le pouls lent *durable* est d'un bon pronostic.

Hauteur. — Le pouls peut être haut ou petit.

1° *Pouls haut, bondissant*. — La paroi artérielle atteint très rapidement son maximum d'expansion, pour revenir également vite à son état de contraction. Le battement, perçu par le doigt, est rapide et bondissant (pyrexies graves, hypertrophie cardiaque de tout ordre et résultant surtout de l'*insuffisance aor-*

tique). Dans cette dernière affection, le pouls bondissant ou *pouls de Corrigan* est caractéristique.

2° *Pouls petit.* — L'expansion de l'artère se fait lentement, progressivement (rétrécissement mitral, asystolie). Dans les pyrexies graves, un tel caractère du pouls est d'un mauvais pronostic.

Dans la colique de plomb le pouls devient *filiforme*. Il est *ondulant* au moment de l'agonie, c'est le signe d'une mort prochaine.

Remarque. — Nous avons tenu à citer à cette place, ces deux expressions, qui font image, de pouls filiforme et pouls ondulant, et bien que la question de hauteur, d'expansion ne soit pas seule en cause dans le choix de ces dénominations. Certains facteurs qui interviennent sont d'ailleurs difficiles à préciser.

Nous ajouterons que nous n'avons pas voulu parler de l'*ampleur* du pouls dont la constatation n'a aucune valeur séméiologique propre.

Tension. — La tension du pouls se mesure d'après le degré de pression nécessaire à la suppression du battement artériel. La palpation seule peut donner des renseignements, comme nous le dirons plus loin, mais il est préférable d'employer des instruments spéciaux.

Pression normale à la radiale. — Chez l'adulte elle est environ de 18 centimètres de mercure, avec une paroi vasculaire de structure normale. Chez le vieillard elle est de 20 à 21 centimètres ; cette augmentation est due surtout à l'épaississement, normal à un âge avancé, de la paroi artérielle.

1° *Hypertension.* — La pression atteint 20 centimètres, peut aller à 28 et au delà.

Sous le doigt, on a une sensation de *dureté*, de

3.

corde tendue (*pouls cordé*), de *fil de fer* (colique de plomb).

Des causes multiples : mécaniques, réflexes, toxiques, sont productrices de l'hypertension.

L'hypertrophie, la dilatation cardiaque, l'artériosclérose partielle ou généralisée, l'insuffisance aortique (causes mécaniques) s'accompagnent d'hypertension, le plus souvent durable et par là même d'un pronostic grave.

L'émotion brusque produit une hypertension d'origine cérébrale (cause réflexe) et peu durable.

La goutte, le rhumatisme, le *mal de Bright* (avec ou sans urémie), les *dyspepsies*, les intoxications diverses (*en particulier par le plomb*), les lésions des capsules surrénales agissent comme causes toxiques et s'accompagnent d'hypertension artérielle.

Il est à remarquer que le mal de Bright, par ses complications cardiaques, peut agir également comme cause mécanique.

Certains auteurs (Vaquez) seraient portés à admettre comme cause unique de l'hypertension un trouble ou une lésion des capsules surrénales, avec hypersécrétion consécutive d'une substance hypertensive (adrénaline).

2° *Hypotension.* — La pression tombe à 14, 12, 10 centimètres.

Sous le doigt, on a une sensation de *mollesse*, le pouls est *dépressible*.

Des causes mécaniques, réflexes, toxiques, sont productrices de l'hypotension.

Les hémorragies, la pleurésie, la péricardite, la *maladie mitrale* (causes mécaniques) s'accompagnent d'hypotension.

Les exercices violents, les hautes températures (causes réflexes) produisent de l'hypotension.

La *tuberculose*, la *fièvre typhoïde*, la pneumonie, l'anémie, la chlorose... agissent comme causes toxiques et s'accompagnent d'hypotension.

D'après cet énoncé rapide des causes qui agissent sur la tension artérielle, on voit l'importance de ces constatations au point de vue du diagnostic, du pronostic et du traitement.

Dans une fièvre typhoïde, par exemple, où l'hypotension est la règle, les grands écarts (16 à 18ᵉ au lieu de 12ᵉ) sont d'un mauvais pronostic et doivent faire songer à des complications.

Dans une bronchite suspecte, la constatation d'une hypotension marquée plaidera en faveur de sa nature tuberculeuse.

MENSURATION DE LA TENSION ARTÉRIELLE. — Par l'habitude, et au moyen de la palpation, il est possible de se rendre un compte assez exact de la tension artérielle. Un doigt de la main gauche (le médius) écrase la radiale pour empêcher le pouls récurrent, l'index de cette même main palpe l'artère, tandis que l'index de la main droite fait pression au-dessus jusqu'à suppression de la sensation du pouls pour l'index gauche.

1° *Sphygmomanomètre de Potain*. — Il se compose d'un manomètre métallique, relié par un tube en caoutchouc à une petite poire de même substance. Une partie de la surface de cette poire est d'un caoutchouc plus fin et plus souple, elle est destinée à être appuyée sur l'artère. Le tube en caoutchouc porte une bifurcation avec robinet et poire en caoutchouc à insufflation.

Mode d'emploi. — 1° Remplir d'une certaine quan-

tité d'air l'appareil avec la poire à insufflation, fermer
le robinet et lire sur le manomètre la pression initiale
(5 à 6 centimètres); 2° poser le médius et l'index de la
main gauche sur l'artère, et par la pression du doigt en
aval supprimer le pouls récurrent. Le doigt en amont

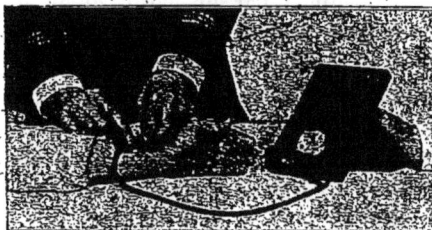

Fig. 17. — Sphygmomanomètre de Potain.

palpe le pouls; 3° un doigt de la main droite appuie sur
la boule en caoutchouc, mise en place sur l'artère,
jusqu'à la disparition du pouls pour le doigt explorateur de la main gauche; 4° lire la pression au
manomètre et soustraire du résultat la pression initiale (fig. 17).

Remarque. — Nous recommandons de répéter plusieurs fois l'expérience, et de ne regarder le manomètre
qu'au moment où l'on croit avoir fait la pression
minima suffisante; de cette façon on n'a pas tendance
à se laisser influencer par les oscillations de l'aiguille
du manomètre.

Cette recherche est plus facile, lorsqu'on confie à un
aide le soin de supprimer le pouls récurrent.

2° *Sphygmomètres* (Verdin, Chéron). — Dans ces ins-
ruments, l'effacement de la lumière du vaisseau est
obtenu au moyen d'une tige montée sur un ressort à

boudin. A mesure que le ressort pénètre dans le manche, émerge de l'extrémité libre une tige graduée, sur laquelle on lit la pression développée, évaluée en grammes d'un côté, en centimètres de mercure de l'autre. Le plus pratique des sphygmomètres est celui de Chéron, dans lequel la partie inférieure de la tige mobile est terminée par un patin, qu'on applique sur l'artère.

Rythme. — ARYTHMIE. — Elle se constate dans certaines maladies aiguës; dans des cardiopathies (*grande arythmie de l'insuffisance mitrale*); dans certaines maladies du système nerveux; et dans des *états très bénins*, en particulier chez les jeunes enfants (indigestion, helminthiase...). Il ne faut donc jamais se hâter de porter un pronostic, lorsque l'on constate de l'arythmie.

Dans les maladies aiguës, l'arythmie est de mauvais augure, elle indique souvent de la myocardite.

Les caractères particuliers de l'arythmie portent sur l'inégalité, l'irrégularité ou l'intermittence des pulsations. Le pouls est *inégal*, lorsque les pulsations n'ont pas toutes la même énergie, la même hauteur. Il est *irrégulier* lorsque, la hauteur restant la même, la cadence seule varie. Il est *intermittent*, lorsque des pulsations manquent. Et dans ce dernier cas, il faut distinguer *l'intermittence vraie*, lorsque la systole cardiaque fait défaut, et par suite la pulsation, et *l'intermittence fausse*, lorsque la systole cardiaque existe, mais tellement affaiblie que le mouvement ondulatoire n'a pu se faire sentir au pouls (*faux pas du cœur*). La simultanéité de ces différents caractères de l'arythmie est d'une constatation fréquente.

ARYTHMIE CADENCÉE. — Si les inégalités et les intermit-

tences se reproduisent à intervalles réguliers, on dit
que l'arythmie est cadencée.

Pouls bigéminé. — Les pulsations sont associées
deux à deux.

Pouls trigéminé, quadrigéminé. — Elles sont associées par trois, par quatre.

Pouls alternant, rythme couplé. — Si une pulsation
basse succède à une pulsation élevée le pouls est *alternant.* Si une pulsation disparaît, parce qu'une systole
cardiaque sur deux est très affaiblie, on dit qu'il existe
un *rythme couplé.* Cette pulsation affaiblie est en général perçue au niveau du système veineux (Voy. *Examen
du cœur*).

Le rythme couplé est fréquent. Il existe souvent dans
l'ictère. Un simple changement de position du malade
peut faire disparaître ce rythme anormal.

Pouls paradoxal. — C'est un rythme anormal
caractérisé par ce fait, qu'au moment de l'*inspiration*, la pulsation est à peine perceptible, bien qu'à
l'auscultation du cœur on ne constate souvent aucune
lésion.

Les lésions qui succèdent à la *symphyse cardiaque*
(brides fibreuses soudant les gros vaisseaux) obligent
l'aorte à s'allonger et à se rétrécir à chaque inspiration,
d'où la production du pouls paradoxal.

Dans le croup, M. Variot a fait remarquer que l'apparition de ce rythme était une indication pour pratiquer d'urgence le tubage.

Forme. — Pour l'étude de ce caractère du pouls, on
se sert d'appareils enregistreurs, les *sphygmographes.*
Ils sont de deux sortes : les sphygmographes *directs*,
où la plaque destinée à recevoir le tracé du pouls fait
partie de l'appareil appliqué sur l'artère, et les sphyg-

mographes à *transmission*, où ce tracé est obtenu à
distance sur un cylindre enregistreur. Ces derniers
appareils sont surtout employés dans les expériences de
physiologie.

Nous décrirons sommairement le sphygmographe
direct de Marey, qui est un des plus employés dans les
recherches de séméiologie.

Sphygmographe de Marey. — Il comprend trois
parties essentielles (fig. 18) :

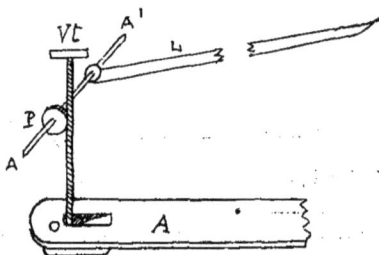

Fig. 18. — Schéma du sphygmographe de Marey.

1° Un *ressort d'acier* très souple A et qui est supporté
par un cadre ;

2° Une *vis tangente* Vt, articulée en charnière au
point O, et qu'on engrène par redressement avec un
pignon P situé sur l'axe AA'.

3° Un *levier* L très léger, fixé à ce même axe, et
dont l'extrémité libre, effilée, inscrit en les amplifiant
les mouvements transmis.

Cette inscription se fait sur un carton glacé, préalablement noirci à la flamme d'une bougie et qui défile,
devant l'extrémité du levier, par le moyen d'un mouvement d'horlogerie (fig. 19).

Par l'expérience seule, on arrive à obtenir de bons

tracés, mais il faut toujours contrôler les résultats par
les autres recherches séméiologiques.

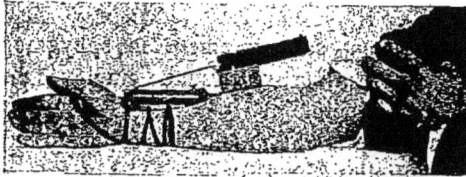

Fig. 19. — Sphygmographe de Marey.

Tracé du pouls a l'état normal (fig. 20). — Le tracé

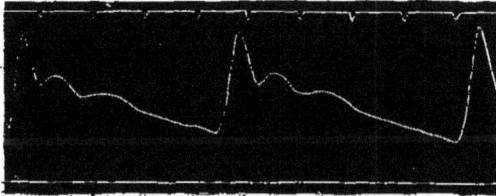

Fig. 20. — Tracé du pouls normal.

sphygmographique du pouls normal comprend : 1° une
ligne d'ascension ininterrompue et presque verticale ;
2° un *sommet* arrondi ; 3° une ligne de *descente* oblique,
plus longue que la ligne d'ascension et interrompue par
des ondulations. Celles-ci comprennent : l'*onde de
clôture* des valvules sigmoïdes de l'aorte, visible surtout
sur les tracés pris sur les grosses artères ; *l'onde dicrote*
produite par le choc en retour du courant sanguin ;
enfin des *petites ondes* dues à l'élasticité propre des
parois artérielles.

* Le pouls normal est donc légèrement dicrote.

Tracé du pouls a l'état pathologique. — Nous ne parlerons que des tracés les plus connus.

1° *Pouls dicrote* (fig. 21). — Dans les états fébriles,

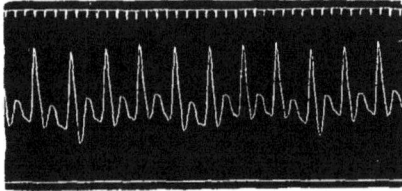

Fig. 21. — Pouls dicrote.

et en particulier dans la *fièvre typhoïde*, le dicrotisme s'accentue par suite de la diminution de la tension vasculaire. Cette élévation du choc en retour devient perceptible au doigt.

2° *Pouls de Corrigan* (insuffisance aortique, fig. 22).

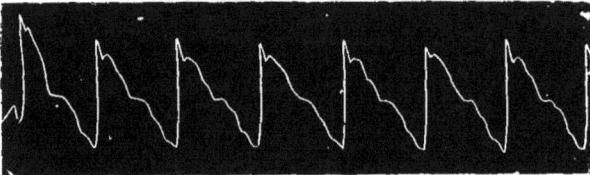

Fig. 22. — Pouls de l'insuffisance aortique.

— La ligne d'ascension est verticale et très élevée, parce que le sang passe facilement dans l'aorte insuffisante.

Le sommet arrondi est remplacé par un *crochet* caractéristique, par suite du reflux du sang à travers les valvules sigmoïdes.

Ce même mouvement de reflux produit sur le tracé

une ligne de descente brusque d'abord, puis plus
oblique sur la fin.

A la palpation le pouls est *bondissant*, par suite de la
propulsion énergique et brève du courant sanguin, et
de l'expansion rapide des parois artérielles.

3° *Pouls du rétrécissement aortique* (fig. 23). —

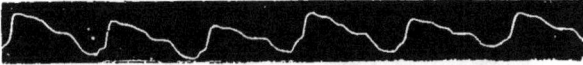

Fig. 23. — Pouls du rétrécissement aortique.

La ligne d'ascension est fortement oblique, par suite du
passage moins rapide du sang, à travers un orifice
rétréci ; elle est moins élevée et s'arrondit beaucoup
ou forme un *plateau*, parce que la tension est augmentée
et que l'artère revient moins facilement sur elle-même.

La ligne de descente est allongée, sans démarcation
nette avec la pulsation suivante, par suite de la tension
exagérée.

4° *Pouls de l'insuffisance mitrale* (fig. 24). — La

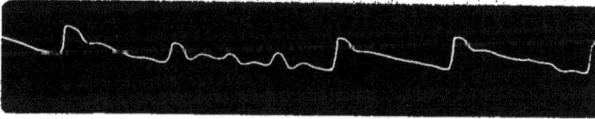

Fig. 24. — Pouls de l'insuffisance mitrale.

ligne d'ascension est verticale, mais peu élevée, puisqu'une partie du sang reflue dans l'oreillette. La ligne
de descente est oblique et irrégulière. Le tracé est
saccadé.

5° *Pouls du rétrécissement mitral* (fig. 25). — La
ligne d'ascension est très peu élevée, par suite de la

petite quantité de sang chassé par le ventricule. La
chute est immédiate et la ligne de descente presque
horizontale.

La dyspnée, qui accompagne le rétrécissement mitral,
imprime au tracé des ondulations.

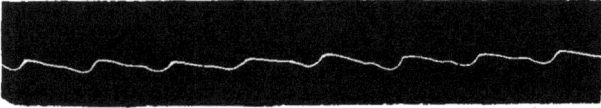

Fig. 25. — Pouls du rétrécissement mitral.

Comme forme anormale du pouls, nous citerons enfin
le *pouls différent* ou *pouls retardé*. A l'état normal la
systole cardiaque et la pulsation sont *synchrones*, au
point de vue séméiologique (en réalité il existe à la
radiale un retard de $\frac{7}{100}$ de seconde).

Dans certains états pathologiques (anévrysmes en
particulier) il existe un retard perceptible.

Suivant que le pouls est retardé sur toutes les artères
ou certaines d'entre elles, on déduit (en s'appuyant sur
les données anatomiques) la localisation probable de
l'anévrysme. La pulsation est en effet retardée en aval
de la poche anévrysmale.

Pouls veineux.

A l'état normal, le pouls veineux est *très faible*. C'est
le *faux pouls veineux*. Il apparaît au moment de la
contraction des oreillettes, par suite de la gêne apportée
à la circulation veineuse et même d'un certain reflux
du sang veineux, à ce moment de la révolution cardiaque. Le pouls veineux faux se produit donc avant la

systole des ventricules, il est *présystolique*. Il devient énorme chez les asystoliques.

INSPECTION. — La jugulaire interne devient visible, entre les deux chefs du muscle sterno-mastoïdien, lorsqu'elle atteint le diamètre du petit doigt.

Dans l'*insuffisance tricuspidienne*, il existe une ondulation *systolique* très manifeste : c'est le *pouls veineux vrai*, qui est produit par le reflux d'une certaine quantité de sang, du ventricule droit dans l'oreillette, et par conséquent dans tout le système nerveux.

Mais pour qu'il soit visible, il faut que les valvules, situées au niveau du *bulbe de la jugulaire* soient devenues elles-mêmes insuffisantes, et ne s'opposent plus au reflux dont nous avons parlé. On s'en assurera en vidant, avec le doigt, de bas en haut, la veine jugulaire interne (de préférence à droite); à la systole suivante, le segment vide se remplira si les valvules de la veine sont insuffisantes.

Par ce moyen on éliminera également la cause d'erreur provenant de ce fait que les battements de la carotide peuvent se communiquer, par propagation, aux jugulaires.

PALPATION. — D'après ce que nous venons de dire, le pouls veineux vrai n'est visible, dans l'insuffisance tricuspidienne, que si les valvules du bulbe de la jugulaire sont elles-mêmes insuffisantes. Si ces dernières sont suffisantes, on peut sentir le choc de l'ondée de retour (toujours en supposant le cas de l'insuffisance tricuspidienne) en appliquant le doigt au niveau du bulbe de la jugulaire.

En appliquant la main à plat au-dessous des fausses côtes (le foie étant augmenté de volume), ou en saisis-

sant le bord inférieur du foie avec les doigts, lorsque la
paroi abdominale ne s'y oppose pas, on peut sentir des
mouvements d'expansion de l'organe : *pouls veineux
hépatique*, asystolie hépatique de l'insuffisance tricuspidienne.

AUSCULTATION. — On ausculte la jugulaire interne entre
les deux chefs du sterno-mastoïdien, à 3 centimètres au-
dessus de la clavicule (à droite, de préférence). Le stéthoscope doit être placé très légèrement.

En cas d'insuffisance tricuspidienne, on entend un
claquement systolique dû à la fermeture des valvules de
la veine.

Dans la chlorose, l'anémie, l'écoulement du sang
vers le cœur s'accompagne, surtout dans la jugulaire
interne et la jugulaire externe, de bruits appelés bruit
de rouet, *bruit de diable* (jeu de diable : jouet d'enfant
donnant un bruit spécial). Ces bruits sont perçus souvent par les malades, sous forme de bourdonnement
d'oreilles très désagréable.

Pouls capillaire.

Lorsqu'on frotte le front avec un linge rude, on constate, au niveau de la zone érythémateuse ainsi produite, des changements de coloration, à chaque systole
cardiaque.

Le même phénomène se constate quelquefois au
niveau des pommettes. On le fait encore naître, au
niveau des ongles, par la compression de leurs extrémités. Ce pouls capillaire *visible* est souvent un signe
de présomption en faveur de l'existence d'une insuffisance aortique.

Des instruments spéciaux, les *pléthysmographes*,

servent à enregistrer le tracé du pouls capillaire. Ils ne sont pas employés couramment.

Ces tracés sont fortement influencés par les actes psychiques. Le bien-être, la joie donnent un accroissement de hauteur des oscillations du pouls capillaire. La tristesse, la dépression, une frayeur subite produisent l'effet inverse (*réflexe vaso-moteur*).

EXAMEN DU CŒUR

A. ANATOMIE (fig. 29). — Par rapport à la ligne médiane, un tiers du cœur est situé à droite, deux tiers à gauche. Le cœur est obliquement couché sur le diaphragme. Les cavités droites (oreillette et ventricule) touchent la paroi antérieure du thorax. L'oreillette gauche est située en arrière près de la colonne vertébrale; le ventricule gauche regarde en bas et en arrière.

A la section, le ventricule gauche a la forme d'un cylindre aplati et a une épaisseur beaucoup plus considérable que le ventricule droit, qui a la forme d'un croissant (fig. 30).

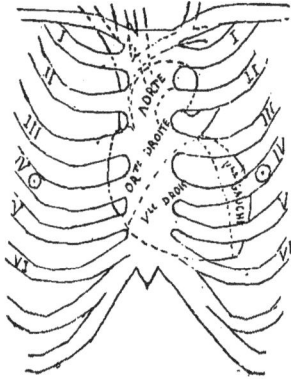

Fig. 29. — Examen du cœur.

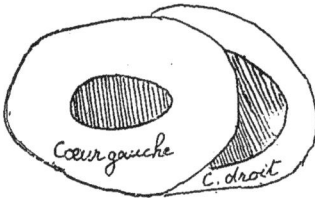

Fig. 30. — Cavités cardiaques (section transversale).

L'oreillette droite reçoit les veines caves; l'oreillette gauche, les veines pulmonaires. Du ventricule gauche part l'aorte; du ventricule droit, l'artère pulmonaire.

L'endocarde, par adossement de ses feuillets, forme,

au pourtour des orifices auriculo-ventriculaires, des replis, appelés *valvules*. Il existe deux valvules à gauche (valvule mitrale), trois à droite (valvule tricuspide). A la partie libre des valvules, sont attachés de petits *tendons* courts qui se rendent à des colonnes charnues volumineuses, fixées par leur base seule sur les parois du cœur *(piliers)*.

A l'orifice d'abouchement de l'aorte et de l'artère pulmonaire existent les *valvules sigmoïdes* (en forme de nids de pigeon), au nombre de trois pour chaque orifice.

Les poumons recouvrent la plus grande partie du cœur. A gauche existe une partie découverte.

B. Physiologie. — 1° *Systole auriculaire.* — Elle se fait sans bruit, à l'état normal. Le sang est chassé des oreillettes dans les ventricules. Cette systole dure 2/10 d'une révolution cardiaque (secteurs 1 et 2 de la figure 31). Si nous voulons exprimer, en secondes, le temps que dure la systole auriculaire, nous dirons :

Soixante-dix révolutions cardiaques (en moyenne) se produisent pendant 1 minute ou 60 secondes; donc, 1 révolution dure 60/70 de seconde ou :

$$\frac{85}{100} \text{ de seconde } \left(\frac{60}{70} = 0,8571... \right)$$

Par conséquent, le temps de durée de la systole auriculaire sera de :

$$\frac{2}{10} \text{ de } \frac{85}{100} \text{ de seconde} = \frac{17}{100} \text{ de seconde.}$$

2° *Systole ventriculaire.* — Elle dure la moitié ou 5/10 d'une révolution cardiaque, c'est-à-dire :

$$\frac{5}{10} \times \frac{85}{100} = \frac{43}{100} \text{ de seconde (en chiffres ronds).}$$

La durée de leur repos est égale à celle de leur contraction.

La systole ventriculaire est d'abord silencieuse (secteurs 3 et 4), pendant 2/10 d'une révolution cardiaque ou 17/100 de seconde.

Le *premier bruit* se produit (en même temps que le

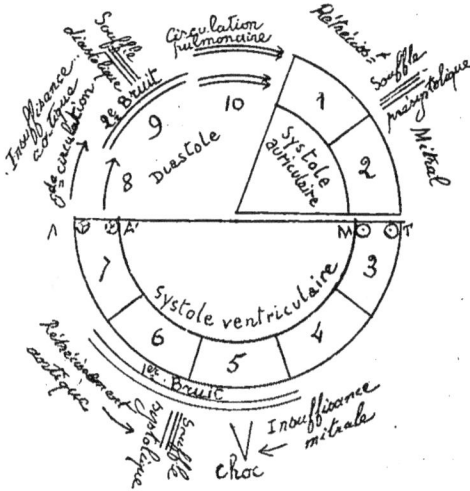

Fig. 31. — Schéma d'une révolution cardiaque et des bruits de souffle (d'après Spehl).

M, valvule mitrale; T, valvule tricuspide; A, aorte; A', artère pulmonaire.

choc de la pointe) et il dure 17/100 de seconde (secteurs 5 et 6).

La dernière phase (secteur 7) de la systole ventriculaire est silencieuse.

Le sang est chassé, à gauche dans la grande circulation, à droite dans la petite circulation (poumons) et li n'existe pas de bruit à ce moment, à l'état normal.

3° *Diastole du cœur*. — Le cœur est au repos, à partir de la fin de la systole ventriculaire (secteurs 8, 9, 10), car si le sang continue à affluer dans les oreillettes pour préparer la révolution cardiaque suivante, cet écoulement de sang se fait passivement sans aucune contraction de ces cavités.

Ce repos complet du cœur dure 3/10 d'une révolution cardiaque ou 25/100 de seconde (chiffres ronds).

C'est pendant, et au milieu de ce repos, que se produit le *deuxième bruit* qui ne dure que 1/10 d'une révolution cardiaque ou 8,5/100 de seconde (secteur 9).

Nous avons donc successivement : un premier bruit systolique, un petit silence, un deuxième bruit diastolique, un grand silence.

Le premier bruit est *sourd* et *prolongé* (onomatopée = toum); le deuxième bruit est *clair*, *bref*, *superficiel* (clac).

Quelles sont les causes des deux bruits du cœur ? — Pour l'explication du deuxième bruit, tout le monde est d'accord ; il est produit par le claquement de fermeture des valvules sigmoïdes (aorte et artère pulmonaire).

Pour le premier bruit, les opinions sont partagées. Il est dû, pour la plupart des auteurs, à la contraction des parois ventriculaires et à la tension des valvules auriculo-ventriculaires (mitrale et tricuspide)

Quain, en se basant sur de nouvelles expériences dit : les valvules sigmoïdes sont maintenues fermées par des colonnes sanguines inertes, qui agissent par leur poids sur ces valvules. Avant que celles-ci ne cèdent, sous l'effort des colonnes de sang lancées par les ventricules, il se produit un choc entre ces colonnes (l'une inerte,

l'autre en mouvement), et c'est cette collision qui
produit le premier bruit.

Théorie des lésions vasculaires et des
troubles de compensation.

Nous avons dit que le médecin devait non seulement
faire un examen complet du malade, mais encore classer
et interpréter les signes constatés. Pour le cœur, en
particulier, ce travail personnel au médecin ne peut se
faire qu'en connaissant les données suivantes.

Il y a *insuffisance* d'une valvule, lorsque celle-ci ne
ferme plus complètement un orifice et laisse refluer le
sang.

Il y a *rétrécissement* ou *sténose* (στενος, serré), lorsque
la valvule trop étroite s'oppose au libre passage du sang,
à travers un orifice.

Ces deux lésions peuvent frapper simultanément la
même valvule, de même qu'une porte peut avoir deux
défectuosités, être trop étroite et ne pas se fermer
hermétiquement. La dimension d'un orifice n'est pas
facteur de son bon ou mauvais fonctionnement à la
fermeture.

L'insuffisance peut être *absolue*, par suite de la
rétraction des valvules, ou *relative* par suite de la dilatation de l'orifice valvulaire. Reprenons l'exemple ci-
dessus ; une porte peut se fermer mal parce que le
battant est trop petit, ou parce que le cadre s'est
agrandi.

Le rétrécissement est produit par les lésions des
valvules elles-mêmes ou des parties avoisinantes de
l'orifice qui les supportent (calcification, cicatrisation,
avec rétraction consécutive).

Il y a donc, dans ces diverses lésions, une cavité cardiaque, qui reçoit du sang en supplément, par une voie anormale (reflux dans l'insuffisance) ou qui, ne pouvant se vider complètement, retient une trop grande quantité de sang (écoulement diminué dans le rétrécissement).

Dans les deux cas, il y a *stase* sanguine et par suite *dilatation* d'un segment cardiaque. Si cette stase augmente, le courant en amont sera arrêté, les pressions normales subiront des perturbations énormes, sur les différents points de la circulation. C'est en effet ce qui se produit à la période ultime des maladies de cœur (*asystolie*).

Mais cette phase est longue à se produire, parce que l'organisme se défend. Son moyen de défense, c'est l'*hypertrophie* du myocarde, qui permet au cœur de faire face au surcroît de travail qui lui est imposé. C'est la période de *compensation*, pendant laquelle la lésion cardiaque ne retentit pas sur l'organisme, pendant laquelle le rapport des pressions n'est pas changé.

L'hypertrophie est *secondaire*, lorsqu'elle se produit après une dilatation primitive de la cavité envisagée. Elle est *primitive*, lorsqu'il n'y a pas eu dilatation antérieure du segment cardiaque, mais qu'elle s'est produite sous la seule influence de l'augmentation de pression à ce niveau (défense rapide).

Un moment donné, cette *compensation* deviendra insuffisante, la défense faiblira, et il en résultera, en fin de compte, de la stase, de l'engorgement dans tout le système circulatoire. Les poumons gorgés de sang veineux (CO_2) feront des efforts de respiration (*dyspnée d'effort*, sorte de défense accessoire, de compen-

sation passagère), puis la cyanose, l'asphyxie se produiront.

Par suite de la stase au niveau des capillaires, les
vaisseaux lymphatiques laisseront transsuder leur séro-
sité (œdème des membres, hydropisie des cavités
séreuses). Tous les organes (foie, rate, reins) seront
gorgés de sang, *congestionnés*. L'excrétion urinaire
diminuera par suite de la stase rénale.

Toutes les maladies de cœur, avec ou sans lésions
orificielles, aboutissent à ces troubles qui se produisent
lorsque la compensation est devenue inefficace.

Réciproquement, les maladies graves des organes
retentissent sur le cœur. Chaque fois qu'un organe est
congestionné, qu'il y a une augmentation de pression
à ce niveau, et obstacle à la circulation, le ventricule
placé en amont a un effort plus considérable à vaincre,
d'où dilatation ou hypertrophie ou les deux réunies.
C'est ainsi qu'une maladie du poumon (emphysème,
tuberculose, pleurésie chronique...) amènera des
troubles du côté du ventricule droit. Une lésion rénale
(mal de Bright) causera de l'hypertrophie du ventricule gauche.

D'une façon générale, par suite de son développement
musculaire et de son fonctionnement, le ventricule
gauche est plus sujet à l'hypertrophie que le droit, qui
lui, est surtout atteint de dilatation.

Les lésions des valvules mitrale et triscupide sont
plus graves que celles des valvules sigmoïdes; les
lésions du cœur gauche sont plus fréquentes que celles
du cœur droit.

Nous allons maintenant appliquer les données précédentes aux lésions valvulaires :

I. Lésions mitrales. — 1° *Insuffisance mitrale.* —

4.

Pendant la systole ventriculaire, un reflux du sang se
produit, du ventricule gauche dans l'oreillette gauche,
par suite de l'insuffisance de la valvule ; d'où augmentation de pression dans cette oreillette (pression +),
qui reçoit du sang de deux côtés à la fois, pendant sa
période de diastole (fig. 32).

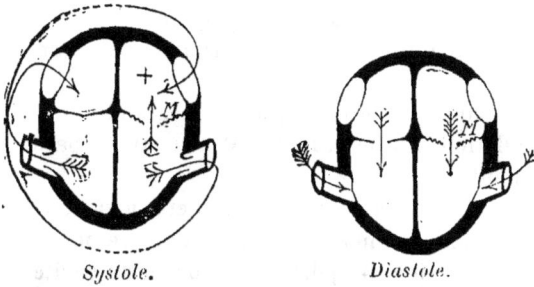

Systole.   Diastole.

Fig. 32. — Schéma de l'insuffisance mitrale.

Si ce segment cardiaque se défend de suite, il y aura
hypertrophie (H) primitive; le plus souvent, la compensation s'établit par H secondaire, après dilatation (D).

Lorsque cette compensation devient insuffisante, le
sang venant du poumon ne trouve plus un accès facile
dans l'oreillette, d'où pression + dans le poumon et
stase sanguine.

Mais le cœur n'est pas à bout de ressources, toutes
les cavités sont solidaires les unes des autres. Il s'agit
de débarrasser le poumon; le ventricule droit s'hypertrophie (H primitive) pour lutter contre la stase pulmonaire. S'il se laisse dilater, il y aura stase dans
l'oreillette correspondante et dans la grande circulation.

Quant au ventricule gauche, il subit aussi le contre-

coup de ces changements de pression. Recevant davan-
age de sang, il doit faire face à un surcroît de travail,
d'où II secondaire.

De proche en proche, la lésion s'est répercutée sur les
différents segments cardiaques. Il y aura, en fin de
compte : D et II du cœur gauche (par suite de la lésion
primitive, l'insuffisance mitrale) ; il y aura H ou D seule
à droite et par suite mauvais fonctionnement de la
valvule tricuspide (insuffisance tricuspidienne secondaire).

La stase sanguine produira, dans la grande et la
petite circulation, les désordres dont nous avons parlé
précédemment.

2° *Rétrécissement mitral*. — L'oreillette gauche ne
se vide qu'incomplètement à travers l'orifice mitral
rétréci ; d'où pression +, puis D et II de cette cavité.

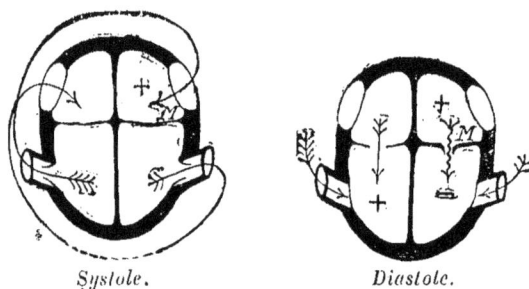

Systole.   Diastole.

Fig. 33. — Schéma du rétrécissement mitral.

Si cette compensation devient insuffisante la lésion
aura sa répercussion sur le cœur droit, comme dans
l'insuffisance mitrale (fig. 33).

Nous trouvons donc, jusqu'à présent, les mêmes
lésions que dans l'insuffisance, mais le *ventricule*

gauche ne sera pas hypertrophié, puisqu'il reçoit une moindre quantité de sang, et que la pression se trouve par ce fait diminuée.

L'aorte reçoit même si peu de sang qu'il existe de l'intermittence fausse du pouls (faux-pas du cœur).

II. Lésions tricuspidiennes. — 1° *Insuffisance*. — Le cœur droit se dilate et s'hypertrophie pour établir la compensation (fig. 34). Mais la musculature du cœur

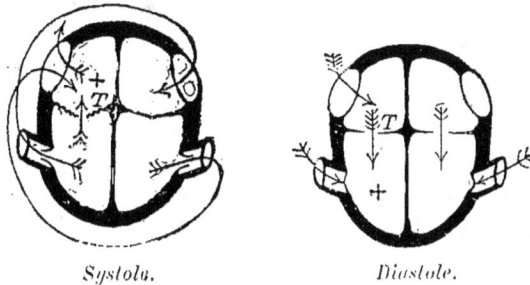

Systole.   Diastole.

Fig. 34. — Schéma de l'insuffisance tricuspidienne.

droit est assez faible, rapidement la défense devient inefficace. La stase se propage aux veines caves, aux jugulaires par conséquent qui se dilatent (pouls veineux vrai).

2° *Rétrécissement*. — Les mêmes phénomènes se produisent, à cela près que le ventricule droit, ne recevant qu'une minime quantité de sang, ne subit ni D ni H.

III. Lésions aortiques. — 1° *Insuffisance*. — Le sang reflue dans le ventricule gauche, d'où D et H secondaire, *considérable*, de ce segment (*cœur de bœuf*). Si la valvule mitrale résiste à cette pression +, tout reste en état, sinon nous aurons les lésions consécutives au mauvais fonctionnement de cette valvule (fig. 35).

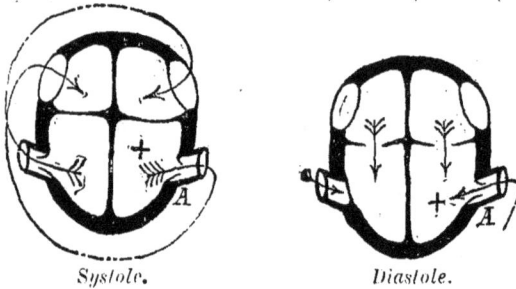

Systole.　　　　　　　　Diastole.

Fig. 35. — Schéma de l'insuffisance aortique.

2º *Rétrécissement*. — Une H primitive du ventricule gauche a pour but de lutter contre l'obstacle, causé par le rétrécissement. Si cette H ne se produit pas, comme il peut arriver, il y a D de la cavité (fig. 36).

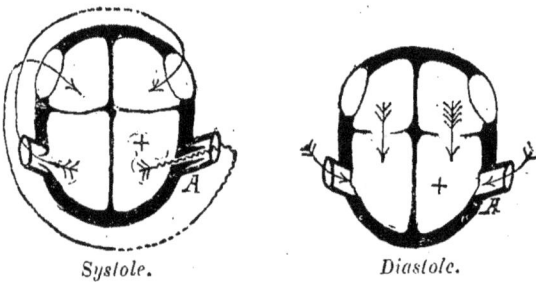

Systole.　　　　　　　　Diastole.

Fig. 36. — Schéma du rétrécissement aortique.

Une des conséquences les plus importantes de la sténose aortique est l'*anémie cérébrale*.

IV. Lésions de l'artère pulmonaire. — Elles sont plus rares que les précédentes ; on pourrait les déduire ar un raisonnement analogue.

I. — INSPECTION DE LA RÉGION PRÉCORDIALE

Le malade doit avoir le thorax éclairé symétrique-
ment par la lumière du jour. L'éclairage artificiel ne
peut donner que des résultats souvent erronés.

1° VOUSSURE PRÉCORDIALE. — Elle est souvent très
visible chez les enfants, qui ont une grande flexibilité
du thorax. Elle est moins accusée chez les adultes,
toutes choses égales d'ailleurs.

Les espaces intercostaux sont élargis et effacés par
suite de l'œdème de la paroi, qui accompagne fréquemment cette voussure.

Elle se rencontre dans de nombreuses lésions cardiaques (D et II des cavités, *péricardite...*).

Il faut éviter de confondre cette voussure avec les
déformations thoraciques (rachitisme, déviations de la
colonne vertébrale...).

2° CHOC DE LA POINTE. — En réalité, il n'y a pas choc.
Au moment de la systole, le myocarde se durcit brusquement ; le diamètre antéro-postérieur de la pointe
du cœur augmente, le transversal diminue. Chauveau
imite ce phénomène en fermant la main, le pouce en
dedans ; si, à ce moment, on fléchit fortement tous les
doigts, il se produit au niveau de l'espace interméta-
carpien du pouce et de l'index un soulèvement, qui
reproduit assez bien ce qui se passe à la pointe du
cœur.

Le choc est bref, rapide. La pointe semble quitter la
paroi, mais en réalité le contact subsiste.

*La pointe bat dans le cinquième espace intercostal
gauche*, entre la ligne mamillaire et la ligne parasternale.

Chez le vieillard, la pointe est en général abaissée. Chez l'enfant, et quelquefois chez l'adulte, elle bat danr le quatrième espace.

Il est important de retenir qu'elle bat normalement à l'extrème limite gauche (en dehors et en bas) du tracé obtenu par la percussion du cœur (Voy. *Percussion*).

Le choc de la pointe n'est pas toujours visible (femmes, personnes obèses...). D'autres moyens de recherche, que nous indiquerons, seront mis en œuvre.

a) *Déplacements du choc de la pointe.* — Par ce schéma (fig. 37) l'on peut remarquer que l'ectasie du

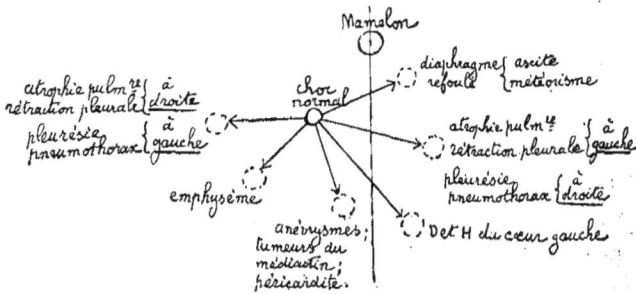

Fig. 37. — Schéma des déplacements du choc de la pointe du cœur.

cœur est produite, dans certains cas et pour une direction donnée, par des forces agissant dans le même sens, mais sur des points diamétralement opposés. Par exemple, une rétraction pleurale gauche *attirera* le cœur à gauche, de même qu'une pleurésie droite *refoulera* l'organe du même côté gauche.

Les *affections de la plèvre* causent souvent des déplacements considérables du cœur.

Dans l'*hypertrophie* du ventricule gauche (insuffisancé aortique, en particulier) le choc de la pointe peut atteindre le huitième espace intercostal.

Dans la *grossesse*, la pointe n'est pas déplacée (Gerhardt).

Nous n'avons pas fait figurer, dans le schéma, les déplacements, parfois très prononcés, dus à la *ptose du cœur* et aux *déformations thoraciques* et s'accompagnant de troubles fonctionnels fréquents.

b) *Étendue du choc de la pointe*. — A l'état normal, ce choc se produit sur une surface à peu près égale à la surface unguéale du pouce.

Cette étendue est *augmentée* par suite d'un effort, dans les états fébriles, dans les H et D cardiaques. Dans l'insuffisance aortique, le choc se fait sur une grande surface, en forme de boule (*choc en dôme* de Bard), par suite de la dilatation globuleuse du ventricule gauche, et de l'épaississement du myocarde.

L'étendue du choc est *diminuée* dans la pleurésie, l'emphysème (lame pulmonaire interposée entre le cœur et la paroi), le rétrécissement mitral (pas d'hypertrophie du ventricule gauche), dans la *péricardite*.

Dans la maladie appelée *hypertrophie cardiaque de croissance* (fréquente chez les jeunes soldats) le choc de la pointe est augmenté et abaissé. Faut-il conclure de ce fait à une hypertrophie vraie du cœur ?

La percussion ne l'établit pas. En effet, Potain et Huchard ont fait remarquer, qu'à cet âge, le thorax s'allonge sans augmentation notable dans ses autres diamètres. Les poumons sont refoulés de haut en bas. Le cœur suit, *en masse*, ce mouvement d'abaissement, d'expulsion. Il s'applique plus étroitement contre la paroi. Toutefois cette gêne peut, dans certains cas, amener une hypertrophie réelle du cœur.

3° PULSATIONS THORACIQUES ANORMALES. — Dans la dilatation et l'hypertrophie forte du ventricule droit, le cœur subit un mouvement de rotation autour des veines caves, et la pointe est portée un peu en arrière. Par suite, le choc de la pointe est affaibli, tandis que vers le sternum et l'épigastre (région occupée par le ventricule droit), les battements deviennent apparents et parfois violents.

Dans les dilatations anévrysmales de l'aorte ascendante, on voit des pulsations dans les deuxième, troisième et quatrième espaces intercostaux (et surtout dans le deuxième espace intercostal droit).

En cas de *symphyse cardiaque*, le soulèvement systolique de la pointe est remplacé par une *rétraction* siégeant à ce niveau, et pouvant même s'étendre à d'autres espaces intercostaux. Le cœur est bridé et gêné dans ses mouvements par des adhérences péricardiques.

II. — CARDIOGRAPHIE

Des instruments spéciaux, appelés *cardiographes*, sont destinés à l'étude et à l'enregistrement des mouvements du cœur. Ils sont peu employés en clinique, et les auteurs ne sont pas toujours d'accord sur l'interprétation des *cardiogrammes* normaux.

III. — PALPATION DE LA RÉGION PRÉCORDIALE

On recherchera la pointe du cœur avec la pulpe de l'index, dans le cas où l'inspection ne l'aurait pas révélée.

Avec les doigts réunis, et posés à plat, on se rend compte de l'impulsion cardiaque. Certains cœurs ébranlent toute la paroi costale, jusqu'à la région du foie.

On constatera par la palpation les *frottements péri-cardiques*, perceptibles surtout le long du bord gauche du sternum, en cas de péricardite sèche. Ils sont rudes, superficiels, se produisent à intervalles réguliers. Ils sont modifiés par la position du malade; la position assise les rend plus appréciables, par suite du léger déplacement du cœur en avant. En cas d'épanchement, ces frottements disparaissent (écartement des feuillets du péricarde).

Frémissement cataire (Laënnec). — La sensation rappelle celle donnée par l'application de la main sur un chat qui ronronne (*cata*, chat), ou sur une corde de violon qui vibre légèrement. S'il est très prononcé, il ressemble à un bruit de râpe (trill des Anglais). Il se perçoit surtout à la pointe, et dans le cas de *rétrécissement mitral*.

Au point de vue de l'interprétation étiologique, le frémissement cataire est à la palpation ce que le bruit de souffle (dont nous parlerons plus loin) est à l'auscultation. Leurs causes de production sont identiques.

Palpation douloureuse. — La palpation en plein cœur produit une douleur vive, en cas de myocardite et de péricardite (Peter).

IV. — PERCUSSION DU CŒUR

Potain a insisté sur la grande importance de la percussion du cœur. L'exemple que nous avons donné du déplacement de la pointe, par abaissement en masse du cœur *non hypertrophié*, chez les jeunes gens, prouve que le diagnostic exact ne peut être porté que par ce mode d'exploration.

La percussion renseigne sur l'hypertrophie et la dilatation des différents segments cardiaques ; elle est indispensable pour établir un diagnostic de péricardite ; elle sert à l'étude de l'état fonctionnel du cœur, comme nous le verrons plus loin. Nous pourrions citer d'autres exemples nombreux, prouvant l'importance de la percussion du cœur.

Il est évident que la *radioscopie* est préférable à la la percussion pour juger le volume du cœur, mais encore est-il nécessaire d'avoir la pratique de ce moyen de recherches par les rayons Rœntgen ; et ce moyen n'est pas d'une application toujours possible, car l'appareil est très difficilement déplaçable. Il faut conduire le malade à l'appareil, et, par conséquent, il faut y renoncer pour tout malade incapable de déplacement. La percussion, au contraire, peut se pratiquer toujours et partout sans l'aide d'aucune instrumentation.

Les débutants dans la carrière médicale devront donc s'exercer de bonne heure à l'étude et à la pratique attentive de la percussion.

La percussion du cœur présente des difficultés, mais qui n'ont rien d'insurmontable. Il faut employer toujours une méthode constante et *percuter légèrement.* Il importe de plus de noter que ce n'est pas à de la submatité véritable qu'on reconnait l'instant où on atteint la limite du cœur, mais à un changement de tonalité du bruit de percussion.

Le cœur, avons-nous dit, est en grande partie recouvert par les poumons (Voy. *Examen de l'appareil respiratoire* pour les limites de ces organes), d'où la distinction entre la *grande matité* ou *matité relative,* comprenant la projection totale du cœur sur la paroi thoracique antérieure, et la *petite matité* ou *matité absolue* comprenant la projection de la partie laissée à découvert par les poumons (fig. 38). Cette étendue

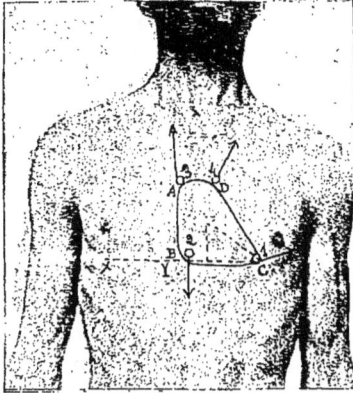

Fig. 38. — Percussion du cœur. Foyers d'auscultation.

découverte, de forme triangulaire, est assez variable suivant chaque individu ; sa délimitation ne permet donc aucune conclusion ferme sur la dimension totale de l'organe. Nous pensons donc qu'il n'y a pas lieu de s'y arrêter.

La *matité relative* a la forme d'un large triangle, à base inférieure, à angle supérieur très obtus et arrondi (AD) : c'est le point de naissance des gros vaisseaux, au point de vue séméiologique. Le *côté droit* (AB) du triangle va du deuxième espace intercostal droit jusqu'au sixième cartilage costal, en suivant le bord droit du sternum, à la distance d'environ un travers de pouce. Il correspond à l'oreillette et au ventricule droits.

La *base* du triangle (BC) joint le point B (sixième cartilage costal) à la pointe (C). Elle repose sur le diaphragme et empiète légèrement sur la face supérieure du foie.

Le *côté gauche* (DC) monte très obliquement et en s'arrondissant de la pointe du cœur vers le sommet du triangle.

Procédé de Constantin Paul et Potain. — C'est un procédé simple et qui donne une approximation très suffisante.

1° *Rechercher la pointe* (inspection, palpation ou auscultation); la marquer au crayon dermographique. Délimiter, par la percussion, la ligne exacte qui circonscrit cette pointe. C'est la partie la plus difficile à bien préciser.

2° Déterminer, par la percussion, la *limite supérieure du foie* (XY) sur la ligne mamillaire droite ; joindre cette ligne à la pointe (*ligne hépato-apexienne*).

3° Délimiter les *deux autres côtés* du triangle par la percussion *périphérique convergente*. Le doigt, sur lequel on frappe, doit marcher parallèlement au bord probable du cœur, et il est nécessaire de commencer la percussion assez loin pour être assuré de percuter d'abord en dehors du cœur.

Mesure de l'aire du cœur. — La méthode de Potain est la plus simple. On multiplie la hauteur AB par la longueur de la base BC, et le produit par le nombre 0,83.

Hauteur (h) $\times$ base (b) $\times$ 0,83 = aire du cœur en centimètres carrés. L'aire du cœur, chez l'adulte, varie aux environs de 90 centimètres carrés. Un poing, de grosseur moyenne, recouvre à peu près la matité.

Matités pathologiques. — Dans l'hypertrophie du ventricule gauche, la matité est dite en *cerf-volant* (fig. 39).

Dans celle du ventricule droit, la matité est en *besace* (fig. 40).

La matité de la péricardite (épanchement d'environ

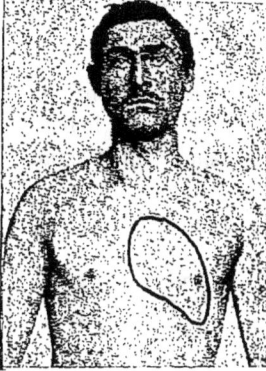

Fig. 39. — Hypertrophie
du cœur gauche.

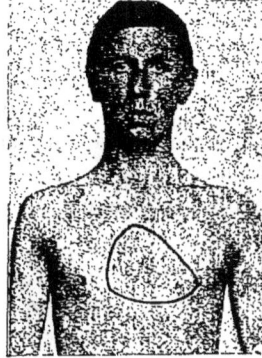

Fig. 40. — Hypertrophie
du cœur droit.

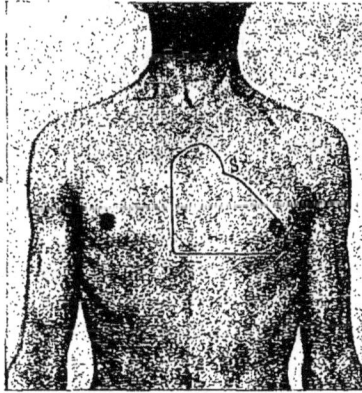

Fig. 41. — Cœur en forme de brioche (péricardite); S, encoche
de Sibson.

400 grammes) est dite en *brioche* (fig. 41) à cause de
l'*encoche de Sibson* (S).

Dans l'emphysème, la matité du cœur semble amoindrie. Dans le *pneumo-péricarde*, on trouve un bruit tympanique à la percussion du cœur.

MATITÉ DES GROS VAISSEAUX. — La largeur de cette matité est normalement de 4 à 5 centimètres environ (Peter). Elle ne dépasse que faiblement, à droite, le bord droit du sternum, dans le deuxième espace intercostal.

Lorsqu'elle est augmentée (7, 8 centimètres et plus), la matité est dite en *casque de pompier* (fig. 42)

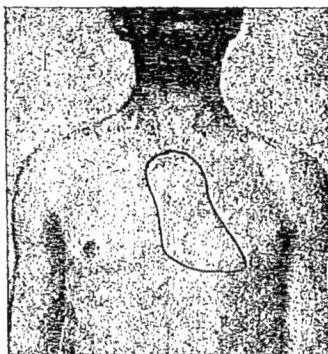

Fig. 42. — Matité en casque.

(aortite). Si la partie supérieure du sternum est bombée, il faut percuter le malade assis et même penché en avant, pour rapprocher le plus possible l'aorte du sternum.

V. — AUSCULTATION DU CŒUR

L'auscultation peut être *immédiate*, l'oreille étant appliquée directement sur la région précordiale ; ou *médiate*, lorsqu'on emploie un stéthoscope.

EXAMEN DU CŒUR.

Cet examen doit se faire dans le silence. Le médecin
doit concentrer tout son esprit vers le but à atteindre.
Il ne doit pas être gêné par ses propres vêtements, ni
obligé de trop se baisser.

Le malade sera examiné dans le décubitus dorsal,
à moins que la dyspnée ne s'y oppose; puis il sera
examiné assis ou debout, ou même après avoir
marché, si la chose est possible; après une marche,
un trouble peut apparaître; il peut disparaître s'il est
dû à un manque de régularité ou de tonicité du cœur.

D'autres positions peuvent être données au malade
(corps penché en avant; *position d'Azoulay*, bras
relevés et jambes repliées).

Dans tous les cas où il y a un bruit de souffle, l'auscultation après changement de position est presque
indispensable.

Foyers d'auscultation (fig. 43). — Ils sont déterminés

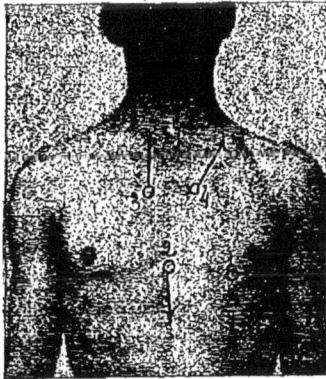

Fig. 43. — Foyers d'auscultation du cœur.

par les rapports anatomiques du cœur et le sens du
courant sanguin.

1° *Foyer mitral* (1), situé à la pointe du cœur, avec propagation des bruits anormaux vers l'aisselle.

Dans les affections mitrales on doit également ausculter le malade, en arrière, du côté de l'angle inférieur de l'omoplate gauche.

2° *Foyer tricuspidien* (2), situé sur le sternum, au niveau de l'insertion du sixième cartilage costal droit. Propagation vers le creux épigastrique.

3° *Foyer aortique* (3), situé dans le deuxième espace intercostal *droit*. Propagation vers les carotides (voir plus loin : maximum du bruit de souffle de l'insuffisance aortique).

4° *Foyer pulmonaire* (4), deuxième espace intercostal *gauche*; propagation vers la clavicule gauche.

Le péricarde s'ausculte à la partie médiane du cœur.

A. BRUITS NORMAUX. — A chacun des quatre foyers précédents, on entend les deux bruits du cœur. Aux foyers 1 et 2, le bruit systolique est le plus fort; aux foyers 3 et 4 le bruit diastolique s'entend mieux (fermeture des valvules sigmoïdes).

B. BRUITS MODIFIÉS. — Les bruits du cœur peuvent subir des modifications d'intensité, de timbre, de rythme.

1° *Intensité*. — Elle est *augmentée* : chez les sujets maigres, dans la sclérose du poumon et en général dans tous les troubles de la circulation pulmonaire (renforcement du deuxième bruit au foyer pulmonaire); dans l'hypertrophie cardiaque, dans l'émotion, etc.

Remarque. — Pour apprécier l'intensité des battements et des bruits du cœur, il est indispensable de s'exercer longuement à l'auscultation des cœurs normaux.

L'intensité *diminuée* peut dépendre de l'éloignement du cœur de la paroi thoracique (adipose, péricardite,

5.

emphysème...), ou de l'affaiblissement du myocarde.
Dans ce dernier cas le premier bruit devient sourd et
finit par disparaître.

2° *Timbre*. — Le premier bruit devient *vibrant*,
strident, en cas d'inflammation des cordages des
valvules auriculo-ventriculaires; de raccourcissement
de ces cordages (rétrécissement mitral) ; de contractions
énergiques du myocarde.

Ce premier bruit est *étouffé, voilé, cotonneux*,
lorsque le bord libre des valvules est épaissi, œdématié,
matelassé (enrouement de l'insuffisance mitrale, au
début) ; lorsque les contractions du myocarde sont peu
énergiques (fièvre typhoïde, dégénérescence du myocarde...).

Le deuxième bruit est vibrant, clangoreux, *parche-
miné*, métallique même, dans le cas de productions
verruqueuses, de dépôts calcaires, de sclérose, des
valvules sigmoïdes (aortite, athérome...).

Le deuxième bruit aortique prend, dans l'athérome,
un éclat tympanique caractéristique (*bruit de tôle* de
Peter); il ressemble au bruit produit par un coup de
marteau, donné sur une membrane tendue.

Le timbre métallique des bruits du cœur s'observe
encore, avec une grande fréquence, dans la symphyse
cardiaque (Riess).

3° *Rythme*. — Ce que nous avons dit sur le pouls
s'applique au cœur, organe central de la circulation.
Nous aurons dans certains cas de la *tachycardie*
(vitesse augmentée), de la *bradycardie* (vitesse diminuée), de l'*arythmie*.

Nous signalerons le *rythme embryocardique*
(Huchard) ou *rythme fœtal* (Stokes) : le petit silence
est égal au grand silence, comme durée. Il rappelle le

rythme du cœur du fœtus, c'est un rythme pendu-
laire (mesure à deux temps). Ce rythme a une grande
importance séméiologique, il comporte un pronostic
très grave (myocardite aiguë); il s'accompagne d'accélération des battements cardiaques.

Dans la *bradydiastolie* (Huchard), les deux bruits se
rapprochent, le deuxième est plus ou moins précipité.
Il en résulte une diminution de durée du petit silence et
une pause diastolique exagérée. Ce n'est pas de la bradycardie, car les révolutions cardiaques sont normales
comme nombre ou même plus fréquentes.

C. Bruits pathologiques. — 1° *Dédoublements*. Il
existe des dédoublements physiologiques, qui cessent
en faisant suspendre la respiration du sujet observé.

Le dédoublement d'un bruit du cœur est produit par
un défaut de synchronisme dans le jeu des valvules du
cœur droit et du cœur gauche.

Le manque de synergie dans les contractions des
ventricules peut-il causer des dédoublements?

Potain ne l'admet pas.

Le dédoublement du premier bruit, à la pointe du
cœur, est très rare. On le confond souvent avec un bruit
de galop.

Au contraire, le dédoublement du deuxième bruit
(*bruit de rappel*) est fréquent et typique dans le rétrécissement mitral. Les valvules sigmoïdes ne se ferment
plus en même temps à l'aorte et à l'artère pulmonaire,
par suite des perturbations dans la pression et dans la
quantité de sang mis en mouvement, dans les différents
segments cardiaques. Ce rythme à trois temps s'entend
au maximum dans la région moyenne du cœur, plutôt
vers la base.

Le *claquement d'ouverture* de la mitrale se pro-

duit après le deuxième bruit, avec maximum à la
pointe... Il est dû à la tension trop brusque de la
valvule.

2° *Bruit de galop.* — Décrit par Bouillaud en 1847.
Il imite le galop de *chasse* du cheval. Il peut être repré-
senté par l'anapeste (‿‿‾). Cassaët le représente par
trois brèves (‿‿‿), car il fait remarquer que la fermeture des sigmoïdes (deuxième bruit normal; troisième
bruit dans le rythme du galop) ne peut jamais donner
une sensation de *longue*.

C'est un bruit sourd, *surajouté* (plutôt un choc)
constituant un phénomène plus appréciable par le tact
que par l'ouïe.

A l'état normal, le sang chassé de l'oreillette est reçu
par le ventricule, dont le myocarde est souple, élastique
et se laisse déprimer sous l'effort de la pression sanguine.
Cette souplesse explique le silence qui accompagne
cette phase de la révolution cardiaque. A l'état pathologique, le myocarde est scléreux ; le sang se précipite
dans une cavité presque rigide dont il frappe les parois,
d'où la production d'un bruit surajouté. Ce bruit sera
donc *diastolique*, et s'il se produit à la fin de la diastole
et par conséquent immédiatement avant la systole
ventriculaire, on pourra préciser le moment de son
apparition, en le qualifiant de *présystolique*.

Le bruit de galop *gauche* se perçoit un peu en
dedans et au-dessus de la pointe. Il est fréquent dans
le mal de Bright (*galop brightique*) et en général dans
la sclérose du cœur.

Le bruit de galop *droit* s'entend au niveau de l'appendice xiphoïde et survient chez les dyspeptiques et les
individus atteints de maladies hépatiques (lithiase, en
particulier).

Le bruit de galop *systolique*, à la base, a une tout autre cause que celle donnée précédemment. Il est dû à une dilatation brusque des parois artérielles de l'aorte (artériosclérose de l'aorte).

3° *Frottements péricardiques*. — Ils ne peuvent se produire qu'au début ou à la fin d'une péricardite, lorsque l'épanchement ne sépare pas les feuillets de la séreuse.

Ce sont des bruits râpeux (bruit de *cuir neuf*), ils sont le plus souvent perçus aux deux temps (bruit de va-et-vient), quelquefois à un temps ou pendant un des silences. Ils sont plus perceptibles le malade étant debout ou penché en avant.

4° *Bruits de souffle*. — Laënnec disait bruits de *soufflet*; les Anglais disent un *murmure*. C'est Andral qui a dénommé souffles, les bruits pathologiques dont nous allons parler.

D'après la loi de Marey, un souffle se produit, chaque fois qu'une veine liquide passe d'un lieu d'une tension plus haute dans un lieu de tension plus faible.

Ces conditions sont remplies dans les lésions orificielles du cœur, par suite des altérations du calibre des canaux valvulaires, et les changements de pression sur les différents points de la colonne sanguine ; d'où la production de bruits de souffle.

Les souffles sont des *bruits sonores*, à caractère musical, qu'il faut distinguer des bruits secs (non sonores), tels que les bruits de claquement, de choc.

On classe les souffles, d'après le moment de leur production (Voy. fig. 31, p. 61) :

a. *Souffle présystolique*. — Il devient perceptible au moment de la systole auriculaire, c'est-à-dire *avant* la systole ventriculaire, par conséquent avant le premier bruit, qui se produit au moment de cette systole.

b. *Souffle systolique.* — Il s'entend pendant la systole ventriculaire et remplace généralement le premier bruit.

c. *Souffle diastolique.* — Il se manifeste pendant la diastole du cœur, et remplace généralement le deuxième bruit.

INTERPRÉTATION DES BRUITS DE SOUFFLE. — Imaginons une seule colonne sanguine, de petite dimension, partant de l'oreillette gauche, et supposons des mouvements très lents du cœur.

Pendant la période, dite présystolique (par rapport à la systole ventriculaire), cette colonne passe de l'oreillette dans le ventricule gauche. Au moment de la systole ventriculaire, elle est chassée dans l'aorte. A la période diastolique, elle chemine dans les artères et les capillaires, et revient par le système veineux dans l'oreillette droite. Aux différentes phases de la révolution cardiaque suivante, elle subit une progression analogue par la petite circulation, et revient à son point de départ, l'oreillette gauche. Cette colonne sanguine franchit des obstacles, les valvules, et ces obstacles sont d'abord situés en aval de la colonne (ouverture des valvules), puis en amont, lorsqu'ils sont franchis (fermeture des valvules).

Or, on peut énoncer cet axiome : *tout bruit de souffle indique un rétrécissement en aval ou une insuffisance en amont* (en cas, bien entendu, d'un obstacle à franchir ou déjà franchi).

Appliquons cette règle :

Un souffle *présystolique* indiquera un *rétrécissement* des valvules mitrale ou tricuspide (situées en aval). Il ne peut être l'indice d'une insuffisance, puisque la colonne sanguine n'a, derrière elle, aucun obstacle qu'elle vienne de franchir.

De même, un souffle *diastolique* indiquera une *insuffisance* des valvules aortique ou pulmonaire (situées en amont). Il ne peut être question de rétrécissement, puisqu'il n'y a plus d'obstacle en aval de la colonne sanguine, qui est déjà sortie du cœur pour se rendre dans la grande ou la petite circulation.

Un souffle *systolique* indiquera une *insuffisance* de la mitrale ou de la tricuspide (situées en amont), ou un *rétrécissement* des sigmoïdes de l'aorte ou de l'artère pulmonaire (situées en aval). Pour avoir le diagnostic définitif, entre ces deux lésions possibles, il faudra rechercher le point, le *foyer*, où le souffle atteint son *maximum*. Si la lésion porte sur la valvule mitrale (insuffisance), c'est au foyer mitral que ce maximum sera perceptible. Si la lésion atteint les valvules pulmonaires (rétrécissement), c'est au foyer pulmonaire que le souffle sera le plus audible, et ainsi pour les autres lésions.

Et pour étayer cette appréciation, nous aurons un second moyen, qui consistera à rechercher *le sens de la propagation de ce souffle*. Dans le premier cas, pris ci-dessus comme exemple, la propagation se fera vers l'aisselle et en arrière à l'angle de l'omoplate ; dans le deuxième cas, vers la clavicule gauche (Voy. *Sens de la propagation des bruits du cœur*).

De même, par ce qui précède, on se rend compte que les souffles présystoliques sont plus audibles aux foyers mitral ou tricuspidien (points d'auscultation rapprochés de leur lieu de production), et les souffles diastoliques, à la base du cœur.

Cependant, par exception pour le *souffle diastolique*

de l'insuffisance aortique, le maximum n'est pas dans
le deuxième espace intercostal droit (foyer aortique), à
cause de la courbure de l'aorte, mais vers la partie
médiane du sternum et au niveau de la troisième côte :
le reflux du sang produit là un remous maximum. Le
souffle a d'ailleurs un timbre particulier, il est en *jet de
vapeur*.

En résumé, lorsque l'on constate un souffle au cœur,
il faut : 1° se rendre compte du moment de son apparition (avant, pendant ou après la systole ventriculaire) ;
2° rechercher son maximum ; 3° constater le sens de sa
propagation.

Ces souffles indiquent toujours une lésion *organique*
du cœur et s'accompagnent des troubles de compensation dont nous avons déjà parlé.

5° *Souffles anorganiques, extra-cardiaques.* —
D'après Potain, ils sont d'*origine pleuro-pulmonaire*.
Ils ressemblent à certains frottements secs pleuraux. Ils
sont dus au mouvements imprimés aux plèvres et aux
poumons par les contractions systoliques cardiaques.
C'est pourquoi ils s'entendent exclusivement sur les
parties du cœur avoisinant les
poumons. Ces souffles sont donc
superficiels, rapides. Ils disparaissent ou diminuent notable-
ment quand le malade est debout
ou qu'il suspend sa respiration,
après une inspiration ou expiration forcée.

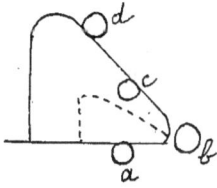

Fig. 44. — Foyers princi-
paux des souffles anor-
ganiques du cœur.

On les constate surtout dans
la région *apexienne* (a, b, c)
et dans la région *préinfundibulaire* (d), le long du
bord gauche du cœur (fig. 44). Au contraire des souffles

organiques, ils ne se propagent pas ; ils naissent et meurent sur place. Enfin, ces souffles sont généralement *systoliques*, et suivant qu'ils se produisent au début, au milieu ou à la fin de la systole, on les qualifie de *proto*, *méso* ou *télésystoliques*.

VI. — DE QUELQUES AUTRES SIGNES INTÉRESSANT L'APPAREIL CIRCULATOIRE

En traitant la question du pouls récurrent, nous avons dit que c'était un moyen d'apprécier l'état fonctionnel du cœur.

Katzenstein (de Berlin) comprime les artères iliaques, après avoir numéré le pouls et mesuré la pression artérielle à la radiale. Cette compression donne un surcroît de travail au cœur, par suite de l'élévation de la pression sanguine. Le cœur normal doit pouvoir fournir ce travail supplémentaire, sans que le pouls devienne plus rapide. Lorsque l'état fonctionnel du cœur est insuffisant, le pouls se précipite, et même, dans certains cas, cette tachycardie s'accompagne d'hypotension artérielle.

Pendant ces recherches, le patient doit respirer superficiellement, pour que de fortes inspirations n'amènent pas, par elles-mêmes, des changements de pression.

Avant l'administration des anesthésiques, ces différentes recherches peuvent fournir d'utiles indications.

Dans les insuffisances fonctionnelles du cœur, on peut encore, en faisant exécuter au malade un certain travail physique, amener une *dilatation passagère* de l'organe. On constatera cette dilatation, au moyen de la percussion faite avant et après l'exercice.

Signe de Cherchevsky. — La percussion *forte* de l'aorte

produit une dilatation réflexe et passagère du vaisseau, chez l'homme sain.

Dans les cas d'altérations aortiques, le réflexe en question ne se produit pas. Mais ce signe n'est pas spécial aux seules lésions aortiques ; on peut le rencontrer dans certaines affections aiguës, certains empoisonnements, etc. Il ne constitue donc, dans les lésions aortiques, qu'un signe de grande probabilité (Rondot).

SIGNE DE MUSSET. — Dans certains cas d'insuffisance aortique et d'anévrysme aortique, on peut constater des *secousses rythmiques* de la tête. Elles semblent dues à des modifications de la pression sanguine du côté de l'extrémité céphalique. Cette pression est diminuée par suite du reflux sanguin rétrograde ; ce qui rappellerait l'expérience du tourniquet hydraulique.

C'est un signe inconstant, qui n'existe pas toujours dans les maladies précitées.

En cas d'*aortite abdominale*, Teissier a signalé une augmentation constante de pression au niveau de la pédieuse, variant de 2 à 4 centimètres, alors que physiologiquement cette pression est inférieure, en moyenne de 2 centimètres, à la pression radiale.

VII. — LIPOTHYMIE ET SYNCOPE

La lipothymie et la syncope sont deux états voisins, il n'y a qu'une différence de degré.

La *lipothymie* est l'affaiblissement de l'énergie de contraction du myocarde.

Le malade éprouve une sensation de défaillance.

Les battements du cœur sont faibles ; le pouls est petit, *ondulant* ; il peut y avoir hyper ou hypotension.

La *syncope* est la suppression des battements du

cœur. La durée d'une syncope, non mortelle, est forcément très courte.

Le changement de pression, poussé à l'extrême, dans le sens de l'augmentation ou de la diminution, semble être la cause déterminante de la syncope. Aussi retrouvons-nous la syncope dans des états très variés : fièvre typhoïde, insuffisance aortique, variole, douleurs vives, émotions..., maladies s'accompagnant de changements de pression dans l'appareil circulatoire (Voy. *Palpitations*).

Les changements brusques de pression ont aussi leur répercussion sur l'appareil respiratoire, et produisent souvent de l'œdème aigu du poumon. C'est ainsi qu'après une décompression trop rapide des poumons, dans l'opération de la thoracentèse, le malade peut avoir de l'œdème du poumon et une syncope, parfois mortelle.

Les autres signes, qui accompagnent la syncope, sont les tintements d'oreille, les troubles visuels, la pâleur de la face, les sueurs, les nausées, une sensation d'affaiblissement général, etc.

VIII. — ASYSTOLIE

D'après l'étymologie, le mot est mal choisi, car la privation de systole ce serait la mort.

Par *asystolie*, il faut entendre l'ensemble des troubles qui frappent l'organisme, lorsque la contraction de la fibre musculaire tend à se supprimer.

Dans certains cas, une hypotension, très marquée, suffit à elle seule à entraver la contraction de la fibre cardiaque. C'est ce qui se produit à la suite d'une fatigue excessive, d'un surmènement. *Le cœur est forcé.* L'appareil nerveux de défense circulatoire devient insuffisant.

Cet épuisement de la fibre cardiaque, non lésée, peut encore résulter de la gêne mécanique produite par des adhérences (symphyse cardiaque), par des obstacles accumulés à la périphérie (dénutrition et défaut de résistance des petits vaisseaux, œdèmes, congestions des organes...).

Mais le plus souvent, dans ces cas, la fibre cardiaque est en même temps atteinte de *dégénérescence*, autre cause de son mauvais fonctionnement.

Cette dégénérescence, primitive ou secondaire, du myocarde est l'aboutissant plus ou moins rapide de toutes les maladies du cœur (Voy. *Examen du cœur*, *troubles de compensation*) ; elle peut aussi être produite par des maladies qui retentissent, d'une façon spéciale, sur l'appareil circulatoire (maladies du poumon, mal de Bright...).

En résumé, nous dirons qu'il existe :

1° Une asystolie, *sans lésion du myocarde*, par hypotension excessive ou gêne mécanique de la contraction cardiaque, d'où résulte l'*épuisement de la fibre cardiaque* (phénomène très fréquent d'après Dieulafoy).

2° Une asystolie par *dégénérescence du myocarde* (épuisement et dégénérescence coexistent souvent dans la production de l'asystolie).

Examen du pouls artériel dans l'asystolie. — Il existe le plus souvent une tachycardie marquée. Le pouls est petit, faible ; l'hypotension est très notable. L'*arythmie* se manifeste dans toutes ses modalités : inégalité, irrégularité, intermittences. Le pouls peut être bigéminé, trigéminé.

Examen du cœur dans l'asystolie. — Cet examen est impossible dans les formes graves d'asystolie. Lorsque l'auscultation est possible, on peut constater les modifications multiples que nous avons décrites au sujet de l'examen du cœur.

Nous terminerons par un tableau d'ensemble d'un asystolique, à une période avancée :

Le malade, atteint d'asystolie, est assis dans un fauteuil, appuyé sur des oreillers. Il évite le moindre effort. Le séjour au lit est généralement impossible. Il ne peut dormir, car pendant le sommeil, il se produit une dilatation passive du cœur. Les quelques somnolences qui surviennent sont entremêlées de rèves et d'angoisses inexprimables.

La face est pâle, couverte de sueurs ; les lèvres et les oreilles sont cyanosées. Les paupières sont bouffies par l'œdème. Les membres inférieurs, les parties génitales, le ventre sont œdématiés et l'œdème tend à gagner les parties supérieures. Les mains sont froides, cyanosées. La respiration est dyspnéique, par suite de la congestion et de l'œdème pulmonaires. L'asphyxie est menaçante.

Tous les organes sont congestionnés et cette congestion frappe principalement les reins ; les urines sont rares et sédimenteuses.

Le *traitement* de l'asystolie consiste surtout à diminuer la tension *veineuse*, à alléger le cœur, qui est souvent plus épuisé que dégénéré (Dieulafoy).

Les remèdes, destinés à lutter directement contre l'hypotension *artérielle* (toni-cardiaques, digitale en particulier) sont d'une utilité très grande, mais doivent être maniés avec circonspection.

IX. — DES PALPITATIONS

Lorsqu'un malade sent son cœur battre, qu'il éprouve une gêne précordiale ou une sensation d'angoisse plus ou moins prononcée, on dit qu'il y a *palpitation*.

La palpitation peut, dans certains cas, se réduire à un phénomène essentiellement subjectif, tandis que dans d'autres cas, elle s'accompagne de modifications de vitesse, de rythme, et surtout d'intensité des battements cardiaques.

Les changements de pression au niveau de l'appareil circulatoire semblent être les causes déterminantes des palpitations.

Marey a prouvé, par des expériences, que l'hypotension au niveau des vaisseaux périphériques (par suite de leur dilatation) produisait une accélération de la vitesse des battements du cœur. Celle-ci, à son tour, détermine une fatigue du myocarde qui se traduit, comme toutes les fatigues musculaires, par des sensations douloureuses. Mais pour qu'un muscle se fatigue, il faut que le travail qu'il fournit soit excessif ou que sa structure histologique soit modifiée. Une accélération modérée et passagère des battements du cœur, lorsque le myocarde est sain, ne produit pas de palpitations. Au contraire, si le myocarde est tant soit peu lésé, une accélération légère et surtout persistante produira des sensations plus ou moins douloureuses, revenant à intervalles plus ou moins rapprochés.

L'hypertension produit des spasmes douloureux. Le spasme intestinal du saturnisme semble provoqué par l'hypertension, d'après Vaquez. De même, il est logique de penser que l'hypertension, au niveau du cœur, peut produire une crise vaso-constrictive et un spasme douloureux consécutif.

Cette hypertension peut n'être que partielle, être localisée au cœur, au niveau des vaisseaux coronaires.

En cas d'hypertension permanente, il se produira des

lésions de fibro-capillarite (de coronarite en particulier),
puis, à une période plus éloignée, des lésions d'artériosclérose généralisée. Ces lésions provoqueront, à leur
tour, des crises hypertensives et vaso-constrictives
accompagnées de spasmes douloureux du cœur, de
palpitations.

Ces mêmes lésions d'artériosclérose généralisée
peuvent résulter également de l'action de poisons
hypotensifs.

Les médications que l'on met en usage pour combattre
les palpitations sont variables, suivant qu'il existe de
l'hypertension ou de l'hypotension : le repos, la diète
lactée, les purgatifs, les diurétiques, les iodures, les
nitrites... sont utiles en cas de palpitations avec hypertension ; les applications de froid ou de chaud (partielles
ou générales), les toni-cardiaques, les injections salines
provoquent la contraction des vaisseaux périphériques,
diminuent par conséquent l'hypotension, et apportent
un soulagement au cœur dont le travail devient moins
considérable.

Les causes qui peuvent produire des changements de
pression dans l'organisme sont nombreuses ; nous les
diviserons en causes *réflexes*, *mécaniques* et *toxiques*.
Dans ces dernières nous comprendrons l'intoxication
(endogène ou exogène), sous toutes ses formes, par les
poisons chimiques, microbiens, organiques. Certaines
glandes, à sécrétion interne, produisent des principes
hypertensifs ou hypotensifs ; c'est ainsi que les capsules
surrénales sécrètent un produit hypertensif, l'*adrénaline*.

L'organisme peut de la sorte réagir jusqu'à un certain
point et pendant un certain temps, et maintenir l'équilibre de la pression.

Pour classer les palpitations, nous sommes donc amené à rechercher les principaux syndromes, qui s'accompagnent de modifications de la pression artérielle, avec ou sans lésions consécutives au niveau du cœur et des vaisseaux.

I. Palpitations avec hypertension. — A) *Causes réflexes*. — Une *émotion* brusque et violente produit une hypertension transitoire, d'origine cérébrale, qui peut s'accompagner de palpitations.

B) *Causes mécaniques*. — Angine de poitrine, hypertrophie cardiaque, dilatation cardiaque, sclérose du cœur, *insuffisance aortique*, myocardite (à une certaine période).

(Ces hypertensions, si elles sont permanentes, déterminent des lésions de sclérose partielle ou généralisée.)

C) *Causes toxiques*. — Goutte, rhumatisme, mal de Bright, syphilis, *maladie de Basedow, dyspepsies*, troubles de puberté et de ménopause. — Tabac, alcool, café. — Saturnisme. — Lésions des capsules surrénales.

(Même remarque que précédemment pour les lésions matérielles.)

II. Palpitations avec hypotension. — A) *Cause réflexe*. — Exercices violents. Influence des hautes températures.

B) *Cause mécanique*. — Hémorragies, pleurésie, péricardite, *maladie mitrale*.

C) *Cause toxique*. — Fièvre typhoïde, tuberculose, anémie, chlorose.

Enfin dans certains états pathologiques (maladies du système nerveux, épilepsie, hystérie, neurasthénie, hypochondrie, chorée), les palpitations sont fréquentes et résultent de l'hypertension ou de l'hypotension de l'appareil circulatoire, suivant la phase de la maladie.

EXAMEN DE L'APPAREIL RESPIRATOIRE

Pour être complet, cet examen doit porter sur le nez, le larynx et les poumons.

Les examens détaillés du nez et du larynx, les diagnostics précis des maladies de ces cavités nécessitent une grande expérience que seuls les spécialistes peuvent avoir. Mais tout médecin doit être capable d'acquérir des notions sur l'état physique et fonctionnel de ces cavités.

Nous ne ferons donc qu'un exposé rapide de l'examen séméiologique du nez et du larynx, renvoyant pour les détails aux ouvrages spéciaux.

Nez et fosses nasales.

Par *l'inspection immédiate* on se rendra compte de la *forme* du nez, qui peut être déprimée (syphilis, scrofule).

Dans certains cas, la dyspnée se traduit par des battements rapides des ailes du nez.

Lorsqu'il existe une obstruction des fosses nasales (catarrhe, tumeurs...), le malade dort la bouche ouverte.

L'inspection médiate des fosses nasales se fait au moyen d'un spéculum nasal et d'un miroir réflecteur, pour la partie antérieure (*rhinoscopie antérieure*). Cet examen est très facilité par l'anesthésie de la muqueuse au moyen de la cocaïne. On examine la position du

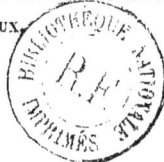

septum et la forme des cornets ; on constate la présence
des polypes, des ulcérations, etc.

Les ulcérations des fosses nasales peuvent provenir
des cavités avoisinantes (sinus maxillaires et frontaux, etc.). On peut avoir recours au *procédé d'Heryng* :
le malade est placé dans une chambre obscure, on met
dans sa bouche une lampe Edison, et la différence de
transparence d'un côté de la face constitue un signe de
probabilité en faveur d'une sinusite (ce procédé n'est
applicable qu'aux suppurations des sinus frontaux et
maxillaires).

Pour l'inspection de la partie postérieure des fosses
nasales, on se sert d'un miroir (dans le genre de celui
employé en laryngoscopie) qu'on introduit dans la
bouche, et d'un miroir réflecteur. La pratique de cette
rhinoscopie postérieure demande une grande habileté,
et n'est pas toujours possible chez les enfants. On peut
ainsi constater la présence de tumeurs, d'ulcérations,
de sécrétions anomales...

La *palpation* permet de se rendre compte de la perméabilité des fosses nasales. Il suffit de faire respirer
le malade par le nez, après avoir fermé alternativement
l'une et l'autre narine.

Le *toucher digital* de l'arrière-cavité des fosses nasales est très utile, et remplace avantageusement, chez
les enfants, la rhinoscopie postérieure. Il permet de
constater, en particulier, à la voûte du pharynx, la présence des *végétations adénoïdes* (amygdales pharyn-
giennes hypertrophiées), qui produisent des troubles
variés, surtout du côté de la respiration.

Larynx.

L'examen interne du larynx se fait au moyen d'un miroir (*laryngoscope*), qu'on enfonce plus ou moins, suivant les individus, du côté de la paroi postérieure du pharynx. Un faisceau de lumière est projeté sur le laryngoscope au moyen d'un miroir frontal.

Cet examen permet de se rendre compte de l'état anatomique et des lésions des parties constituantes du larynx, et en particulier de la coloration, du gonflement, des ulcérations, des néoformations des cordes vocales, du jeu de ces cordes pendant la respiration et la phonation.

Chez les enfants en bas âge, l'examen au miroir est le plus souvent impossible ; la *palpation* avec l'index peut donner des renseignements utiles.

Chez un malade qui asphyxie, l'examen au laryngo-scope est inutile et même dangereux. Par la simple ins-pection, on devra rechercher si la dyspnée et la suffoca-tion sont d'origine laryngo-trachéale. Cette dyspnée est purement *inspiratoire* et stridente (*cornage*). Il s'y ajoute souvent du *tirage sus-sternal* (dépression au-dessus du sternum à chaque inspiration), et même du *tirage sous-sternal* (dépression au niveau du rebord des fausses côtes). Le malade rejette la tête en arrière dans la sténose laryngée ; dans la sténose trachéale, la tête est projetée en avant.

Les crises de suffocation indiquent la nécessité d'une prompte intervention opératoire.

Sans instrumentation, on peut encore se renseigner par l'interrogatoire et la recherche des signes fonction-nels. Tel malade, atteint d'une douleur au niveau du

larynx, douleur que la pression exaspère, se plaint en
outre de *troubles de la déglutition*. Chez un autre, les
troubles de la phonation prédominent ; la voix est en-
rouée, *bitonale*. Dans *l'aphonie*, le malade ne peut arti-
culer aucun son, il parle à voix chuchotée.

Dans l'hystérie, il peut exister une aphonie complète
mais passagère, par conséquent sans gravité.

Poumons.

A. Anatomie. — Le poumon droit a trois lobes, le
gauche deux. Les cavités pleurales ne sont pas remplies
en bas ; au niveau de l'incisure cardiaque la plèvre
n'est remplie que dans les grandes inspirations. Ces

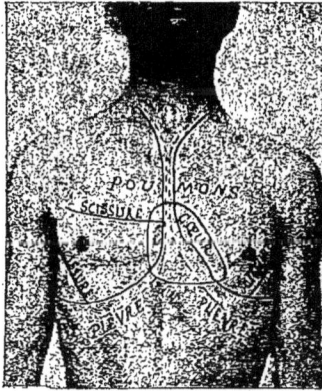

Fig. 45. — Limite des poumons en avant.

cavités pleurales constituent les *espaces pleuraux com-
plémentaires*. C'est sur le bord inféro-externe du poumon que l'espace complémentaire est le plus vaste,
c'est le *sinus costo-diaphragmatique*. Il dépasse le

bord inférieur du poumon de 6 centimètres, sur la ligne axillaire. Sur les autres points les plèvres dépassent les poumons de 2 à 2,5 centimètres (Luschka).

I. *Limites du poumon droit.* — *La limite supérieure* est à 4 centimètres environ au-dessus de la clavicule.

Le *bord interne* suit la ligne médiane jusqu'au cinquième cartilage costal.

Le *bord inféro-externe* suit le bord inférieur de la sixième côte jusqu'à la ligne mamillaire ; coupe la sep-

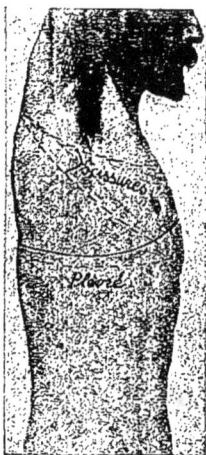

Fig. 46. — Poumon et scissures   Fig. 47. — Poumon et scissure
    (côté droit).   (côté gauche).

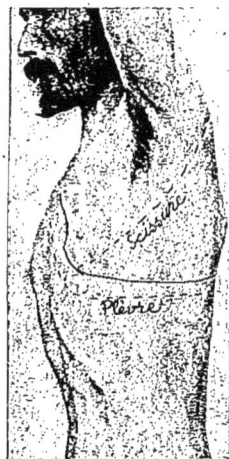

tième côte, sur la ligne axillaire ; suit la dixième côte, pour aboutir à la dixième ou onzième vertèbre dorsale (fig. 45, 46 et 48).

II. *Limites du poumon gauche.* — La limite supérieure est la même que celle du poumon droit.

6.

Le *bord interne* quitte la ligne médiane à la troisième côte, coupe l'articulation chondro-sternale de la quatrième côte, et se porte à la pointe du cœur.

Le *bord inféro-externe* part de la pointe du cœur, coupe la sixième côte sur la ligne mamillaire, et se dirige en bas et en arrière jusqu'à la dixième ou onzième vertèbre dorsale (fig. 45, 47 et 48).

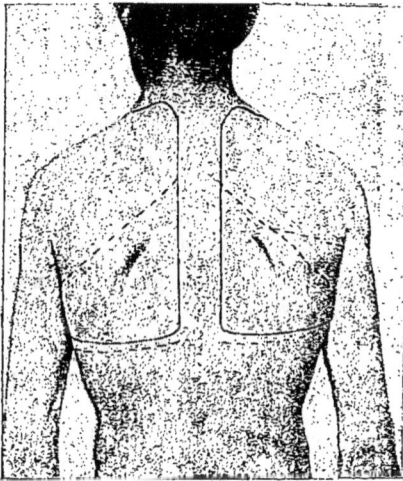

Fig. 48. — Poumon et scissures (en arrière).

III. *Scissures des poumons.* — Les scissures des poumons partent de la troisième ou quatrième vertèbre dorsale (fig. 48). La scissure du poumon *gauche* aboutit à la sixième côte, au niveau de la ligne mamillaire.

A droite, la scissure se divise à 6 centimètres au-dessus de l'angle de l'omoplate. La branche *supérieure*, horizontale, aboutit au quatrième ou cinquième cartilage costal; la branche *inférieure* se dirige obliquement, et aboutit à la base du poumon droit, sur la ligne mamillaire (comme la scissure du poumon gauche).

Nous avons donc :

En arrière des deux côtés. { Au-dessus de la 4ᵉ côte : les lobes supérieurs. Au-dessous — : les lobes inférieurs.

En avant...... { A gauche : le lobe supérieur. A droite : le lobe supérieur, le lobe moyen, le lobe inférieur (ce dernier est surtout apparent sur la ligne axillaire).

B. PHYSIOLOGIE. — Les poumons sont passifs, pendant l'acte respiratoire. Ils suivent les mouvements de la cage thoracique : les plèvres favorisent ce mouvement de glissement.

Les alvéoles ont des mouvements de déplissement et d'expansion (comme un accordéon) dans l'inspiration. Ils reviennent sur eux-mêmes, grâce à leur élasticité, au moment de l'expiration.

Le diaphragme, principal muscle de la respiration, est secondé par des muscles inspirateurs et expirateurs, dont l'action intervient surtout dans la dyspnée.

Le système nerveux central intervient de la façon suivante dans l'acte respiratoire : le bulbe commande la respiration involontaire, le cerveau la respiration de luxe.

Spirométrie. — Un adulte peut, par une inspiration ou une expiration profondes, faire pénétrer dans ses poumons ou en faire sortir 3 à 4 000 centimètres cubes d'air. Mais les poumons ne se vident jamais complètement, ils contiennent toujours une certaine quantité d'air (1 600 à 2 000 centimètres cubes), qui constituent *l'air résidual.*

On mesure la *capacité respiratoire* au moyen des

spiromètres. Le plus employé est celui d'Hutchinson, qui ressemble à un gazomètre ordinaire. L'air expiré soulève la cloche de l'appareil, et l'on mesure ce déplacement sur une règle graduée.

La capacité respiratoire est diminuée dans toutes les maladies de l'appareil respiratoire, dans le météorisme...

Mensuration du thorax. — Des instruments spéciaux nombreux, appelés *cyrtomètres*, servent à pratiquer la mensuration du thorax (Woilliez, Nielly...). Ils donnent en quelque sorte une empreinte limitée de la poitrine, et permettent d'en établir un gabarit sur le papier.

Le moyen le plus simple consiste à prendre des points de repère sur le thorax (mamelons en avant, point tracé au crayon dermographique en arrière), et avec un *ruban métrique* à mesurer successivement les deux côtés du thorax.

Chez les droitiers, l'hémithorax droit dépasse le gauche de 0°,5 à 1°,5.

Signe du cordeau de Pitres. — Lorsqu'il existe un épanchement intra-pleural d'un côté, l'hémithorax subit une ampliation du côté malade, et par le fait, il entraîne le côté sain. Le sternum est compris dans ce mouvement d'entraînement, et la ligne médiane du corps ne passe plus par la pointe de l'appendice xiphoïde. C'est ce que montre bien le *signe du cordeau* de Pitres.

Si l'on fait tomber un fil à plomb de la fourchette sternale, l'appendice xiphoïde n'est plus situé sur le cordeau, mais en dehors et *du côté malade* ; autrement dit, la ligne médiane n'est plus située dans le plan médian du corps (thorax oblique ovalaire).

Donc, pour que la cyrtométrie ou la mensuration par

le ruban métrique donne des résultats, non entachés
d'erreur, il faut prendre, comme point de repère en
avant, la ligne du cordeau.

Le signe du cordeau n'est pas spécial à la pleurésie,
on le constate dans la pneumonie massive, les tumeurs
du poumon, l'emphysème, etc.

I. — INSPECTION DU THORAX

INSPECTION DES TÉGUMENTS THORACIQUES. — Dans certaines maladies de l'appareil respiratoire, la peau prend
un aspect particulier; ainsi, dans la tuberculose
avancée, la peau est sèche et couverte de squames.

Dans la tuberculose des sommets, il existe souvent
une *circulation veineuse supplémentaire*. Des *vergetures* peuvent être constatées sur un hémithorax et *du
côté opposé à la lésion* (pneumonie, pneumothorax,
tuberculose...), et semble résulter du fonctionnement
de suppléance dévolu au côte sain.

Dans les pleurésies purulentes, l'*œdème* de la paroi
est fréquent. Cet œdème augmente, lorsque la collection
purulente tend à s'ouvrir du côté de la paroi.

Dans ce dernier cas, et lorsque l'épanchement est
situé à gauche, le cœur peut provoquer des pulsations
au niveau de l'*empyème*, qui est dit *pulsatile*.

L'*adénopathie sus-claviculaire* est rare et a peu de
valeur séméiologique.

FORME DU THORAX. — Elle est influencée par les *déviations de la colonne vertébrale*; par le *rachitisme*
(poitrine en *carène* : sternum projeté en avant, aplatissement des côtes). Dans cette maladie, on constate
encore le *chapelet rachitique* (saillies anormales à
l'union des côtes et des cartilages costaux).

Chez l'*emphysémateux*, le thorax est *globuleux*, court, bombé (en forme de tonneau); de plus, l'angle xiphoïdien, dont le sommet répond à l'appendice xiphoïde, est très augmenté et devient obtus. A l'état normal, il est de 90°.

Chez le *phtisique*, la forme du thorax est caractéristique et consiste dans une rétraction bilatérale avec diminution de l'angle xiphoïdien, atrophie musculaire, etc.

Dans certaines professions (cordonniers) le sternum est enfoncé (thorax en *gouttière*).

D'autres maladies nombreuses peuvent influencer diversement la forme générale du thorax. Nous n'avons voulu citer que les déformations les plus utiles à connaître.

ASYMÉTRIE DU THORAX. — La vue, aidée des autres procédés de recherches, et principalement de la mensuration, constatera : soit un *aplatissement* d'un hémithorax, par suite de rétraction pulmonaire (tuberculose, pneumonie) ou de rétraction pleurale (pleurésie sèche); soit le *développement* d'un hémithorax (pleurésie avec épanchement, pneumothorax...).

Dans le cas de tumeur du thorax, l'ampliation porte le plus souvent sur le côté opposé à la lésion (*signe de Wals*).

MOUVEMENTS RESPIRATOIRES. — A l'état normal, ces mouvements sont symétriques dans les deux hémithorax. Un côté malade *hésite*.

Numération. — Une inspiration et une expiration font une respiration. Comme pour le pouls, on comptera les mouvements respiratoires pendant un quart de minute. A l'état normal, l'adulte respire seize à vingt fois par minute, l'enfant 44.

Type respiratoire. — Chez la femme, le type est *costal*, c'est-à-dire que ce sont les segments supérieur' et moyen du thorax qui participent le plus aux mouvements respiratoires. Ce type, transmis héréditairement, faciliterait la période de gestation.

Chez l'homme, le type est *abdominal*. Des modifications de ces types peuvent être importantes à noter.

La *dyspnée* et l'*asphyxie* feront l'objet d'une description spéciale, après l'étude des signes physiques de l'appareil respiratoire.

II. — PALPATION DU THORAX

En posant les mains à plat, l'une en avant, l'autre en arrière d'un thorax, on étudie sa conformation générale. L'inspection et la mensuration confirment les données fournies par la palpation.

Le médecin doit savoir que le côté du malade, qui est le plus éloigné de sa personne, alors qu'il étend davantage les bras pour en faire la palpation, lui semble plus dilaté. Par l'habitude il évitera facilement cette erreur, et il pourra d'ailleurs contrôler les résultats, en se plaçant successivement de chaque côté du malade.

La palpation profonde permet de se rendre compte (sous les clavicules en particulier) des douleurs ressenties au niveau des parties lésées. Elle permettra de localiser ou de suivre le trajet de certaines douleurs névralgiques. C'est ainsi que la pression sur la dixième côte, à deux travers de doigt de la ligne médiane provoque une douleur, dans le cas de névralgie du phrénique (*bouton diaphragmatique*). En cas de névralgie intercostale, il existe des points douloureux (*points de pression de Valleix*) déterminés par les conditions anatomiques, et le *point apophysaire* de Trousseau, situé au niveau de l'apophyse épineuse de la vertèbre au-dessous de laquelle sort le nerf malade.

TRANSMISSION DES VIBRATIONS VOCALES (Monneret, 1848). — Lorsqu'on palpe le thorax d'une personne qui parle à haute voix, les vibrations vocales sont transmises jusqu'à la main. La netteté de la sensation varie avec l'état de maigreur ou d'embonpoint du sujet, avec le timbre de sa voix. Il faut tenir compte de ces facteurs.

On palpera toujours les parties symétriques du thorax, les lésions localisées seront ainsi mieux mises en évidence.

Vibrations augmentées : en cas de condensation, d'induration du parenchyme pulmonaire (pneumonie, tuberculose, tumeurs...). Certaines cavités, en partie remplies d'air, situées superficiellement et dont les parois sont scléreuses, indurées (cavernes tuberculeuses...) donnent une augmentation des vibrations vocales.

Vibrations diminuées ou abolies : une couche liquide (pleurésie), ou gazeuse (pneumothorax), interposée entre le poumon et la paroi costale, amène la diminution ou, plus souvent, l'abolition des vibrations vocales. C'est un des meilleurs signes de la pleurésie, facile à reconnaître pour tous et dans n'importe quelles conditions du milieu extérieur (bruits de voisinage).

Dans l'emphysème, les vibrations sont diminuées, mais rarement abolies.

Lorsque des fausses membranes se produisent, après résorption d'une pleurésie, elles entourent le poumon d'une véritable coque, font matelas et empêchent la transmission des vibrations.

Remarque. — Dans la spléno-pneumonie de Grancher, il y a abolition des vibrations, ce qui a fait dire à Pitres que l'affaiblissement des vibrations dans tous les cas, était dû à l'excès de tension intra-thoracique (liquide épanché ou poumon turgescent).

Frottements pleuraux. — Ils ne sont perçus à la palpation que lorsqu'ils sont intenses.

III. — PERCUSSION DU THORAX

En percutant le thorax, on met en vibration la paroi et l'air contenu dans le poumon. Le parenchyme pulmonaire fait étouffoir.

Le *son pulmonal*, ainsi produit, est un son clair, vibrant, d'un timbre particulier, qui a un certain caractère musical.

On a, en même temps, sous le doigt une *sensation d'élasticité*, plus ou moins grande.

En pratiquant, chez les tuberculeux, une *percussion unguéale* légère, sous les clavicules, on fait naître souvent une douleur, qui semble due à un état d'inflammation des couches musculaires superficielles (myosite).

Suivant les régions du thorax que l'on percute, suivant l'état de la paroi (maigreur, embonpoint), le son pulmonal est variable. Donc, l'habitude de ce mode de recherche permettra seule au médecin de juger que la percussion est normale ou non, au niveau d'une région donnée et pour un certain individu.

Règles générales. — Le malade, dont la position varie, doit avoir les muscles relâchés. Il aura la bouche entr'ouverte.

La percussion sera faite méthodiquement sur toutes les parties, occupées par les poumons, dont les limites

PALASNE DE CHAMPEAUX.   7

normales ont été données précédemment. Les limites inférieures peuvent varier : elles sont relevées par refoulement du diaphragme (ascite...), ou rétraction des poumons, des plèvres; elles sont abaissées dans l'emphysème (en dehors de l'inspiration).

La percussion immédiate, avec les doigts réunis ou un doigt d'une seule main, faite suivant la méthode des grandes enjambées (pour la partie postérieure du thorax), permet de prendre une idée d'ensemble du degré de résonance de la poitrine.

Dans la percussion détaillée, il faut toujours comparer à chaque niveau, à droite et à gauche, les résultats obtenus.

1° MATITÉ. — SUBMATITÉ (Voy. *Moyens physiques d'exploration, de la percussion en général*).

Le doigt sur lequel on percute sent une diminution d'élasticité.

Le son de percussion devient mat ou submat, dans les cas suivants :

1° *Paroi épaisse ou rigide :*

2° *Défaut d'aération*, qui lui-même peut relever de causes diverses : a) obstacle à l'entrée de l'air (voies supérieures); b) exsudats oblitérant les alvéoles ou embolies des vaisseaux ; c) épaississement des cloisons interlobulaires et interalvéolaires ;

3° *Condensation, induration du parenchyme pulmonaire ;*

4° *Refoulement des poumons* loin des parois thoraciques par une collection *liquide* (pleurésie) ou une tumeur *solide*.

La matité est absolue, *compacte* dans les fortes pleurésies (matité *hydrique*), dans les tumeurs, dans la spléno-pneumonie ; elle est moins prononcée dans la

pneumonie, la broncho-pneumonie, la tuberculose,
l'atélectasie (manque d'air dans les alvéoles), etc.

Remarque. — Dans certains cas d'emphysème ou de
pneumothorax, avec pression très forte de l'air, on
peut trouver de la matité ou de la submatité (au lieu
du tympanisme habituel). La diminution des vibrations
vocales et du murmure vésiculaire s'ajoutent, dans ce
cas, à la matité, ce qui n'a pas lieu en cas de condensation du parenchyme.

COURBES DE LA MATITÉ DANS LA PLEURÉSIE. — La courbe
a la forme d'une parabole, dont le sommet est à
l'angle de l'omoplate. La branche antéro-latérale
s'abaisse en pente douce vers le sternum. La branche
postérieure s'infléchit vers la colonne vertébrale. A
mesure que l'épanchement augmente, les branches
tendent vers l'horizontale : *courbes de Damoiseau*
(fig. 49 côté droit).

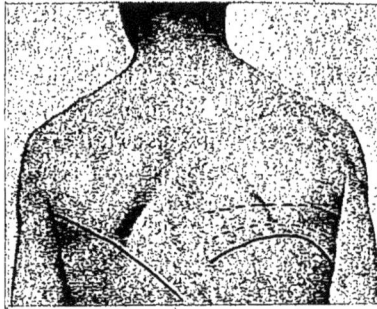

Fig. 49. — Courbes de Damoiseau et de Garland.

Lorsque le malade se tient surtout dans le décubitus
latéral, on a la *courbe de Garland* dont le sommet est
généralement situé dans l'aisselle (fig. 49 et 50).

Cette courbe détermine en arrière le *triangle de Garland*, et en avant le *triangle d'Autric*.

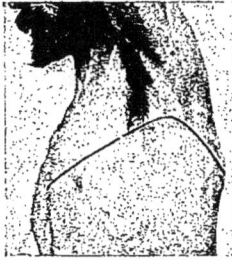

Fig. 50. — Courbe de Garland (vue de côté).

Ces différentes courbes, surtout décelables à la radioscopie, semblent dues, d'après Barjon, à l'action de la pesanteur sur le liquide, au refoulement du poumon élastique et à la fixation de cet organe au niveau de son hile.

Dans les pleurésies à liquide peu visqueux, les changements de position amènent des *dénivellements* dont on peut se rendre compte par la percussion et en attendant quelques minutes. Le poumon se rapproche de la paroi postérieure et le liquide s'accumule dans la partie laissée libre en avant. La percussion doit être légère, car il se produit un simple changement de sonorité au niveau de la lame liquide mobilisée, vu sa faible épaisseur (Cassaët).

Dans le séro ou pyopneumothorax, le liquide se met à niveau de suite.

2° EXAGÉRATION DU SON PULMONAL. — TYMPANISME. — Le son pulmonal peut conserver ses principaux caractères, mais être augmenté d'intensité, quelle que soit d'ailleurs sa tonalité, qui est plus ou moins basse. Il y a, dans ces cas, simple exagération du son normal de percussion. Ceci se produit chez les personnes maigres, dans certains cas d'emphysème...

Le plus souvent, le son pulmonal prend, en même temps, un véritable caractère musical, il a un *son harmonique*, une résonance spéciale, quelle que soit d'ailleurs sa tonalité (aiguë ou grave), et on dit alors qu'il y a *tympanisme* ou *skodisme*.

Expérience de Skoda. — Un poumon, retiré de la poitrine et modérément insufflé, donne à la percussion un son tympanique. S'il est trop insufflé, on a de la matité.

Il faut donc, pour avoir du tympanisme, que la *tension de l'air soit plus forte qu'à l'état normal*, et que le *parenchyme ne soit pas trop tendu*. Celui-ci ne doit pas vibrer, sinon les vibrations non concordantes du contenant et du contenu produisent des interférences, qui enlèvent tout caractère musical au son de percussion.

A l'état normal, *chez l'adulte*, l'air du poumon n'est pas assez abondant, le parenchyme n'est pas assez relâché, c'est pourquoi la percussion ne donne pas le son tympanique.

États pathologiques avec tympanisme. — Un tympanisme grave existe le plus souvent dans le pneumo-thorax et l'emphysème, dans les fortes distensions de *suppléance*. Dans ce dernier cas, les parties saines suppléent aux parties devenues imperméables (pleurésie, pneumo-congestion...). « Le côté sain, dit Grancher, sonne mieux, respire plus et vibre davantage. » Mais, un moment donné, si la compression du poumon s'exagère par tassement sous la pression d'un liquide abondant (pleurésie), le tympanisme prend d'abord une tonalité élevée, puis rapidement fait place à de la

submatité. Le son harmonique, qui est la caractéristique du tympanisme, a disparu; les conditions nécessaires pour qu'il se produise n'existent plus. En conséquence, lorsque la submatité remplace le skodisme dans
une pleurésie (skodisme sous-claviculaire), c'est signe
que l'épanchement augmente.

SCHÉMAS DE GRANCHER. — Le skodisme ou tympanisme
sous-claviculaire (T) étant constaté, Grancher a re-
cherché son mode d'association avec la *respiration* (R)
et les *vibrations vocales* (V).

1° T + ; V + ; R + = *tympanisme de suppléance*,
qu'on rencontre dans certaines pleurésies ou pneumonies. Dans ces cas le tissu pulmonaire fonctionne
suractivement.

2° T + ; V + ; R — = *tympanisme de congestion
pulmonaire* (tuberculose...) ou *de compression* (pleurésie ancienne).

3° T + ; V — ; R — = *tympanisme de compression
bronchique* (grosse bronche comprimée par une pleurésie médiastine), *ou d'œdème pulmonaire*.

Le schéma 2 est particulièrement important. En cas
de pleurésie, il doit faire redouter sa nature tuberculeuse, lorsqu'il est « précoce, stable et permanent »
(Grancher).

3° TIMBRE MODIFIÉ DU SON DE PERCUSSION. — Le son
pulmonal peut, dans certains cas, avoir un timbre tout
particulier, c'est encoré du tympanisme, mais à caractère bien spécial.

Lorsque la grosse bronche gauche est entourée d'un
tissu condensé et qu'on la percute, on a un timbre
spécial, qui ressemble au son donné par la percussion
du larynx ou de la trachée : c'est *le son bronchique ou
son trachéal de Williams*.

La percussion d'une caverne superficielle donne un son *caverneux*, cavitaire qui change de ton, suivant que le malade ouvre ou ferme la bouche. Celle-ci fait office de résonnateur. C'est le *son de Wintrich*.

Si cette caverne communique par une ouverture étroite avec une bronche, l'air s'échappe par suite de la percussion, et l'on a le *bruit de pot fêlé*. L'échappement de l'air produit en même temps un bruit de souffle léger, sorte de claquement bref et court. Piorry imite ce bruit en frappant sur le genou les mains réunies en forme de cavité.

Le *bruit amphorique*, qui se produit au niveau des grandes cavités (grandes cavernes, pneumothorax), est analogue au son que provoque le choc du doigt sur une carafe, à moitié remplie de liquide.

Le *bruit d'airain* ressemble au précédent, le cliquetis métallique y est plus net. Il se produit dans les mêmes cas.

Percussion du thorax combinée avec d'autres moyens d'exploration.

PERCUSSION ET PALPATION. — Palpation en avant, percussion en arrière : sensation de choc dans le cas de pleurésie (*procédé de Helloch*).

PERCUSSION ET AUSCULTATION. — 1° *Percussion métallique* avec des pièces de monnaie en avant, deuxième espace intercostal, auscultation en arrière : *bruit d'airain de Trousseau* (pneumothorax).

2° *Signe du sou* (Pitres). — Même technique que précédemment. En cas d'épanchement pleurétique, le son change au niveau de l'épanchement ; il devient bref et dur, semble naître sous l'oreille ; les vibrations sont vite éteintes. Il est comparable au bruit de deux pièces de monnaie qu'on frapperait dans l'eau.

IV. — SUCCUSSION HIPPOCRATIQUE

En faisant asseoir rapidement un malade, ou en lui imprimant quelques secousses (précepte d'Hippocrate) on entend un bruit de clapotage, en cas d'hydro ou de pyo-pneumothorax, par suite de la collision des molécules liquides. Il faut savoir que le même bruit peut s'entendre dans l'estomac distendu.

V. — AUSCULTATION DE LA POITRINE

Le plus souvent on pratique l'auscultation *immédiate* de la poitrine. L'auscultation *médiate*, au moyen d'un stéthoscope, n'est faite que dans des cas bien spéciaux, lorsque l'état de maigreur du malade rend impossible l'application de l'oreille, ou lorsque l'on veut se rendre compte de la localisation exacte d'un bruit (Voy. *Moyens physiques d'exploration ; de l'auscultation*).

Comme pour la percussion, nous conseillons de prendre d'abord, par une auscultation assez rapide, une idée d'ensemble de la respiration. Puis on étudiera successivement l'inspiration et l'expiration de chaque côté, en comparant toujours les points symétriques.

Bruits perçus à l'auscultation à l'état normal ; le mécanisme de leur production.

La colonne d'air qui traverse l'arbre respiratoire produit une série de bruits, au niveau du larynx, de la trachée, des bronches, et des alvéoles pulmonaires.

Ces derniers sont seuls perçus distinctement, au moment de l'inspiration, par l'oreille qui ausculte ; ils constituent ce qu'on appelle le *murmure vésiculaire* ou *bruit de l'inspiration*. Les autres bruits, produits dans les parties hautes de l'arbre aérien, ne sont perçus que d'une façon tout à fait indistincte.

Le murmure vésiculaire inspiratoire est donc un bruit né sur place, sous l'oreille.

Le mécanisme de production de ce murmure est discuté par les auteurs. D'après Woillez, il serait dû au brisement de l'air sur les éperons bronchiques, et au renforcement des petits bruits, ainsi produits, au niveau des culs-de-sac aériens (résonance ou écho à petite distance).

Le *déplissement* du lobule est également indispensable à la production d'un murmure normal (Barth et Roger).

La perception du murmure vésiculaire prouve la perméabilité et l'intégrité des canaux bronchiques et du lobule, lorsque le malade fait des mouvements normaux de respiration, c'est-à-dire donne au courant d'air une certaine vitesse. Elle ne prouve pas l'intégrité *absolue* du parenchyme pulmonaire, car les lésions disséminées ou profondément situées du parenchyme n'ont pas de répercussion sensible sur le murmure vésiculaire.

A l'expiration, par suite du renversement du courant aérien, le bruit vésiculaire ne peut se produire, et seuls subsistent les bruits nés au niveau des bronchioles, bronches, trachée et larynx. A l'état normal, le bruit expiratoire est doux et moelleux et se passe dans les *bronchioles* ; les autres bruits ne sont perçus que dans les expirations fortes et bruyantes. L'expiration nous renseignera donc surtout sur l'état des canaux bronchiques.

7.

Modalités pathologiques des bruits respiratoires.

Nous étudierons ces modalités au point de vue du rythme, de l'intensité, de la tonalité et du timbre.

I. RYTHME. — Nous avons déjà parlé, au sujet de l'inspection du thorax, de la fréquence des mouvements respiratoires. Nous traiterons à part la dyspnée et l'asphyxie.

A l'auscultation, on peut encore reconnaître deux modifications importantes du rythme respiratoire :

1° *Respiration saccadée.* — Dans certaines maladies, en particulier la tuberculose au début, les poumons infiltrés sont moins perméables à l'air. Celui-ci est arrêté par certaines bronches obstruées, il arrive plus vite par les bronches saines, d'où la production de *saccades*, existant beaucoup plus souvent à l'inspiration qu'à l'expiration. En respirant plus ou moins vite, le malade fait varier le nombre des saccades.

Mais nous ne saurions trop mettre en garde les débutants au sujet de l'interprétation de ce signe, qui peut se produire en dehors de tout état pathologique, et résulter d'une émotion, d'une douleur superficielle du thorax (pleurodynie) amenant des contractions musculaire spasmodiques.

Potain a fait remarquer que les mouvements tumultueux du cœur produisaient, surtout sur les marges pulmonaires, une *respiration saccadée rythmique du cœur*.

2° *Expiration prolongée* (Jackson, 1833). — Puisque le bruit expiratoire naît au niveau des bronches, l'inflammation de la muqueuse de ces bronches sera la cause de production de ce rythme anormal.

L'expiration prolongée s'accompagne de rudesse de l'expiration. C'est un bon signe de tuberculose au début.

Dans l'emphysème, l'asthme, l'expiration se prolonge mécaniquement, par suite du manque d'élasticité des alvéoles pulmonaires.

II. INTENSITÉ. — A) *Exagération*. — Elle se produit dans le cas de *suppléance* (respiration supplémentaire). La respiration ressemble à celle d'un enfant, d'où le nom qu'on lui donne encore de *respiration puérile*. La tonalité, dans ce cas, n'est pas changée; la note est la même qu'à l'état normal, mais elle est plus forte.

B) *Diminution*. — 1° *L'air pénètre en moindre quantité* jusque dans les alvéoles : sténose laryngée, corps étrangers des voies respiratoires ; — ampliation moindre du thorax (douleur, pleurodynie); — *imperméabilité alvéolaire* par congestion ou sclérose périfolliculaire (*tuberculose* en particulier): — brassage moindre de l'air (en plus du manque de ventilation) dans l'emphysème, maladie dans laquelle le parenchyme pulmonaire est forcé, et les alvéoles distendus au maximum.

2° L'air pénètre, mais le *murmure vésiculaire est étouffé*, non transmis à l'oreille, par suite d'une nappe liquide (pleurésie), d'une tumeur solide, ou de gaz contenu dans la plèvre (pneumothorax).

Remarque. — Dans la tuberculose au début, l'affaiblissement peut aussi tenir à l'emphysème ou à la pleurésie adhésive. Celle-ci peut être la cause également de saccades.

C) *Abolition*. — C'est un degré plus avancé de la diminution. L'abolition *absolue* est rare. Elle se rencontre dans certaines pleurésies à abondant épanchement, certains pneumothorax, les tumeurs volumineuses du poumon (cancer, kyste...), les pneumonies *massives*, certaines spléno-pneumonies (Grancher), enfin en cas d'obstruction totale d'une grosse bronche par un corps étranger.

III. Tonalité. — A l'état normal, l'inspiration donne un son plus aigu que l'expiration.

Par suite de l'inflammation de la muqueuse bronchique, le son de l'inspiration peut baisser, et devenir de même tonalité que celui de l'expiration : le courant aérien est ralenti par les rides, les irrégularités de cette muqueuse enflammée, et par suite le ton baisse.

La consonance peut aussi résulter de l'élévation du son de l'expiration. Et comme, dans ce cas, l'expiration est le plus souvent égale à l'inspiration, comme intensité et durée, il est difficile de différencier par l'auscultation les deux temps de la respiration. Pour y remédier, il suffit de placer une main sur le thorax et de suivre ses mouvements.

Lorsque l'inspiration baisse de ton, Grancher a fait remarquer que le timbre lui-même est modifié, il y a de la rudesse. Les causes qui interviennent sont les mêmes.

IV. Timbre. — Lorsque le bruit respiratoire perd son timbre doux et moelleux, on dit qu'il y a *rudesse* de la respiration. Cette rudesse existe surtout et a plus d'importance à l'inspiration. Elle dénote le plus souvent une lésion superficielle (récente ou ancienne) des petits conduits aériens (bronchite, *tuberculose au début*...), mais elle peut exister du fait d'une simple congestion, assez diffuse toutefois, du parenchyme pulmonaire (fièvre typhoïde au début...).

La respiration est dite *granuleuse* (Woillez) en cas de rudesse légère.

Si les lésions s'accentuent, si en même temps les alvéoles deviennent peu ou pas perméables à l'air pour différentes causes (compression du poumon par des liquides, solides ou gaz ; inflammation ou sclérose périfolliculaire, exsudats alvéolaires, etc.), les bruits laryngo-trachéo-bronchiques viennent *remplacer*, sous l'oreille, le bruit respiratoire normal, aboli par lui-même ou couvert par ces bruits *surajoutés*. La respiration *bronchique* s'est substituée à la respiration normale.

Lorsque cette respiration bronchique devient très forte, et semble naître dans l'oreille de l'observateur, elle donne naissance à des bruits d'un timbre variable suivant les cas, qu'on appelle des *souffles*.

CLASSIFICATION DES SOUFFLES D'APRÈS LEUR TIMBRE. — Les différents souffles s'imitent assez bien, en soufflant dans les deux mains plus ou moins rapprochées. Le timbre et la tonalité varieront avec l'ouverture de l'orifice.

1° *Souffle tubaire*. — Il est éclatant, sonore, grave. Il ressemble au son produit par l'émission des voyelles A ou O. Il est caractéristique dans certaines pneumonies.

2° *Souffle pleurétique ou égophonique*. — Il est voilé, aigu et lointain (voyelles E et I).

Ces deux sortes de souffles s'entendent à l'un ou à l'autre temps de la respiration ou aux deux temps. Les souffles inspiratoires sont les plus fréquents.

3° *Souffle caverneux*. — Il se produit aux deux temps. Comme son nom l'indique, il dénote la présence d'une caverne (tuberculose par exemple). La cavité fait caisse de résonance, qu'elle soit ou non en communication avec une bronche.

Dans certaines pleurésies, en particulier les pleurésies purulentes, il peut exister des signes *pseudo-cavi-*

taires, et un souffle analogue au souffle caverneux. Cette remarque est très importante.

4° *Souffle amphorique*. — Il existe en cas de grandes cavernes de pneumothorax. Dans ce dernier cas, le souffle prend un timbre métallique (souffle amphoro-métallique).

Bruits adventices de la respiration.

Lorsqu'on pratique l'auscultation de la poitrine, il faut avant tout chercher à percevoir le murmure vésiculaire aux deux temps de la respiration, apprécier ses modalités, et ne s'occuper qu'ensuite des bruits adventices. Dans certains cas, ces bruits couvrent complètement le bruit respiratoire, mais le plus souvent ils ne font que masquer plus ou moins la respiration *sous-jacente* (Lasègue). Celle-ci aidera au diagnostic des circonstances qui ont présidé au développement des bruits adventices. La localisation topographique, la fixité ou la mobilité, le moment d'apparition de ces bruits seront des notions indispensables à connaître.

I. RALES. — Ce sont des bruits ainsi nommés par Laënnec à cause de leur ressemblance avec le râle trachéal des agonisants. On les divise en deux grandes classes, les râles secs et les râles humides.

A) *Râles secs*. — Ils ont un timbre, une tonalité et une intensité variables suivant le calibre des bronches où ils se produisent. On les entend de préférence à l'expiration.

Les viscosités bronchiques, plus ou moins mobiles, peuvent produire ces râles ; mais l'inflammation de la muqueuse suffit. Et dans ce dernier cas, si l'on s'en rapporte à ce que nous avons dit du mécanisme de production du souffle bronchique, nous voyons qu'il eût été plus logique de dire respiration sifflante ou ronflante au lieu de râles sibilants ou ronflants.

Quoi qu'il en soit, les ronflements et les sibilances ont toujours pour cause un état pathologique du système *bronchique*.

Une quinte de toux, en chassant les viscosités bronchiques, peut les faire disparaître. Ils ne masquent le bruit de la respiration que s'ils sont très confluents (bronchite capillaire).

Dans la tuberculose des sommets, ces râles ont une grande fixité.

Le râle sibilant ressemble à un sifflement plus ou moins aigu (bruit du vent sous une porte), au cri d'un petit oiseau... Ces différentes variétés coexistent ou se succèdent, dans le même point, à intervalles variables.

La tonalité de ce râle sec est élevée, donc il naît dans les petites bronches (bronchite, emphysème, asthme...).

Le râle ronflant a un son grave, à vibrations lentes, ressemblant au ronflement de l'homme qui dort, au son d'une corde de contre-basse, au roucoulement d'une tourterelle (Laënnec).

Il se produit dans les mêmes maladies que le râle sibilant, mais il naît dans des bronches de plus fort calibre.

B) *Râles humides ou bulleux.* — Ils sont plus fixes que les râles secs. Ils déterminent dans l'oreille une sensation de viscosité plus ou moins grande, suivie de bruits crépitants qui ressemblent à ceux produits par l'agitation des liquides. On les a comparés au bruit produit par dégagement des gaz dans l'eau de Seltz, le vin de Champagne, l'eau de savon.

Ils peuvent disparaître momentanément, après une quinte de toux, mais il réapparaissent au bout de quelque temps, lorsque les sécrétions se sont reproduites au même niveau.

D'une façon générale, les râles humides dépendent du brassage des mucosités par le courant aérien.

Suivant la *grosseur des bulles*, on distingue les râles à grosses, à moyennes, à petites bulles.

Cette grosseur des bulles dépend surtout du degré de fluidité des sécrétions et du siège de la lésion. Dans les alvéoles pulmonaires et les petites bronchioles, les râles à petites bulles sont seuls possibles. Dans les grosses bronches, les râles à grosses bulles sont surtout fréquents.

Les râles à *grosses bulles* sont appelés encore *râles muqueux*.

On qualifie de *râles sous-crépitants* les râles à *moyennes bulles*.

On réserve enfin le nom de *râles sous-crépitants fins* aux râles à *fines bulles*.

Les râles muqueux et les râles sous-crépitants n'ont pas une valeur séméiologique plus importante que les râles secs.

Les sous-crépitants fins sont beaucoup plus importants à constater, puisqu'ils indiquent, comme nous l'avons dit, une lésion profonde du parenchyme pulmonaire (œdème, congestion, pneumonie, broncho-pneumonie, apoplexie pulmonaire, tuberculose, etc.). Un râle humide prend le qualificatif de *caverneux*, lorsque après avoir traversé un liquide, il éclate et résonne dans une cavité ou que, par son voisinage, celle-ci fait office de résonnateur (caverne tuberculeuse, dilatation bronchique, foyer de gangrène ou d'abcès).

C) *Râle crépitant*. — Ce râle pourrait être classé dans les râles secs, car c'est « le plus sec et le plus fin de tous les râles », mais il possède d'autres particularités si spéciales qu'il mérite de former une classe à part.

Il se produit à *l'inspiration seulement*, est superficiel, éclate par *bouffées* sous l'oreille, n'est pas modifié par la toux.

Il suffit de l'avoir entendu une fois pour toujours le reconnaître dans la suite.

On l'a comparé au bruit du sel qui crépite sur le feu (Laënnec), au bruit des cheveux qu'on froisse entre les doigts (Williams).

Plusieurs causes peuvent intervenir dans la production de ces fines crépitations. Il s'agit, dans certains cas, d'un *déplissement* d'alvéoles comprimés ou vides, mais *sains* (Grancher). C'est ce râle crépitant qu'on entend à la base des poumons chez certains individus sains, le matin au réveil, ou chez des sujets dont le poumon est indemne. Ce bruit de déplissement disparaît d'ailleurs rapidement.

Le râle crépitant est subordonné, dans d'autres cas, à la présence des exsudats intra-alvéolaires (pneumonie, congestion pulmonaire...), quel que soit le mécanisme de sa production. Ce râle crépitant se trouve tout particulièrement au début de la pneumonie. A la période d'état, le souffle tubaire masque le râle crépitant, qu'on peut quelquefois entendre sur les confins de la lésion, régions où le souffle est moins éclatant. A la période de résolution, on entend le *râle crépitant de retour*, dénomination qui peut prêter à confusion, puisqu'il s'agit d'un râle qu'on entend aux deux temps de la respiration, et qui est par conséquent un râle sous-crépitant.

II. FROTTEMENTS PLEURAUX. — A l'état normal, les

feuillets de la plèvre glissent sans bruit l'un sur l'autre ;
à l'état pathologique, ils *frottent* l'un contre l'autre
(pleurésie sèche ; début et fin de la pleurésie avec épanchement).

Ces frottements peuvent être légers et secs : ce sont
les *crépitations pleurales*, si difficiles parfois à distinguer du vrai râle crépitant, qui a le poumon pour
origine. Aussi, certains auteurs ont-ils tourné la difficulté, en adoptant le mot de *frottement-râle* pour les cas
douteux.

Ces frottements peuvent encore être confondus avec
les râles sonores et même avec certains râles humides,
lorsqu'ils ont un certain dégré d'humidité.

Au contraire, les frottements forts, râpeux, rappelant
le bruit de *cuir neuf*, ne peuvent être confondus avec
aucun autre bruit.

Les frottements légers ne s'entendent qu'à la fin de
l'inspiration, au moment où le poumon atteint son
volume maximum, et se trouve en contact intime avec
les feuillets pleuraux.

Les frottements forts se produisent généralement aux
deux temps de la respiration.

III. DE QUELQUES AUTRES BRUITS ADVENTICES. — Les
craquements n'ont pas un caractère bien spécial. On
réserve généralement le terme de craquements aux
râles divers ou crépitations pleurales qui se produisent
aux sommets des poumons, en particulier dans la tuberculose. A une certaine période du début de cette affection, on entend des *craquements secs*. A une période
plus avancée, on trouve des *craquements humides*.
Lorsqu'il y a fonte pulmonaire, les gros râles humides
perçus sont qualifiés de *gargouillements*, véritables
bruits de barbotage.

Le *tintement métallique* est un râle caverneux à caractère métallique, à timbre argentin. Une goutte d'eau, qui tombe dans un vase profond, à demi rempli d'eau, imite bien ce bruit adventive.

Sa cause de production est analogue à celle du râle caverneux. C'est un signe de grande caverne, à parois lisses (cavernes, pneumothorax).

VI. — AUSCULTATION DE LA VOIX

A l'état normal, lorsqu'on ausculte la poitrine d'un individu qui parle à haute voix, on n'entend qu'un bourdonnement confus, variable suivant le timbre de la voix, le degré d'embonpoint ou de maigreur du sujet, plus ou moins accentué suivant les points d'auscultation, plus fort par exemple au sommet droit, à cause du voisinage de la grosse bronche droite.

A l'état pathologique, la voix ainsi transmise subit, dans certains cas, des modifications importantes. On fait compter le malade, de 30 à 40 par exemple, pour mieux accentuer la résonance. Il est indiqué de se boucher l'oreille libre, pour faciliter ce genre de recherche.

Bronchophonie ou voix tubaire. C'est l'exagération du retentissement vocal. Les vibrations sont transmises plus facilement par suite de l'induration, de la densification pulmonaire. Elle coïncide souvent avec le souffle tubaire (pneumonie, broncho-pneumonie, sclérose pulmonaire, tuberculose, tumeurs, certaines pleurésies sèches...).

La bronchophonie peut encore résulter de la rigidité plus grande des parois bronchiques (bronchite, dilatation des bronches...).

Pectoriloquie ou voix caverneuse. C'est une broncho-phonie très intense (cavernes).

Égophonie (αἴξ, chèvre ; φωνή, voix), décrite par Laënnec. C'est une voix nasonnée, tremblotante, rappe-lant la voix d'une personne qui parle en mettant un jeton entre les lèvres et les dents. C'est encore la voix de polichinelle.

Elle s'entend *particulièrement* dans la pleurésie, à la limite supérieure de l'épanchement.

On la trouve encore dans la spléno-pneumonie, la pleuro-pneumonie, etc.

Pectoriloquie aphone (Baccelli 1875) ou voix chucho-tante. Dans ce cas, lorsque le malade parle à voix basse ou chuchotée, l'on entend distinctement les mots prononcés. C'est principalement un signe de pleurésie *séreuse*.

VII. — DE LA TOUX

La toux peut être volontaire : mais habituellement c'est un acte réflexe qui résulte d'une excitation des branches terminales du pneumo-gastrique. Les produits inflammatoires, les exsudats, les corps étrangers, etc., provoquent la toux.

Une sensation de chatouillement, ressentie en un point de l'arbre respiratoire, est suivie d'une profonde inspiration, de la contraction de tous les muscles expi-rateurs, de la fermeture de la glotte. Puis celle-ci s'entr'ouvre sous la forte pression de l'air, qui s'échappe avec un bruit variable et d'une façon spasmodique.

La toux peut exister sans lésions pulmonaires : toux nerveuse, *sympathique* (hystérie, vers intesti-naux, etc.).

La toux est *plus ou moins fréquente, plus ou moins forte.*

Elle est *sèche*, lorsqu'elle ne s'accompagne pas d'expectorations ; telle est la toux *férine*, opiniâtre, de la rougeole à son début. Dans la pleurésie, elle a ce même caractère : « *toux sans but* de Peter », et se produit surtout par suite des changements brusques de position du malade.

Elle est *humide*, grasse, lorsqu'elle s'accompagne d'expectorations (période de coction de toutes les maladies aiguës du poumon).

Quelques maladies s'accompagnent d'une toux à caractère spécial : dans la *coqueluche*, elle se fait par *quintes*, c'est-à-dire qu'après plusieurs secousses expiratoires, il se produit une inspiration bruyante, sifflante même, qui constitue ce qu'on appelle la *reprise*. Cette forme de toux quinteuse est pathognomonique de la coqueluche ; — dans les tumeurs du médiastin, la toux est *coquelucho
ïde* et ne s'accompagne pas de sifflement ; — dans la laryngite striduleuse (faux croup), la toux est *éclatante, aboyante* (aboiement du chien, chant du coq) ; — dans le croup, la toux est *rauque* au début, elle devient *voilée*, éteinte, lorsque les fausses membranes sont plus abondantes.

AUSCULTATION. — Il peut être important de faire tousser le malade et de l'ausculter avant et après cette toux provoquée. En effet, la toux peut faire pénétrer de l'air dans certains points du poumon, et il devient possible de percevoir le murmure vésiculaire, plus ou moins modifié, au niveau de lobules congestionnés qui semblaient imperméables à l'air (bronchites, spléno-pneumonies, congestions pulmonaires...). Après la toux, on peut encore noter l'apparition ou la disparition de certains

bruits adventices (râles) ; dans la spléno-pneumonie, les
râles sous-crépitants ne sont perçus le plus souvent,
qu'après un accès de toux.

La toux *bronchique ou tubaire*, la toux *caverneuse*,
la toux *amphorique* doivent être interprétées comme
les souffles, qui portent ces mêmes noms.

VIII. — EXAMEN DES CRACHATS

Toutes les matières, rejetées des voies respiratoires
à la suite de la toux, constituent les *crachats*.

Le médecin doit toujours faire recueillir les crachats
des malades, dans des vases spéciaux, afin d'en faire
l'examen macroscopique, et dans certains cas l'examen
microscopique et bactériologique.

Les enfants ne crachent pas, mais, par le lavage de
l'estomac, il est possible de se procurer les crachats dé-
glutis, en vue d'une analyse bactériologique en particulier (procédé de Meunier).

A. EXAMEN MACROSCOPIQUE. — 1° *Quantité*. — Elle
peut être très abondante dans le cas de caverne, de
gangrène pulmonaire...

Elle peut être considérable en cas de *vomique*.

On appelle ainsi l'expectoration brusque, d'un seul
coup, avec effort de vomissement, d'une grande quantité
de liquide généralement purulent, provenant de l'appareil respiratoire (pleurésie purulente, abcès du poumon...), ou d'un organe voisin (abcès du foie, abcès
périnéphrétique...).

L'expectoration est surtout abondante le matin, au
réveil, dans la généralité des cas.

2° *Couleur*. — La présence du sang, et par conséquent d'hémoglobine, *plus ou moins modifiée*, donne

des teintes variables aux crachats (teinte rouge vif, teinte rouillée, teinte brune très foncée ou couleur jus de pruneaux).

Dans la pneumonie, compliquée d'ictère, les crachats ont une teinte verte. Cette couleur peut tenir aussi au développement de champignons, transportés au moyen des crachoirs mal nettoyés.

Dans l'anthracose, des particules de charbon donnent un aspect noir aux expectorations.

3° *Consistance.* — Le mucus et la fibrine, en forte quantité, rendent les crachats collants, adhérents au vase. Dans la congestion pulmonaire, l'expectoration est *gommeuse.* Les crachats rouillés de la pneumonie sont *visqueux.*

4° *Odeur.* — Dans la gangrène pulmonaire, certaines bronchites, les crachats sont *fétides,* d'odeur repoussante.

D'après les éléments essentiels qui entrent dans leur constitution, les crachats ont été classés de la façon suivante :

1° *Crachats muqueux.* — Composés presque exclusivement d'eau et de mucine. Celle-ci se précipite, sous forme de flocons et filaments, par l'addition d'acide acétique ou d'alcool.

Les crachats muqueux, visqueux et transparents, existent en cas d'inflammation de la muqueuse bronchique (bronchite aiguë, tuberculose au début, asthme, etc.).

2° *Crachat purulent.* — Ressemble au pus des abcès. (Voy. *Vomique.*)

3° *Crachat muco-purulent.* — Formé d'un mélange de mucus et de pus, ce crachat se rencontre dans un grand nombre de cas. Lorsque les masses purulentes

ont une consistance médiocre, elles forment, au fond
du vase, des amas en forme de pièce de monnaie
(*crachats nummulaires*) ; cet aspect se rencontre surtout
en cas de cavernes pulmonaires.

4° *Crachat sanguinolent.* — La teinte est variable,
avons-nous dit, suivant la teneur en sang.

Le crachat *hémoptoïque*, teinté de sang, se rencontre
dans la tuberculose au début, dans la pneumonie... Il
existe aussi chez certains cardiopathes (rétrécissement
mitral pur) et peut faire croire à une tuberculose à
son début.

La teinte rouillée des crachats pneumoniques est due
à la présence du sang (Voy. plus loin : *Hémoptysie*).

5° *Crachat séreux.* — Il ressemble à du blanc d'œuf,
battu en neige. Le liquide spumeux provient de la trans-
sudation des vaisseaux du poumon (œdème pulmonaire).
Il est souvent strié de sang.

Couches formées par les crachats. — En cas d'expectoration séro-muco-purulente, les crachats placés
dans un verre, suivant le procédé de Traube, se divisent en trois couches qui sont, de bas en haut : une
couche purulente ; une couche séreuse, de consistance
sirupeuse ; une couche muqueuse, spumeuse, d'un vert
jaunâtre avec des filaments allongés descendant vers la
couche moyenne.

B. EXAMEN MICROSCOPIQUE. — Les éléments constitutifs
des crachats sont extrêmement nombreux ; les uns sont
normaux, les autres pathologiques. C'est ainsi qu'on
constate, à l'état normal, la présence d'épithéliums, provenant des différents points de l'arbre respiratoire, des
globules blancs, de la mucine, etc.

Seuls les éléments pathologiques ont une valeur
séméiologique ; nous citerons les principaux. Il est à

remarquer que certains sont visibles à l'œil nu ou à la loupe.

1° *Moules bronchiques.* — Dans la *pneumonie*, ils sont constitués surtout par de la fibrine et des leucocytes. Dans la *diphtérie*, ils sont souvent canaliculés et constitués surtout par de la fibrine et des cellules épithéliales dégénérées. Ils présentent les caractères des fausses membranes diphtériques. .

Dans la *bronchite pseudo-membraneuse chronique*, ils sont transparents, souvent canaliculés et constitués surtout par de la mucine et des leucocytes.

2° *Fibres élastiques.* — Traitées par la potasse caustique (solution à 40 p. 100), ces fibres se distinguent par leur double contour. Elles existent dans tous les processus destructifs (tuberculose, abcès du poumon) Dans la gangrène pulmonaire, ces éléments sont dissous par un ferment.

3° *Spirales bronchiques.* — Filaments visqueux, enroulés en tire-bouchons, se dissolvant dans la potasse et probablement composés de mucine. Les spirales bronchiques entrent dans la composition des *crachats perlés* (asthme).

4° *Lambeaux de parenchyme pulmonaire* (abcès, gangrène du poumon).

5° *Masses néoplasiques,* d'une grande valeur pour le diagnostic.

6° *Cristaux.* — De composition variable (hémoptysie : cristaux d'hématoïdine ; gangrène : cristaux d'acide margarique, etc.).

Dans les crachats des asthmatiques, on trouve les *cristaux de Charcot-Leyden*, à forme de doubles pyramides très aiguës, très réfringents, de composition mal connue.

C. EXAMEN BACTÉRIOLOGIQUE. — Il comprend les examens sur lamelles, avec l'emploi de divers colorants, les cultures sur différents milieux et les inoculations à certains animaux. Nous renvoyons aux traités spéciaux pour la technique de ces recherches ; nous ne décrirons que le mode de recherche du bacille de la tuberculose.

Il faut savoir qu'à l'état normal, les crachats contiennent un grand nombre de microbes, provenant des différents points de l'arbre respiratoire, et aussi des cavités buccale et nasale.

RECHERCHE DU BACILLE DE KOCH DANS LES CRACHATS. — 1° Écraser entre deux lames une parcelle consistante du produit à examiner et l'étaler en couche mince, au centre de la lame.

2° Laisser sécher spontanément.

3° Fixer en passant 3 fois la lame dans la flamme bleue du bec Bunsen.

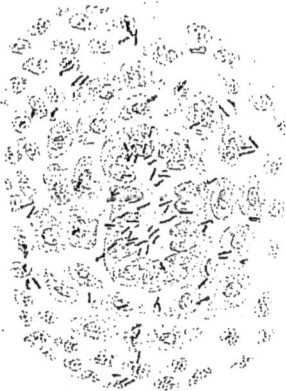

Fig. 51. — Bacille de Koch.

4° Recouvrir la préparation de fuchsine de Ziehl, chauffer la lame en la tenant bien horizontalement à 10 centimètres de la veilleuse du bec Bunsen, jusqu'à émission des premières vapeurs, et recommencer trois fois ce chauffage.

5° Laver largement, essuyer les bords.

6° Faire agir, pendant trente secondes, une solution à 2 p. 100 de chlorhydrate d'aniline.

7° Sans laver, décolorer par l'alcool absolu jusqu'à

teinte très légèrement rosée, puis laver à l'eau.

8° Faire agir le bleu de méthylène pendant trente secondes, laver, laisser sécher.

9° Déposer au centre de la préparation une goutte d'huile de cèdre et examiner à l'immersion sans lamelle.

Les bacilles de la tuberculose paraîtront colorés en rouge sur fond bleu. Ils sont très fins, de longueur variable, droits ou incurvés (fig. 51). Lorsque les crachats contiennent peu de bacilles, il faut examiner avec soin la préparation et refaire plusieurs préparations.

Au début de la tuberculose, les bacilles font souvent défaut dans les expectorations.

IX. — DE LA DYSPNÉE

La respiration normale est aisée ; à l'état pathologique, elle devient pénible ou encore elle s'accélère, et l'on dit alors qu'il y a *dyspnée*.

La dyspnée est *inspiratoire* dans la sténose des voies supérieures ; *expiratoire* surtout dans l'emphysème, l'asthme, la bronchite ; elle se produit aux deux temps non seulement dans de nombreuses maladies du poumon, mais aussi dans les maladies du cœur (*dyspnée ou asthme cardiaque*, qui n'est rien moins que de l'asthme), dans les maladies du rein (*dyspnée urémique*), etc.

La dyspnée n'a donc par elle-même aucune valeur séméiologique ; elle n'en a que par l'ensemble des troubles morbides au milieu desquels elle se produit.

La dyspnée exagérée ou *orthopnée* (station assise ou debout du malade) s'accompagne de *cornage* et de *tirage* (Voy. *Examen du larynx*). Tous les muscles inspi-

rateurs et expirateurs supplémentaires entrent en jeu
(inspirateurs : sterno-mastoïdien, grand et petit dentelé,
scalènes, grand et petit pectoral, extenseurs de la
colonne vertébrale, dilatateurs du nez, de la bouche,
de la glotte ; — expirateurs : muscles de la ceinture
abdominale, carrés des lombes, fléchisseurs de la
colonne vertébrale...).

Il existe des formes spéciales de dyspnée ; nous
décrirons les principales :

Respiration de Cheyne-Stokes. — Les mouvements
respiratoires sont d'abord superficiels et espacés, puis
ils augmentent de force et de rapidité ; le phénomène
inverse se produit ensuite. A ce moment l'on a une
période d'*apnée* (ἀ, privatif ; πνεῖν, respirer), sorte de
mort apparente, dont la durée est variable (de quelques
secondes à vingt, quarante secondes et plus). Il s'agit
par conséquent d'une dyspnée périodique.

Cette respiration se rencontre dans l'urémie, dans
certaines lésions cérébrales, par exemple dans
l'artériosclérose, au début, et surtout dans ce cas
pendant le sommeil.

Respiration de Kusmaul. — Elle se fait suivant un
rythme à quatre temps ; une inspiration brusque et
profonde, une pause, une expiration brusque, une
pause. C'est une respiration *dissociée*. Le nombre des
respirations par minute est augmenté, malgré les
périodes d'apnée.

Cette respiration dyspnéique se rencontre surtout
dans le *coma diabétique*. Elle est d'un pronostic
grave.

Remarque. — Les respirations de Cheyne-Stokes et
de Kusmaul peuvent se rencontrer indifféremment dans
l'urémie (mal de Bright) et le coma diabétique, et ne

constituent pas un signe certain de diagnostic différentiel entre ces deux états pathologiques.

Respiration expiratrice de Bouchut. — C'est le type normal renversé. La respiration commence **par** une brusque expiration, aussitôt suivie d'une inspiration ; la pause a lieu après l'inspiration, au lieu de se produire après l'expiration. Ce genre de dyspnée s'observe chez les enfants atteints de broncho-pneumonie.

X. — DE L'ASPHYXIE

D'après l'étymologie, le mot asphyxie voudrait dire, absence de pouls. En réalité, c'est l'*arrêt de l'héma- tose,* avec les troubles qui en résultent. Les causes capables de produire l'asphyxie sont par conséquent nombreuses.

ASPHYXIE AIGUE. — Le patient *suffoque* ; il porte la main à son cou, comme pour enlever l'obstacle qui l'empêche de respirer. La face est cyanosée (asphyxie bleue de la face), les jugulaires battent violemment.

Si l'asphyxie fait des progrès, la *pupille se dilate,* les convulsions apparaissent, le patient laisse échapper invo- lontairement les urines et les fèces. Puis survient la réso- lution musculaire, avec anesthésie généralisée. Quelques convulsions réapparaissent au moment de la mort.

Cette asphyxie aiguë est celle qui se produit en cas de strangulation, submersion, pendaison (la syncope intervient souvent, en plus de la privation de l'air).

Elle peut être le résultat d'un obstacle *mécanique,* empêchant l'entrée de l'air dans les poumons : corps étrangers des voies respiratoires (aliments par exemple), sténose ou tumeurs du larynx, œdème de la glotte, croup, etc.

8.

Elle peut être d'origine *toxique* (gaz délétères : oxyde de carbone, hydrogène sulfuré, chloroforme...). Dans le cas de gaz irrespirables, les personnes qui pénètrent dans le local, où s'est produit l'accident, sont atteintes à leur tour.

ASPHYXIE LENTE. — Elle résulte d'une affection chronique du cœur ou des poumons.

Dans le premier cas, le tableau est celui que nous avons décrit dans l'asystolie. Dans le deuxième cas, la cyanose est moins prononcée, la figure est plutôt rougeâtre; les œdèmes sont plus tardifs.

Il est à remarquer que les deux causes peuvent se superposer; c'est ainsi que dans les maladies du poumon, *le cœur droit est presque toujours forcé*, lorsqu'apparaît l'asphyxie. Et c'est pour cela que, dans les maladies du poumon, on doit surveiller étroitement le fonctionnement du cœur.

Au lieu d'asphyxie lente, on peut dans certaines maladies du poumon voir survenir de l'asphyxie aiguë (bronchite capillaire, œdème aigu du poumon, granulie aiguë...).

ASPHYXIE D'ORIGINE ENCÉPHALIQUE. — Le centre de la respiration est atteint ; épilepsie, congestion cérébrale, certaines maladies infectieuses comme le choléra, certaines intoxications (strychnine par exemple...).

XI. — DE L'HÉMOPTYSIE

L'hémoptysie est le crachement de sang, avec expulsion plus ou moins brusque et par effort de toux.

L'hémoptysie n'est qu'un *symptôme*, qui n'a par lui-même aucune valeur séméiologique. Ce rejet de sang peut en effet résulter :

1° Du passage anormal, dans les voies respiratoires, de sang extravasé sur un point plus ou moins éloigné des voies respiratoires (nez, bouche, pharynx, œsophage, estomac, anévrysme de voisinage...). C'est ainsi que dans les fortes hématémèses (rejet du sang se trouvant dans l'estomac), une partie du sang peut passer anormalement dans les voies respiratoires.

En cas de rupture d'un anévrysme dans les voies respiratoires, l'hémoptysie est foudroyante et généralement mortelle.

2° De la présence d'une tumeur siégeant dans les voies respiratoires supérieures (cancer du larynx...).

3° D'une lésion des vaisseaux des bronches (bronchorragie), ou des vaisseaux du parenchyme pulmonaire (pneumorragie).

Cette complexité des cas prouve que la véritable cause d'une hémoptysie ne peut être connue que par l'examen détaillé de tous les organes.

Il est donc peu important de demander au malade s'il a fait des efforts de toux ou de vomissement, au moment du rejet de sang par la bouche, puisque même en cas de réponse précise (ce qui est rare), le diagnostic étiologique n'est pas définitivement tranché.

L'examen du sang rejeté peut, dans certains cas, être utile au diagnostic ; lorsque le sang rejeté pur ou plus ou moins mélangé aux crachats, contient le *bacille de Koch*, le diagnostic de tuberculose s'impose. Lorsque le sang est acide, contient du suc gastrique, il existe des présomptions en faveur d'une maladie locale de l'estomac ; nous disons des présomptions, parce que le sang a pu être simplement dégluti.

HÉMOPTYSIES CONSÉCUTIVES AUX BRONCHORRAGIES ET AUX PNEUMORRAGIES. — Ces hémoptysies sont les plus fréquentes. L'aspect du sang rejeté ne peut renseigner, d'une façon précise, sur l'origine de l'hémorragie. Cependant, le sang rouge vermeil, mousseux, provient le plus souvent d'un vaisseau bronchique. Le rejet de sang noir est habituellement le résultat d'une lésion, primitive ou secondaire, des vaisseaux du parenchyme. Toutefois, les exceptions sont assez nombreuses : du sang provenant d'une bronche peut séjourner dans les voies respiratoires, et par ce fait être rejeté sous forme de sang noir. En cas d'*infarctus pulmonaire volumineux*, le sang rejeté peut être rouge.

Il n'y a donc pas lieu de tabler sur les caractères macroscopiques de l'hémoptysie, pour établir un diagnostic *précis*, seule la recherche de tous les signes peut permettre ce diagnostic.

CAUSES PRINCIPALES DES BRONCHORRAGIES. — Des hémoptysies peuvent succéder à des traumatismes, à des efforts, à un refroidissement.

Chez les hystériques, des *hémoptysies périodiques supplémentaires* semblent pouvoir exister; mais dans bien des cas, l'on se trouve en présence de personnes atteintes de tuberculose.

Les *hémoptysies tuberculeuses* sont de toutes les hémoptysies les plus importantes à connaître. Elles peuvent se produire dès la première période de la maladie et précéder les signes physiques nets (*hémoptysies prétuberculeuses*). Elles sont souvent abondantes mais pas foudroyantes. Le sang est rejeté pur, il est de couleur rouge et mousseux (type classique de l'hémoptysie), ou est mélangé aux crachats, en plus ou moins grande quantité (stries sanglantes). Après une hémoptysie abondante, le malade rend pendant un certain temps des caillots de sang noirâtre. Dans ces bronchorragies, le diagnostic de tuberculose ne peut être affirmé, dans certains cas, que si l'on constate des bacilles de Koch, vu le peu de netteté des signes physiques au niveau de l'appareil respiratoire.

A la deuxième période de la tuberculose, les hémoptysies ont la même allure que les précédentes. Elles sont tantôt rares, tantôt répétées.

A la troisième période, les hémoptysies sont souvent foudroyantes.

Dans la *dilatation bronchique*, l'hémoptysie consiste le plus souvent en crachement d'un sang noir et fluide, mêlé aux crachats. Quelquefois se produit une hémoptysie rouge foudroyante, consécutive à la rupture de néoformations vasculaires anévrysmatiques.

Les hémoptysies qu'on constate, en cas d'*hémophilie* et de *purpura*, sont attribuées à une dystrophie des capillaires.

Causes principales des pneumorragies. — En général, les hémoptysies sont moins abondantes qu'en cas de bronchorragie, mais elles durent plus longtemps. Elles peuvent résulter :

1° *De lésions pulmonaires* (traumatisme, pneumonie, congestion pulmonaire...). La tuberculose peut être une cause de pneumorragie aussi bien que de bronchorragie :

2° *D'une maladie de cœur* et, en particulier, du *rétrécissement mitral pur*. Il est admis qu'une coagulation sanguine, partie du cœur droit, occasionne une *embolie*, et par suite une stase sanguine et extravasation consécutive. Cet *infarctus hémoptoïque* de forme conique, à sommet dirigé vers le centre, c'est-à-dire suivant la distribution des bronches et des vaisseaux, est rejeté au dehors, en général sous forme de sang noir, jus de réglisse. L'hémoptysie dure, dans ce cas, environ vingt jours.

Nous avons dit qu'un infarctus volumineux pouvait produire une hémoptysie de sang rouge ;

3° *De maladies générales* : fièvres éruptives (variole en particulier), ictère grave, etc.

Dans un certain nombre de cas, il n'est pas possible de préciser si l'hémoptysie résulte d'une hémorragie des bronches ou du poumon. Nous avons cité la tuberculose, les traumatismes, nous y ajouterons la syphilis, le kyste hydatique, la gangrène, l'abcès, le cancer.

Dans le *cancer* les hémoptysies peuvent être rouges, avoir l'aspect de stries sanglantes mêlées aux crachats, mais généralement elles se font sous l'aspect d'une masse rosée, tremblotante (*gelée de groseille*).

Dans les anévrysmes, outre l'hémoptysie foudroyante dont nous avons parlé, il peut exister de petites hémoptysies broncho-pulmonaires, qui durent quelquefois longtemps, avant d'entraîner la mort. Elles semblent résulter d'usure et de déchirure directe des capillaires du poumon.

EXAMEN DE L'APPAREIL DIGESTIF

I. — EXAMEN DE LA CAVITÉ BUCCALE

I. LÈVRES. — On constatera l'hypertrophie ou l'atrophie, la paralysie, les mouvements coordonnés ou incoordonnés, les malformations (bec-de-lièvre...).

En cas de paralysie, le malade ne peut ni siffler, ni souffler ; il ne rit pas, n'a pas de mimique. Si la paralysie n'est que partielle, la bouche est « *en point d'exclamation* » d'un côté, et cette déviation s'accentue pendant le rire. La bouche se dévie du côté sain, par suite de la paralysie des antagonistes.

La *couleur* des lèvres est variable : *pâle* chez les anémiques ; *bleu violacé* chez les cardiaques asystoliques.

Dans les maladies graves (fièvre typhoïde...) les lèvres sont recouvertes de *fuliginosités*.

Des *éruptions* très diverses peuvent exister sur les lèvres. L'*herpès labial* est fréquent dans la pneumonie, la fièvre paludéenne, etc.

La *syphilis* (à toutes ses périodes), la *tuberculose*, des *tumeurs* (épithélioma...), peuvent être constatées au niveau des lèvres.

II. GENCIVES, ARCADES DENTAIRES, DENTS. — Les gencives sont d'une couleur rose à l'état normal'; elles sont *rose pâle* dans l'anémie.

Le *liséré de Burton* (bleu), situé sur le bord libre de la muqueuse gingivale et sur une hauteur de 1/2 à 1 millimètre, se rencontre dans certains cas d'intoxica-

tion par le plomb. L'intoxication par le cuivre peut produire un liséré vert.

L'inflammation des gencives ou *gingivite* peut tenir
à des maladies générales (scorbut, intoxication mercu-
rielle...), ou à des maladies locales (maladies dentaires)
ou à une irritation mécanique par dépôt abondant de
tartre dentaire.

La syphilis, la tuberculose, l'impétigo, etc. peuvent
frapper les gencives.

Les *arcades dentaires* sont atteintes de malformations, en particulier chez les dégénérés. A l'état normal, lorsqu'on ferme la bouche, l'arcade dentaire supérieure déborde un peu l'arcade inférieure.

Si elle empiète, au point de cacher complètement les
dents inférieures, il y a *prognathisme supérieur.*

Si l'arcade inférieure déborde la supérieure, il y a
prognathisme inférieur.

Nous renvoyons aux traités spéciaux pour les questions relatives à l'évolution dentaire, à l'implantation,
à la chute, aux maladies des dents. Nous rappellerons
toutefois que la *chute pathologique des dents* est fréquente chez les diabétiques, les goutteux, les dyspeptiques...

La mauvaise qualité des dents, leur chute rendent
difficile ou empêchent la mastication ; l'imbibition des
aliments par la salive devient insuffisante, et ce sont là
des causes fréquentes de troubles dyspeptiques.

Dans la syphilis héréditaire, les incisives médianes
supérieures ont souvent des *érosions* (*dent d'Hutchinson*), sortes d'échancrures semi-lunaires qui portent sur
le bord libre et sur une partie de la face antérieure de
ces dents.

III. Langue. — Comme pour les lèvres, on consta-

tera de l'hypertrophie ou de l'atrophie, de la paralysie
partielle ou totale, des tremblements (alcoolisme, paralysie générale...), des troubles de sensibilité générale
(anesthésie hystérique...) ou de sensibilté spéciale
(perte du goût...).

Surface de la langue. — Cet examen a de l'importance en séméiologie, surtout au point de vue du pronostic.

La langue *saburrale* est augmentée de volume, elle
garde sur ses bords l'empreinte des dents ; elle est
humide et recouverte d'un enduit blanchâtre plus ou
moins épais, qui résulte d'une prolifération très active
de l'épithélium. Cet état de la langue existe dans les
stomatites, les angines et surtout les troubles du côté
de l'estomac et de l'intestin. Ces troubles digestifs
peuvent être causés par un état pathologique local, ou
ils ne sont qu'une localisation accessoire d'une maladie
générale (grippe, pneumonie, paludisme...).

L'enduit saburral prend une *teinte jaune* en cas
d'hypersécrétion biliaire. Le malade a la bouche amère.

Dans la *fièvre typhoïde* bénigne, la langue est
blanche au milieu, rouge sur les bords et à la pointe
(*langue rôtie*). Dans les formes graves (forme ataxo-
adynamique), la langue devient sèche, *cornée*, noirâtre
(*langue de perroquet*). Cet aspect de la langue est d'un
mauvais pronostic.

Dans la *grippe*, la langue peut être saburrale ou
avoir un aspect *porcelainé*, c'est-à-dire uni, miroitant.

Dans la *scarlatine*, la langue est *framboisée*, par
suite du développement des papilles fongiformes. Cet
aspect serait très rapproché du début de la maladie,
d'après Mac Collom.

De nombreuses lésions ou maladies locales peuvent

être constatées au niveau de la langue (syphilis, tuber-culose, tumeurs, *muguet*...).

IV. JOUES. — Les mêmes maladies qui atteignent la langue s'observent sur les joues.

La gangrène, qui se localise spécialement sur les joues, porte le nom de *noma*.

Signe de Koplik (1896). — Dès le premier ou le deuxième jour de l'invasion d'une rougeole, par consé-quent avant tout autre signe, on pourrait constater à la face interne des joues, quelquefois sur les lèvres et la langue, des petites taches d'un blanc bleuâtre, en-tourées d'une auréole inflammatoire (6 à 20 de chaque côté).

D'après Aronheim, ce signe n'aurait qu'une valeur très relative, attendu que les taches manqueraient dans un certain nombre de cas de rougeole, et par contre pourraient se rencontrer dans d'autres affections,

V. VOILE DU PALAIS. LUETTE. — Le voile du palais peut être modifié dans sa forme (stigmate de dégénérescence). Il participe souvent aux lésions des amygdales.

Les maladies éruptives impriment leurs signatures, d'une façon précoce, sur le voile du palais, et les érup-tions sont de même nature qu'au niveau de la surface cutanée.

Une irritation vive du voile du palais peut résulter de l'abus du tabac, de l'alcool, de l'usage de certains médicaments (iodure, bromure, belladone...).

La pharyngite chronique diffuse gagne souvent le voile du palais. La syphilis (perforation...), la tuber-culose en font un lieu d'élection.

La *luette* a une séméiologie identique à celle du voile. Son *allongement* anormal peut être une cause de gêne de la déglutition.

VI. Pharynx, amygdales, piliers. — *Inspection.* —
Pour bien voir la cavité pharyngienne, il faut être
bien éclairé, et si la lumière du jour est insuffisante,
il est préférable de se servir d'une lumière artificielle.
Une bougie, placée le long d'une cuillère, dont la
partie évasée fait réflecteur, donne une lumière con-
venable.

La langue, qui ne doit pas être projetée hors de la
bouche, sera ramenée en bas et en avant, avec le
manche d'une cuillère ou un abaisse-langue (ne pas
oublier de désinfecter ces objets).

En faisant prononcer les voyelles *a*, *e* au malade, on
facilite l'examen du pharynx.

Le médecin se tiendra en dehors de la ligne de projection des mucosités, au moment de la toux (contagion de la diphtérie).

La gorge des enfants malades doit être examinée
systématiquement et *dans tous les cas*, et chez eux
une immobilisation aussi complète que possible doit
être recherchée par tous les moyens.

Par l'inspection, on peut constater de la rougeur et du
gonflement du pharynx, des amygdales et des piliers,
dans diverses angines. S'il existe des dépôts blanchâtres,
des enduits pseudo-membraneux, des fausses membranes, il ne faut pas hésiter à prélever une partie de
ces produits pour faire des recherches bactériologiques.
C'est le seul moyen d'établir un diagnostic *certain*, si
important surtout en cas de diphtérie. Avant même ce
diagnostic bactériologique, il peut être indiqué de
commencer les injections de sérum antidiphtérique.

Les amygdales peuvent être atteintes encore d'abcès,
d'hypertrophie simple ou d'hypertrophie lacunaire
chronique (cryptes remplies de concrétions).

La syphilis, la tuberculose se rencontrent fréquemment au niveau des amygdales.

La pharyngite chronique granuleuse ou glanduleuse, avec pus ou muco-pus, ne doit pas passer inaperçue; bien des malades ne toussent que parce qu'ils sont atteints de cette affection.

Palpation. — Elle ne donne pas de renseignements au niveau des amygdales, mais elle peut être très utile au diagnostic, lorsqu'elle est faite au niveau du pharynx. Souvent les abcès rétro-pharyngiens ne sont pas diagnostiqués à temps et produisent de graves désordres, parce qu'on a négligé ce moyen d'investigation.

Pour faire la palpation du pharynx, le médecin se place en arrière et à droite du malade, dont il maintient la tête immobilisée contre sa poitrine. Un tampon, un bouchon, tenu de la main gauche, est placé entre les arcades dentaires, l'index droit pratique la palpation. Chez les enfants, on peut avec la main gauche déprimer la joue entre les arcades dentaires : le serrement des arcades ne peut se produire par suite de la douleur provoquée.

La *palpation médiate* (piqûres d'épingles, courants électriques...) permet d'explorer la motilité et la sensibilité du voile du palais et du pharynx. De plus, en cas de paralysie du voile et surtout du pharynx, la déglutition devient très difficile ; le malade avale *de travers*.

RECHERCHE DU BACILLE DE LÖFFLER. — Avec un tampon d'ouate, enroulé sur une tige quelconque, on enlève, par frottement, un fragment de la fausse membrane qu'on veut examiner. On frotte légèrement une lame de verre, deux ou trois fois, sur une petite étendue ; c'est ce qu'on appelle faire un *frottis*.

On laisse sécher, et on fixe en passant la lame de

verre trois fois au-dessus d'une lampe à alcool (geste de couper du pain).

On colore au violet de gentiane aniliné pendant une minute ; on lave. Après séchage, la préparation peut être examinée à ce moment à l'objectif à immersion. Mais dans cette préparation, tous les microbes sont colorés. Il est donc préférable de *faire un Gram* après la coloration indiquée ci-dessus.

La méthode de Gram consiste à verser quelques gouttes de la solution iodo-iodurée de Gram :

Iode...........................	1 gramme.
Iodure de potassium...........	2 grammes.
Eau distillée..................	200 —

qu'on laisse en contact quelques secondes, jusqu'à ce que la préparation devienne brune. On décolore ensuite au moyen de l'alcool absolu. On sèche, et on examine comme ci-dessus (pour éclaircir, ajouter une goutte d'huile à immersion).

Par la méthode de Gram, seul le bacille de la diphtérie reste coloré.

Les bacilles de la diphtérie se présentent toujours par groupes, de trois ou quatre au minimum. Dans ces groupes, les bacilles sont enchevêtrés, placés sans ordre les uns à côté des ordres, ou bout à bout en accent circonflexe (fig. 52).

Ces bacilles sont droits ou légèrement arqués, longs, granuleux, à extrémités renflées.

Culture. — Pour corroborer le précédent examen, il est souvent indiqué de faire un ensemencement sur sérum gélatinisé, au moyen d'un fil de platine stérilisé (3 ou 4 stries à la surface du sérum). Les tubes sont maintenus à l'étuve à 37°, et au bout de quinze à

9.

dix-huit heures les colonies sont visibles. On prélève une parcelle d'une colonie qu'on examine comme précédemment.

Après trente-six heures, d'autres microbes peuvent se développer (staphylocoques, streptocoques...).

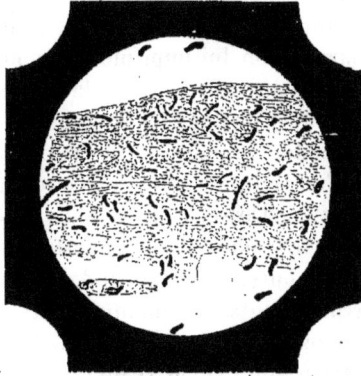

Fig. 52. — Bacille de la diphtérie. — Frottis de fausse membrane. — Méthode de Gram (Reisch. ; Obj. 1/12 imm ; Oc. II).

Leur constatation a une grande valeur, au point de vue du pronostic : une *diphtérie associée* est plus grave qu'une diphtérie simple.

(Pour toutes autres recherches, consulter traités spéciaux.)

II. — EXAMEN DE L'ŒSOPHAGE

A) INSPECTION. — L'inspection médiate au moyen de l'*œsophagoscope* n'est pas entrée dans la pratique courante.

B) PALPATION. — La palpation médiate ou cathétérisme de l'œsophage se fait au moyen de sondes, de bougies exploratrices terminées par un bout olivaire, vissé à l'extrémité de la tige. Les olives sont de dimensions variables.

L'index de la main gauche déprime la base de la langue et la ramène en avant. Les trois premiers doigts de la main droite saisissent, comme une plume à écrire, la sonde à dix centimètres de son extrémité. Lorsque l'instrument vient buter contre la paroi postérieure du pharynx, on lui imprime un mouvement de bascule, et on le pousse doucement dans l'œsophage.

En cas d'introduction dans les voies aériennes, ce qui est très rare, une toux quinteuse, la dyspnée avertissent du danger, et l'on retire de suite l'explorateur.

RÉTRÉCISSEMENT DE L'ŒSOPHAGE. — S'il existe un rétrécissement (suite de brûlure par des caustiques, tumeurs, syphilis...) l'olive bute. La longueur de la tige, saisie au niveau des arcades dentaires, diminuée de 15 centimètres (distance des incisives au commencement de l'œsophage) donne la situation approximative du rétrécissement.

La longueur totale de l'œsophage est de 25 centimètres environ ; par conséquent, des dents au cardia il y a $25 + 15 = 40$ centimètres.

Dans le cathétérisme, il peut exister deux causes d'erreur qu'il faut savoir éviter :

1° DIVERTICULE. — La sonde peut être arrêtée par un cul-de-sac, un diverticule, dans une première exploration. Une autre fois, elle passe librement.

Il ne faut donc conclure à la sténose qu'après plusieurs cathétérismes.

2° SPASME DE L'ŒSOPHAGE. — Le passage de la sonde peut produire un spasme, mais le lieu de production de ce spasme variera à chaque exploration. Ces variations mettent sur la voie du diagnostic.

Toutefois, chez les hystériques, la fixité du lieu de

9..

production du spasme rend le diagnostic plus difficile. Dans ce cas, une olive volumineuse passe souvent mieux qu'une olive fine.

Pour juger du degré du rétrécissement, il faut changer les olives, *sans sauter de numéros de la série*, jusqu'à ce qu'on arrive à l'olive qui franchit le point sténosé ; il faut par conséquent toujours commencer par les plus forts numéros.

Une *contre-indication* formelle au cathétérisme est fournie par l'existence d'un anévrysme de voisinage.

C) AUSCULTATION. — Lorsqu'on ausculte l'œsophage d'un homme sain, au moment de la déglutition d'une gorgée d'eau, on entend un bruit clair, bref, un glouglou caractéristique.

Lorsqu'on ausculte au-dessous d'un point rétréci, le bruit est mal perçu, affaibli et *retardé*.

Les points d'auscultation sont indiqués par les rapports anatomiques (le cardia est situé en arrière à la hauteur de la onzième vertèbre dorsale, quelquefois plus haut).

SIGNES FONCTIONNELS. — Lorsque le cathétérisme provoque une douleur toujours la même et à siège constant, on est certain qu'il existe des altérations locales, inflammatoires de la muqueuse.

Si la sonde revient tachée de sang, il est probable qu'il existe une ulcération *simple* ou *cancéreuse*.

La gène de la déglutition, une sensation d'arrêt, puis plus tard des vomissements succédant *immédiatement* à la déglutition sont des signes de sténose.

III. — EXAMEN DE L'ESTOMAC

A) ANATOMIE. — Les 5/6ᵉ de l'estomac sont à gauche de la ligne médiane, 1/6ᵉ est à droite.

L'estomac comprend une partie supérieure (grosse tubérosité, grand cul-de-sac) à direction générale *verticale*, et une partie inférieure (petite tubérosité, petit cul-de-sac, antre pylorique), à direction générale *horizontale*. L'estomac est donc placé plutôt verticalement qu'horizontalement (fig. 53).

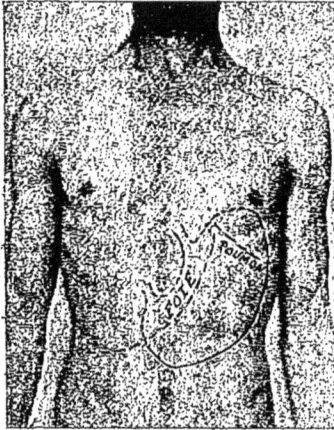

Fig. 53. — Percussion de l'estomac.

Le *cardia* est situé *en arrière*, du côté de la colonne vertébrale, au niveau de la onzième vertèbre dorsale (dixième ou neuvième chez certains individus). Sa *projection*, sur le plan antérieur du corps, est au niveau de l'insertion sternale du cartilage de la septième côte gauche.

Le *pylore* occupe, suivant les individus, un point variable. Le plus souvent, il est placé au niveau du point d'union des septième et huitième cartilages costaux droits. Il est environ à 4 centimètres de la ligne médiane.

La *petite courbure*, d'abord verticale, suit le côté

gauche du rachis, elle s'infléchit à la hauteur de la première vertèbre lombaire pour devenir presque horizontale et passer à droite de la ligne médiane. Puis elle se relève pour se terminer au pylore.

La projection de cette petite courbure, sur le plan antérieur, passe à 3 ou 4 centimètres de la ligne médiane à gauche, et à 3 ou 4 centimètres de la pointe de l'appendice xiphoïde.

Le foie recouvre le cardia, le pylore, la petite courbure de l'estomac, et rend ces parties inaccessibles aux différents procédés d'exploration, en cas de position normale de l'estomac.

La *grande courbure* atteint, dans sa partie la plus élevée, le cinquième espace intercostal (2 à 3 centimètres au-dessous du mamelon). En ce point elle est entourée de parenchyme pulmonaire. Elle décrit une courbe, à convexité externe, qui déborde plus ou moins la ligne axillaire antérieure gauche (au niveau des espaces intercostaux). Puis elle oblique en bas et à droite, et devient à peu près horizontale. Sa partie la plus déclive (en cas de vacuité de l'estomac) se trouve un peu au-dessous de la ligne qui rejoint les dépressions, faciles à sentir, situées au niveau des neuvièmes cartilages costaux. La distance de cette partie déclive à l'ombilic est de 2 à 4 centimètres, mais ce chiffre varie, par le fait même que l'ombilic n'occupe pas une place fixe, chez tous les individus.

Dimensions de l'estomac. — La plus grande hauteur est de 11 à 14 centimètres (ligne parasternale gauche); la plus grande dimension en oblique est de 21 centimètres, chez l'homme. Chez la femme, la première dimension est de 10 centimètres, la seconde de 8 centimètres.

B) Physiologie. — La digestion stomacale comprend deux phases :

a) *Une première phase* (pepsinogène), pendant laquelle il y a sécrétion de pepsine et d'acide chlorhydrique. Les substances albuminoïdes sont changées, par leur combinaison avec l'acide chlorhydrique, en albuminates acides.

b) *Une deuxième phase*, pendant laquelle ces albuminates sont transformés en albuminoses, par action de la pepsine, et finalement en corps solubles peptonisés (pour une grande partie).

Une demi-heure après le repas, on trouve dans l'estomac de l'acide chlorhydrique dit libre.

Une heure après le repas, l'acidité totale (acide libre et composés chlorés) atteint son maximum (1,5 à 2 p. 1000).

Les aliments subissent en outre dans l'estomac un véritable *brassage*, *dans tous les sens*. Ils ne doivent pas séjourner plus de six heures dans l'estomac. A jeun le matin, l'estomac ne doit rien contenir.

D'après ce que nous venons de dire, on voit que les troubles gastriques peuvent être rangés, au point de vue général, dans deux catégories :

1° Troubles dus à une *modification de la sécrétion gastrique*.

2° Troubles dus à une *insuffisance motrice* (des contractions rythmiques insuffisantes ne font passer qu'une faible quantité à la fois de bouillie alimentaire dans le duodénum), ou à un *obstacle pylorique* (évacuation ralentie ou impossible).

I. — Exploration physique de l'estomac.

a) INSPECTION DE LA RÉGION ÉPIGASTRIQUE. — Knapp (de New-York) dit que par l'inspection on peut délimiter le bord inférieur de l'estomac. Pour cela, le malade respirant tranquillement, le médecin se place de côté, se baisse jusqu'à ce que ses yeux soient sur le même plan que la région épigastrique. Il observe les ondulations respiratoires, qui sont visibles même chez les obèses ; à chaque inspiration, il se dessine une ligne très fine qui correspond à la grande courbure de l'estomac.

La limite inférieure de l'estomac peut être rendue plus apparente par l'*insufflation d'air*, faite au moyen d'une sonde. On peut encore administrer au malade un mélange d'acide tartrique et de bicarbonate de soude ; en présence de l'eau, il se produira un dégagement d'acide carbonique, et par suite de la distension de l'estomac.

Certaines tumeurs produisent une dénivellation visible à la simple inspection.

L'inspection médiate de l'estomac par *gastrodiaphanie* (éclairage interne par une lampe électrique) n'est pas entrée dans le domaine pratique. D'après Hayem, les résultats semblent peu exacts, car l'eau, qui a dû être mise dans l'estomac pour l'expérience, fait miroir, projette des rayons en tous sens, et l'estomac paraît plus grand qu'il ne l'est en réalité.

Mouvements de brassage exagérés. — Ils peuvent apparaître spontanément ou être provoqués par différents moyens (percussion, eau froide, électricité). Ils dénotent un *obstacle au pylore*, ou une *névrose de la motilité.*

(On parlait autrefois de mouvements péristaltiques et antipéristaltiques, les premiers se faisant de gauche à droite, les seconds en sens contraire ; la radioscopie a prouvé qu'en réalité les mouvements avaient lieu dans tous les sens.)

Battements épigastriques. — Ils n'ont pas de rapport direct avec les affections de l'estomac. On les constate fréquemment chez les neurasthéniques, les hystériques. Cependant, d'après Glénard, l'abaissement des viscères abdominaux, et en particulier du côlon transverse, en dégageant l'aorte au-dessus de l'ombilic, serait la cause de ces battements ; et, d'autre part, pour cet auteur, cette chute des organes abdominaux serait une des principales causes de la neurasthénie.

b) PALPATION DE L'ESTOMAC. — Au moindre frôlement ou attouchement, certains malades ressentent une douleur extrêmement vive ; très souvent, ces malades sont des nerveux et n'ont pas d'affection organique de l'estomac.

Dans les différentes gastrites, la douleur est au contraire plus supportable et peut, dans certains cas, être calmée par la pression.

Toutefois la palpation, en cas d'*ulcère*, peut provoquer des douleurs très vives et diffuses.

Certaines *tumeurs* sont très accessibles par la palpation, surtout pendant le sommeil chloroformique. Elles sont peu mobiles sous l'influence de la respiration, au contraire des tumeurs du foie.

Bruit de clapotage gastrique. — Lorsqu'avec l'extrémité des doigts, on imprime une série de petites secousses brusques à l'estomac contenant une certaine quantité de liquide ou de bouillie alimentaire, on fait naître, dans certains cas, un bruit de collision des liquides, qu'on appelle bruit de clapotage.

On peut encore faire la succussion des malades, et de cette façon on évite une cause d'erreur. En effet, la pression des doigts peut mettre en mouvement les gaz du gros intestin, et l'on peut confondre le bruit de clapotage stomacal avec le *gargouillement des côlons* (surtout chez les enfants).

On peut encore éviter cette cause d'erreur, en faisant placer, posée de côté sur son bord cubital, la main d'un aide au-dessous de la grande courbure de l'estomac.

Le bruit de clapotage se produit chez toute personne ayant une paroi abdominale relâchée (amaigrissement, grossesses répétées...). Il existe encore, en cas d'*atonie gastrique*, c'est-à-dire lorsqu'il existe une diminution de résistance des parois de l'estomac.

Il peut être constaté en cas de *dilatation stomacale*. Dans ce cas, les aliments séjournent longtemps dans l'estomac, à cause de l'*atonie* de ses parois *dilatées* et le bruit de clapotage existe *longtemps après le repas* (*six heures et plus*). De plus, il est perçu au-dessous d'une ligne allant de l'ombilic au rebord costal gauche (Bouchard).

Chez certains dilatés, ou en cas d'obstacle au pylore, l'estomac n'est jamais vide; le clapotage existe le matin au réveil, il indique de la *stase gastrique*.

c) PERCUSSION DE L'ESTOMAC. — La percussion doit être faite *très légèrement*. Pour la limite inférieure, la percussion immédiate (médius seul de la main droite) donne des résultats très précis.

Le gros intestin et l'estomac rendent un son tympanique, mais il existe une différence nette de tonalité entre les deux organes.

Nous avons vu qu'une partie de l'estomac était recouverte par le foie ; dans cette région, l'estomac ne peut être délimité par la percussion (en pointillé sur la figure 53).

La phonendoscopie, appliquée à l'estomac, donne des résultats très précis. Elle permettrait, d'après Bianchi et Comte, de reconnaître après l'absorption d'aliments deux zones différentes : en bas, la masse alimentaire ; en haut, une chambre remplie d'air. La direction de la *ligne cardio-pylorique* pourrait, par ce même moyen de délimitation, être facilement appréciée. A l'état normal, son obliquité au-dessous de l'horizontale varie entre 10 et 35 degrés.

La *diminution* de la figure de percussion de l'estomac existe en cas d'hypertrophie du foie, de la rate, du cœur. Lorsqu'il existe une pleurésie à gauche (assez abondante), l'espace pleural complémentaire étant plus ou moins rempli de liquide, il en résulte une réduction de l'espace semi-lunaire de Traube, lequel fait partie de la zone tympanique normale de l'estomac (Voy. *Topographie en séméiologie*).

L'*augmentation* de la figure de percussion de l'estomac augmente en cas de *dilatation* de l'organe. Pour qu'on puisse en affirmer l'existence, il faut que la limite inférieure de l'estomac dépasse l'ombilic.

La *discolation verticale* de l'estomac peut être congénitale ou résulter d'une compression, qui refoule à gauche et en bas le foie et la portion pylorique de l'estomac qui est mobile, le cardia conservant sa position normale. Il peut arriver que le segment pylorique soit situé au-dessous de l'ombilic, l'estomac ne dépassant pas ou dépassant à peine la ligne médiane.

La *gastroptose* ou abaissement en bloc de l'estomac semble très rare (Soupault).

II. — Recherches des signes fonctionnels.

Pour l'estomac, encore plus que pour les autres organes, cette recherche exige une méthode précise. Celle indiquée par Bouveret est une des meilleures; elle consiste à prendre le malade à son réveil, à le suivre jusqu'au moment où il se couche, et à rechercher tout ce qui se produit au point de vue du fonctionnement de son estomac.

La douleur, le vomissement, les éructations sont les signes fonctionnels qui attireront spécialement l'attention.

1° A JEUN (le matin). — a) *Douleurs*. — La plupart des dyspeptiques n'accusent aucune douleur au réveil.

D'autres, et en particulier les neurasthéniques, éprouvent des vertiges, une sensation de fatigue extrême, ou même des douleurs localisées à l'estomac (crampes, tiraillements).

Chez les tabétiques, les douleurs viennent par *crises* (douleurs fulgurantes); elles sont quelquefois terribles, ont une durée variable et s'accompagnent fréquemment de vomissements.

b) *Vomissements*. — Certains malades ont des *pituites*, le matin. Ces glaires, mélangées de bile, sont composées de mucus sécrété par les glandes de l'estomac. Ce genre de vomissement est surtout fréquent dans la *gastrite alcoolique*.

En cas de gastrite parenchymateuse hyperpeptique (*gastrosuccorrhée de Reichmann*), le malade vomit un liquide *acide*, qui brûle la bouche, agace les dents.

Dans cette maladie, il existe toujours des ulcérations du côté du pylore, produisant une excitation de l'appareil excréteur de l'estomac.

En cas de *stase gastrique* (tumeur, spasme ou obstacle au pylore...) les vomissements peuvent être *alimentaires* et d'une odeur butyrique (cancer).

c) *Éructations.* — Les éructations *inodores* sont très abondantes chez les névropathes. Les éructations *fétides* indiquent une stase gastrique ou une *stase intestinale*.

2° Repas. — a) *Appétit.* — La plupart des dyspeptiques conservent l'appétit.

L'*anorexie* ou perte de l'appétit dépend d'une maladie de l'estomac ou d'un état névropathique.

L'appétit est *augmenté* chez les hyperchlorhydriques.

La *boulimie* consiste dans la répétition de la sensation de la faim (diabète...). Les névropathes sont souvent de *faux boulimiques*, en ce sens que, se mettant à table avec une véritable fringale, ils sont de suite rassasiés.

La *polyphagie* est la perte du sentiment de satiété (aliénés...).

Certaines *parorexies* (perversions du goût, pica, malacia) existent chez les hystériques, les femmes enceintes.

b) *Soif.* — Dans les gastrites, la soif est toujours vive. Dans le diabète, il y a de la *polydypsie*.

c) *Déglutition.* — Elle est difficile ou impossible dans les sténoses œsophagiennes.

Les névropathes peuvent être atteints de *phobie de la déglutition*, par suite des spasmes qui se produisent au moment du passage du bol alimentaire.

3° Digestion. — a) *Douleurs.* — Les malades donnent

au sujet des douleurs qu'ils éprouvent, des comparaisons imagées (poids, crampes, sensation d'étau, de
transfixion...). L'intensité des douleurs est très variable ;
elles sont *localisées* ou *irradiées*. Ainsi, dans l'*ulcère*,
il existe souvent une *douleur en broche* (point xiphoïdien, et point rachidien au niveau de la première vertèbre lombaire). Cette douleur n'est d'ailleurs pas
pathognomonique de l'ulcère.

Il est évident que l'intensité de la douleur est facteur
de la plus ou moins grande pusillanimité du malade ;
c'est donc un élément de peu de valeur pour le diagnostic. Ce qu'il importe de connaître surtout, c'est le
moment d'apparition de la douleur.

Si elle apparaît *immédiatement* après l'ingestion
des aliments, c'est une preuve que la muqueuse est
hyperesthésiée (névrose), ou encore qu'il existe un
ulcère ou un cancer dans le voisinage du cardia. Pour
éviter le plus longtemps possible le contact douloureux
des aliments avec ces points sensibles, le malade prend
des positions spéciales qu'il est important de faire préciser. Certains compriment les points douloureux.

Si la douleur apparaît *une heure* environ après le
repas, on doit conclure à une gastrite ou à une dyspepsie
nervo-motrice.

Une douleur *tardive* (deux à six heures après le
repas) indique un état pathologique du côté du pylore.

b) *Vomissements.* — Le vomissement se produisant
en même temps que la douleur ou provoqué par le
malade en vue d'arrêter cette douleur, a la même signification que cette dernière.

Le vomissement *en fusée* n'est pas douloureux, il
n'existe que chez les névropathes, les femmes enceintes.

Lorsque la bouillie alimentaire ne peut franchir le

pylore, le vomissement ne se produit souvent que lorsque l'estomac est distendu par les aliments.

La composition des vomissements, variable aux différents moments de la digestion, est importante à
connaître ; nous en reparlerons plus loin.

Il va sans dire qu'un vomissement alimentaire, sur-
venant une fois par hasard chez un individu, jusque-là
bien portant, n'a par lui-même aucune valeur séméiologique ; il peut s'agir d'une simple indigestion. Une intoxication, suivie de vomissements, pourra au contraire
créer des lésions plus ou moins profondes.

c) *Éructations*. — L'interprétation est la même que
pour les éructations à jeun.

Examen des matières vomies.

A la suite d'une action directe (chloroforme, urémie,
fièvres...), ou réflexe (lésions ou affections de l'estomac,
de l'intestin, du péritoine ; grossesse ; maladie ou sensibilité spéciale du système nerveux...), portant sur le
centre du vomissement, qui est situé dans la moelle
allongée, il se produit d'une part de la contraction du
diaphragme et des muscles abdominaux, et d'autre
part de la contraction des muscles inspirateurs. Cette
dernière cause amène un abaissement de la pression
intra-thoracique. Sous cette double influence, contraction des muscles cités plus haut et abaissement de
pression, et sans qu'il soit besoin de faire intervenir la
contraction des muscles propres de l'estomac, le cardia,
qui a une faible résistance, laisse passer le contenu
stomacal, qui est rejeté par la bouche. Tel est le mécanisme du vomissement.

Le vomissement s'accompagne en général de nausées,

de constriction épigastrique, de petitesse du pouls, de pâleur de la face, de vertiges et autres phénomènes variables suivant la maladie.

Nous avons dit que le moment d'apparition du vomissement, par rapport à la période digestive, était important à connaître.

Il faut aussi savoir si le vomissement revient *périodiquement* (crises tabétiques, neurasthénie...), s'il se *répète* fréquemment (dilatation stomacale).

L'*examen des matières vomies* peut être utile pour le diagnostic : les vomissements peuvent contenir du mucus, du suc gastrique, de la bile, des aliments plus ou moins digérés...

Les vomissements de sang constituent l'*hématémèse;* ce rejet de sang n'est pas toujours imputable à une lésion de l'estomac, car ce sang a pu être dégluti à la suite d'une hémorragie des cavités nasales, du pharynx, de l'œsophage, des voies respiratoires... L'examen des différents organes indiquera l'origine de. l'hémorragie.

En cas de gastrorragie et d'hématémèse consécutive, le sang est rouge quand il n'a pas subi l'action du suc gastrique. S'il a séjourné quelque temps dans l'estomac, il prend l'aspect de sue délayée, de marc de café, et il est rendu en caillots plus ou moins volumineux. Ce vomissement se rencontre tout particulièrement dans le cancer de l'estomac. L'ulcère, les érosions de la muqueuse gastrique, certaines maladies générales infectieuses (ictère grave, *fièvre jaune...*), donnent lieu à des gastrorragies (*vomito negro* de la fièvre jaune).

Les vomissements fécaloïdes indiquent généralement une occlusion intestinale.

Il peut être utile de faire des *recherches microsco-*
piques sur les matières vomies; des tissus végétaux et
animaux provenant des aliments absorbés, des éléments
cellulaires provenant du tube digestif, des globules
rouges et des leucocytes, des *microbes très variés*,
des masses néoplasiques, des œufs de parasites ou les
parasites eux-mêmes (helminthes), etc., peuvent être
constatés dans ces matières vomies.

De la dyspepsie.

D'après l'étymologie, c'est la difficulté de la digestion. La dyspepsie ne constitue pas une entité morbide,
c'est un symptôme commun à beaucoup de maladies. Il
n'y a pas de dyspepsie essentielle, *il n'y a que des*
dyspeptiques.

Nous diviserons les dyspepsies en deux grandes
classes suivant que le trouble de l'appareil digestif est
primitif ou secondaire.

I. *Dyspepsies dépendant d'un trouble pri-*
mitif de l'appareil digestif. — Le phénomène de la
digestion comprend une série d'actes mécaniques et de
phénomènes chimiques, qui commencent dans la cavité
buccale pour se terminer dans la dernière partie du
gros intestin. Donc, tous les troubles d'ordre mécanique ou chimique, toutes les affections de l'appareil
digestif peuvent être des *causes immédiates* de digestion défectueuse, de dyspepsie.

De plus, cet appareil ne peut fonctionner normalement que dans le cas où on lui fournit une alimentation
rationnelle. Par conséquent, une mauvaise hygiène
alimentaire peut devenir une *cause médiate* de troubles
dyspeptiques.

a) Dyspepsies de cause immédiate. — Nous citerons les lésions de la *cavité buccale*, qui entravent la mastication et l'insalivation (crise dentaire, stomatite, névralgies...), ou sont des causes d'infection, par déglutition de produits toxiques.

La mastication et l'insalivation insuffisantes peuvent exister en dehors de toute lésion buccale, et le mâchage prolongé des aliments (*solides* et *liquides*) suffit parfois pour faire disparaître les symptômes dyspeptiques.

Les lésions graves de l'*œsophage*, en rendant l'alimentation difficile ou impossible, produisent rapidement de la dyspepsie.

Les affections ou lésions nombreuses, dont l'estomac peut être atteint, amènent des troubles dans le fonctionnement de l'organe, et ces troubles ont dans l'étiologie des dyspepsies une importance toute spéciale.

La digestion stomacale comprend deux facteurs : les *mouvements* et les *sécrétions*.

Les mouvements sont particulièrement défectueux en cas de *dilatation stomacale*, par suite de l'asthénie musculaire.

Les sécrétions gastriques peuvent, sous des influences diverses, être altérées dans leur quantité ou leur qualité. *Et ces troubles chimiques sont les facteurs essentiels des dyspepsies : il y a insuffisance stomacale.*

Cette altération des sécrétions permet, dans certains cas, le développement, la pullulation, dans des proportions nuisibles, des bacilles de la fermentation lactique et butyrique, des spores et des nombreuses bactéries qui à l'état normal existent suivant des proportions utiles à la digestion. La dyspepsie qui en résulte sera dite *flatulente*, lorsque les gaz produits par ces fermentations seront abondants.

Les *affections de l'intestin* peuvent amener, par action réflexe, des troubles dyspeptiques. L'helminthiase, les hernies même peu volumineuses et surtout la *constipation* doivent attirer l'attention (*dyspepsie gastro-intestinale*).

b) Dyspepsies de cause médiate. — Une alimentation défectueuse (repas trop abondants, trop fréquents, abus des mets épicés, usage d'aliments avariés ou falsifiés, excès d'alcool, *usage mal réglé des médicaments...*) sont des causes médiates et importantes de dyspepsie.

Chez les nourrissons, un mauvais régime est le plus souvent la cause de la dyspepsie, surtout en cas d'alimentation artificielle (lait de mauvaise qualité, propreté insuffisante des biberons...).

II. *Dyspepsies dépendant d'un trouble secondaire de l'appareil digestif.* — a) Dyspepsies par lésion d'un organe. — Ce sont des dyspepsies réflexes. Le *foie* est souvent le point de départ des troubles dyspeptiques. On prend souvent pour des accidents d'origine gastrique les manifestations frustes de la lithiase biliaire (*colique hépatique pseudo-gastralgique*).

Les *maladies de l'utérus et de ses annexes* s'accompagnent *très fréquemment* de troubles gastriques variés et intenses. La *grossesse* peut produire des troubles dès les premiers jours de la conception.

Dans les *maladies du rein*, et en particulier le mal de Bright, la dyspepsie est fréquente. Les troubles gastriques prennent une importance spéciale en cas d'*urémie gastrique*.

Les maladies des *organes urinaires* (vessie, urètre...) peuvent s'accompagner de troubles dyspeptiques extrêmement intenses.

En résumé, les lésions de tous les organes peuvent causer de la dyspepsie, ce qui montre l'importance de l'examen complet du malade.

b) Dyspepsies réflexes par maladies du système nerveux. — Les *névroses* (hystérie, neurasthénie, hypochondrie...) et les troubles dyspeptiques s'associent très souvent, que la névrose soit primitive ou qu'elle résulte de ces troubles.

Chez les *migraineux*, on constate une dyspepsie *très acide*. Les travaux, les veilles, les chagrins sont des causes de dyspepsie.

La dyspepsie peut être liée à des lésions méningées, cérébrales ou médullaires, même à leur période de début. C'est ainsi que dans le *tabes*, les *crises gastriques* peuvent être précoces et constituer toute la maladie pendant longtemps.

c) Dyspepsies par troubles toxiques. — Nous donnons à l'intoxication son sens le plus général ; elle peut être causée par des poisons chimiques, organiques, microbiens (d'origine endogène ou exogène).

. Nous rangerons dans cette classe les maladies générales dont le principe toxique est inconnu, mais dont on peut logiquement supposer l'existence.

Certaines maladies, comme la *goutte*, ont une action bien connue sur l'estomac : l'estomac, a-t-on dit, est à la goutte ce que le cœur est au rhumatisme.

Il en est de même pour l'*arthritisme* en général, la *tuberculose*, la syphilis, l'anémie, la chlorose...

En résumé, en face d'un dyspeptique, on ne doit pas se hâter de conclure avant de s'être rendu compte de l'état général du malade, du fonctionnement de ses organes, de l'intégrité de son système nerveux, de son genre d'alimentation. L'appareil digestif sera examiné au moyen des procédés que nous avons décrits.

III. — Cathétérisme de l'estomac.

Le cathétérisme se fait au moyen des tubes de Faucher ou de Debove.

Pour pratiquer le cathétérisme, il faut que le malade n'ait aucune appréhension, qu'il respire largement et fasse quelques mouvements de déglutition. Le tube doit être poussé le plus rapidement possible. Le faire pénétrer dans les voies respiratoires nous semble chose impossible.

On peut faciliter au besoin le cathétérisme, en insensibilisant le pharynx à la cocaïne ; en mettant une gorgée d'eau dans la bouche du malade, eau qu'il avale en même temps que la première partie du tube ; en refroidissant par le chlorure d'éthyle ou la glace l'extrémité du tube (insensibilité consécutive du pharynx).

Le tube mis en place sert, en dehors du but thérapeutique (lavages), à faire l'*insufflation* de l'estomac (Voy. *Inspection de la région épigastrique*), ou à retirer son contenu.

On arrive à ce dernier résultat par la manœuvre de l'*expression*, ou compression rythmée du creux épigastrique combinée avec des mouvements de va-et-vient du tube, qui ont pour but de provoquer le vomissement (réflexe pharyngien).

On peut encore faire l'*amorçage* du siphon, au moyen d'une petite quantité d'eau distillée. Si l'on a soin de mélanger le plus possible cette eau au contenu gastrique par des manœuvres d'élévation et d'abaissement successifs de l'entonnoir qui surmonte le tube, le résultat de l'analyse chimique sera peu faussé.

L'emploi d'une *pompe aspiratrice* est rarement indiqué pour retirer le contenu gastrique.

PALASNE DE CHAMPEAUX.   10

Le cathétérisme est *contre-indiqué* en cas d'ulcère de l'estomac, de cancer, de gastrorragie...

A) *Étude des sécrétions gastriques*. — A l'état normal, le suc gastrique contient principalement :

1° *De l'acide chlorhydrique libre* (au point de vue clinique tout au moins), soit H cet acide ;

2° *De l'acide chlorhydrique combiné* à des matières albuminoïdes, soit C cet acide combiné ;

3° *Des composés chlorés minéraux* (chlorure de sodium...) ;

. 4° *Des phosphates acides ;*

5° *De la pepsine et du ferment lab.*

L'acidité du suc gastrique est due aux deux premiers éléments ; on peut négliger l'acidité due aux phosphates. On peut poser A (acidité totale) = H+C. Or H+C représente la *chlorhydrie*, laquelle mesure l'intensité du travail fermentatif opéré dans l'estomac.

Nous indiquerons les procédés les plus simples permettant de mesurer quantitativement A et H, et par suite nous aurons la valeur de C puisque C = A—H, ou pour plus d'exactitude $C = (A-H) \times 0,86$, afin de tenir compte de la faible acidité due aux phosphates.

La recherche de la *chlorurie* totale se fait par des procédés plus complexes, entre autres le procédé de Winter-Hayem ; cette chlorurie est en rapport avec l'activité sécrétoire de la muqueuse gastrique. Nous n'indiquerons pas ce procédé que l'on trouvera décrit dans les traités spéciaux.

D'ailleurs il est à remarquer que les bénéfices que l'on peut retirer des analyses détaillées, au point de vue thérapeutique, sont loin d'être en rapport avec leur complexité.

A l'état pathologique, le suc gastrique peut contenir

d'autres éléments d'acidité que ceux que nous avons signalés, par suite de la présence anormale d'*acides organiques* (acide lactique, acétique, butyrique...). Nous indiquerons les procédés pour reconnaître ces acides et les isoler. Leur présence est la preuve de fermentations anormales.

Repas d'épreuve. — Le malade étant à jeun depuis la veille au soir, prend le matin un repas d'épreuve (le matin l'estomac est vide à l'état normal ; en cas contraire le repas d'épreuve serait précédé d'un lavage de l'estomac).

Un des repas les plus employés est celui d'*Ewald*, ainsi composé : pain 60 grammes, thé sans sucre ou eau 250 grammes.

Quel que soit le repas employé, il faut toujours spécifier, sur l'observation du malade, celui qui a été administré, car les résultats subissent quelques variations suivant la nature de ces repas.

Heures des cathétérismes après le repas d'épreuve. — L'acidité maxima du contenu gastrique se produit, chez l'homme sain, une heure environ après le repas. En conséquence, l'extraction de la bouille alimentaire sera faite une heure après le repas d'épreuve, pour une première analyse. Mais une seule analyse ainsi faite ne permet aucune conclusion définitive. En effet, le processus digestif peut être *retardé* ou *accéléré*, chez certains individus. Chez l'un, l'acidité atteint son maximum dès la première demi-heure, puis elle va en diminuant, comme dans toute digestion normale envisagée à sa période finale. Chez un autre, l'acidité maxima ne sera atteinte que deux ou trois heures après le repas.

Et l'erreur que l'on commettrait serait surtout grave si, dans l'expérience faite une heure après le repas, on trouvait de l'hypochlorhydrie. Celle-ci peut ne pas être réelle, puisque la phase d'acidité maxima peut être déjà passée ou ne s'être pas encore produite.

En cas d'hyperchlorhydrie on pourrait, après une seule expérience, conclure à des chiffres quelquefois trop faibles, puisque l'hyperchlorhydrie maxima peut ne se produire que deux ou trois heures après le repas.

En conséquence, pour se mettre à l'abri des erreurs dues aux *troubles évolutifs* de la digestion (Hayem), il faut répéter les cathétérismes à des heures variées, soit le même jour en ne prélevant chaque fois qu'une partie de la bouillie alimentaire, soit plusieurs jours de suite.

QUANTITÉ DE BOUILLIE ALIMENTAIRE EXTRAITE. — Chez l'homme sain, la quantité extraite une heure après le repas d'Ewald, varie de 60 à 120 centimètres cubes. D'après ce que nous venons de dire, cette quantité sera variable, en cas de retard ou d'accélération du processus digestif.

Or, par le cathétérisme, on ne peut retirer tout le contenu de l'estomac. Comment savoir, dans ces conditions, ce qu'on a laissé dans l'estomac? On peut avoir ce renseignement par la méthode simple et élégante indiquée par Mathieu. Voici en quoi elle consiste :

Après avoir recueilli dans un verre une certaine quantité de bouillie, on verse dans l'estomac 200 centimètres cubes d'eau distillée qu'on brasse, à plusieurs reprises, avec la bouillie restant dans l'estomac. On prélève dans un second verre un échantillon du mélange.

Soit x la quantité cherchée de bouillie non extraite par le premier cathétérisme. Par le premier échantillon, on connaît l'acidité a de cette bouillie. L'acidité totale du reliquat était donc $a\,x$.

Le volume du reliquat est devenu $x + 200$.

En ajoutant de l'eau distillée, nous n'avons pas changé l'acidité *totale*, mais l'acidité par centimètre cube ou acidité *relative* est devenue plus faible ; soit a' cette acidité.

Et puisque l'acidité totale est restée la même, nous pouvons écrire :

$$ax = a'(x + 200)$$

d'où

$$x = \frac{a' \times 200}{a - a'}.$$

Il suffira donc de faire successivement deux dosages d'acidité (voir plus loin), pour connaître par la formule ci-dessus la quantité de bouillie alimentaire, qui n'a pu être extraite par le cathétérisme.

PREMIÈRE MANIPULATION : RECHERCHE DES ACIDES ORGANIQUES. — Le principal acide organique qui puisse exister, à l'état pathologique, dans le suc gastrique, est *l'acide lactique*.

On le décèlera par le *réactif d'Uffelmann* :

Solution phéniquée à 4 p. 100.. 10 cent. cubes.
Perchlorure de fer............ I goutte.
Eau distillée................. 20 cent. cubes.

La teinte améthyste de ce réactif passe au jaune citron en présence d'acide lactique.

L'acide *acétique* et l'*acide butyrique* peuvent se rencontrer anormalement dans l'estomac. Ils sont faciles à reconnaître par l'odeur ; l'acide acétique par son odeur aigre mordante, l'acide butyrique par son odeur de beurre rance. (Ils peuvent être caractérisés par des réactifs indiqués dans les traités de chimie.)

10.

Le dosage de ces acides organiques ne présente aucun intérêt pratique.

Lorsqu'on aura constaté leur présence, on devra en débarrasser la bouillie *filtrée* au moyen de l'éther par agitation et décantation.

DEUXIÈME MANIPULATION : DOSAGE DE L'ACIDITÉ TOTALE (due à l'acide chlorhydrique libre et à l'acide combiné).

On prend 10 centimètres cubes du liquide extrait, préalablement filtré et débarrassé des acides organiques s'il en contient (agir immédiatement après l'extraction).

On ajoute à ce liquide quelques gouttes de *phénolphtaléine*, qui sert de témoin (liquide blanc en présence d'un acide, rose en présence d'un alcali).

Dans une burette graduée, on a mis une quantité connue de *solution décinormale de soude* (1 centimètre cube de cette solution neutralise $0^{gr},00365$ d'acide chlorhydrique).

Soit x le nombre de centimètres cubes de la solution employée pour neutraliser les 10 centimètres cubes de la bouillie filtrée (une goutte ajoutée en plus donne à la phénolphtaléine une teinte rose) ; nous dirons que l'acidité totale, due à l'acide chlorhydrique, de ces 10 centimètres cubes, est de $x \times 0,00365$.

1 centimètre cube eût nécessité dix fois moins de liqueur alcaline, et 1000 centimètres cubes ou un litre nécessiteraient mille fois plus, d'où :

$$\text{(acidité totale) } A = \frac{x \times 0,00365 \times 1000}{10}$$
$$= x \times 0,365.$$

Donc, l'acidité totale (à l'exclusion de l'acidité due aux acides organiques anormaux) s'obtient en multipliant par 0,365 le nombre des centimètres cubes employés de la solution décinormale de soude, dans les conditions précitées de l'expérience.

A l'état normal (repas d'Ewald) cette acidité varie de 1^{gr},80 à 2^{gr},30 par litre. Dieulafoy indique le chiffre de 1^{gr},74.

A l'état pathologique le liquide peut être neutre, il peut avoir une acidité supérieure à 4 p. 1000.

Remarque. — La présence des acides organiques n'élève pas l'acidité dans des proportions aussi fortes. Celle-ci serait d'ailleurs facile à calculer par le même procédé, en évaporant l'éther contenant ces acides et en redissolvant le précipité dans une quantité connue d'eau distillée.

TROISIÈME MANIPULATION : RECHERCHE ET DOSAGE DE L'ACIDE CHLORHYDRIQUE LIBRE. — Pour savoir s'il existe de l'HCl libre, on emploie le *réactif de Gunzbourg* :

Phloroglucine................. 2 grammes.
Vanilline..................... 1 gramme.
Alcool absolu................. 30 grammes.

On met une goutte du suc gastrique et une goutte du réactif dans une capsule en porcelaine. On chauffe lentement jusqu'à dessiccation complète, en agitant. Si le liquide contient HCl, il se forme un anneau d'un beau rouge.

Un autre réactif est le *vert brillant* dont la teinte bleue de paon tourne au vert jaune (si l'acide combiné est abondant et prédomine sur l'acide libre, le réactif tourne au vert franc).

Nous supposons positive la réaction de Gunzbourg; pour doser l'acide chlorhydrique libre, le procédé le plus simple est celui de *Mintz*.

Cet auteur a fait remarquer que la solution décinormale de soude neutralisait *d'abord* l'acide libre, avant de neutraliser l'acide combiné.

Nous referons donc la deuxième manipulation, en ayant soin d'arrêter assez fréquemment l'opération pour prélever une petite goutte du liquide, en partie neutralisé, et faire agir sur elle le réactif de Gunzbourg (comme ci-dessus). Il arrivera un moment où la réaction sus-dite sera négative, c'est lorsque tout l'acide libre sera neutralisé. Le calcul décrit à la deuxième manipulation indiquera en grammes la quantité d'acide libre contenu dans le suc gastrique H. Et par différence, comme nous l'avons dit, l'on aura la valeur de C (acide combiné).

Remarque. — Il est évident que la méthode de Mintz ne donne que des résultats approximatifs, à cause des gouttes prélevées à plusieurs reprises pour rechercher le Gunzbourg. Ces résultats sont cependant suffisants pour le clinicien.

A l'état normal, la quantité d'acide chlorhydrique libre varie de $0^{gr},44$ à $0^{gr},50$ par litre.

PEPSINE ET FERMENT LAB. — Ces deux principes manquent très rarement dans le suc gastrique. Leur disparition indiquerait une atrophie complète de la muqueuse gastrique.

Aucun procédé ne permet de doser ces ferments.

On peut les reconnaître de la façon suivante:

Pepsine. — Un cube d'albumine de 5 centimètres cubes, suspendu par un fil dans un tube à essai, contenant 25 centimètres cubes de suc gastrique et maintenu à l'étuve à 39°, doit être dissous en trois heures.

Ferment lab. — Coagule le lait frais et tiède en un quart d'heure.

De quelques recherches qualitatives supplémentaires.
— Les *peptones* sont caractérisées par la réaction du
biuret (Voy. *Analyse des urines*).

La *salive* qui imbibe les aliments continue à agir sur
les aliments amylacés, dans l'estomac, jusqu'à production de 0,7 p. 1000 d'acide chlorhydrique. Le ferment
de la salive, la *ptyaline*, transforme l'amidon en *maltose*
(dernier terme de la transformation) qui est capable de
réduire la liqueur de Fehling (Voy. *Recherche du
glycose dans les urines*).

Dans certains cas (sialorrhée) la quantité de salive
déglutie peut être considérable. On caractérise la salive
par le perchlorure de fer étendu, qui donne une teinte
rouge-sang. Cette réaction est due aux sulfocyanures
contenus normalement dans la salive. L'acide chlorhydrique ne fait pas disparaître la teinte rouge-sang.

Pour caractériser la *bile*, on emploiera la *réaction de
Gmelin* (Voy. *Urines*).

En même temps que la bile, *du suc pancréatique*
peut refluer dans l'estomac. Pour en reconnaître la
présence, on alcalinise quelques gouttes de liquide
gastrique non filtré, on ajoute une petite quantité
d'huile d'olive *neutre* et une goutte de phénolphtaléine
(qui prend une teinte rose). On porte à l'étuve. Sous
l'influence du suc pancréatique, l'huile se dédouble en
glycérine et en corps gras *acides*. La couleur rose
disparaît, la phénolphtaléine étant de couleur blanche
en présence des acides.

B. **Étude des fonctions motrices de l'estomac**. — Le cathétérisme permet de se rendre compte
de l'activité motrice de l'estomac.

On administre au malade un *repas de Leube* (soupe,
plat de viande, pain et eau). Normalement, six heures

après, l'estomac doit être vide. Des cathétérismes répétés avec lavage permettront de se rendre compte du temps normal de la digestion, et par suite des fonctions motrices de l'estomac.

Dans certains cas d'insuffisance motrice, la digestion peut se prolonger au delà de deux jours.

Une autre méthode consiste à donner au repas 2 grammes de salol (en cachets). Ce produit se dédouble en acide salicylique et phénol, mais seulement au niveau de l'intestin. A l'état normal, l'acide salicylique, qu'on recherche dans les urines, est décelable trois quarts d'heure après le repas.

EXAMEN DU FOIE

Nous étudierons successivement la *séméiologie physique* du foie qui renseigne sur son état anatomique, et la *séméiologie chimique* qui renseigne sur sa valeur fonctionnelle.

I. — Séméiologie physique du foie.

A. *Inspection de la région hépatique.* — Par l'inspection on se rendra compte de l'*état de la peau* (rougeur, cicatrices de ventouses, de ponctions, de vésicatoire...). Le phénomène de la *tête de Méduse* (circulation supplémentaire) sera étudié à propos de la séméiologie de l'abdomen.

Battements hépatiques. — Ils se produisent dans l'insuffisance tricuspidienne. L'explication est celle du pouls veineux dont nous avons parlé.

Hépatoptose. — Le prolapsus prononcé de l'organe est souvent appréciable à l'inspection. Et si la lumière vient de la tête du lit, en rasant le ventre du malade, on peut apercevoir le bord inférieur du foie qui se dessine, grâce aux mouvements respiratoires.

Gros foie de l'enfant. — Les enfants ont un foie particulièrement volumineux et ils présentent de la voussure au niveau du bord inférieur de l'hémithorax droit.

Tumeurs. — Celles de la face antérieure et du bord inférieur de l'organe sont souvent visibles (kyste, can-

cer, abcès, *vésicule biliaire hypertrophiée*...). Ces
tumeurs sont en général mobiles sous l'influence de
l'excursion respiratoire.

B. **Palpation du foie.** — C'est la méthode de choix
pour l'examen du foie.

1° Méthode usuelle de palpation. — A l'état normal,
le foie affleure le rebord costal au niveau de la ligne
mamillaire.

Le malade étant couché, le médecin se place à droite,
en tournant le dos au malade, et au moyen des doigts
des deux mains, recourbés en crochets, il cherche à
saisir le bord inférieur du foie. Les doigts doivent être
progressivement et profondément enfoncés. Pour faci-
iter l'exploration, le malade doit respirer largement,
avoir les muscles dans le relâchement le plus complet
(jambes allongées ou repliées).

On peut aussi faire cette palpation, le malade étant
debout ou assis. Dans ce dernier cas, le médecin se
place de côté et en arrière.

Lorsque le foie est légèrement *hypertrophié* (hypertrophie totale ou ne portant que sur un lobe), on sent
facilement le bord inférieur de l'organe, à l'encontre
de ce qui arrive à l'état normal.

Dans les grandes hypertrophies, où le foie occupe
une partie de l'abdomen, la palpation a un domaine
très étendu.

Dans tous les cas, si la palpation indique une limite
inférieure anormale, on ne saurait conclure *a priori* à
une hypertrophie, avant d'avoir fixé sa limite supérieure par la percussion, car le foie peut être *descendu
en masse* par suite d'hépatoptose, ou poussé par une
pleurésie, une tumeur kystique située du côté de sa
face supérieure...

Par la palpation, on sent chez certaines femmes, abusant du corset, de véritables *languettes*, qui sont comme énuclées et ne sont rattachées à l'organe que par un mince pédicule.

2° AUTRES MÉTHODES DE PALPATION. a) *Manœuvre du pouce* (Glénard). — Se fait avec la main gauche dont le pouce est enfoncé en avant sous les côtes, les autres doigts placés en arrière et repoussant le foie en avant. On peut également mettre toute la main gauche en arrière, et palper en avant avec le pouce de la main droite.

b) *Méthode du ballottement.* — Cette méthode permet d'imprimer des mouvements au foie, de se rendre compte de sa mobilité (hépatoptose); la main gauche placée en arrière imprime des petites secousses au foie, et celles-ci sont perçues par la main droite appliquée en avant.

c) *Phénomène dit du glaçon.* — En cas d'ascite abondante, la palpation du foie est impossible par la méthode usuelle. Si l'épanchement est peu abondant, on peut imprimer au foie des secousses avec la main droite placée en avant. Le foie, par suite de sa plus grande densité, plonge dans le liquide; il ne flotte pas en réalité, *comme un glaçon*. Par cette palpation saccadée et profonde, on obtiendra une sensation un peu analogue à celle du choc rotulien, dans le cas d'épanchement de l'articulation du genou. La comparaison avec le glaçon, qui s'enfonce et revient à la surface, n'est donc pas exacte (Létienne).

d) *Procédé du piano* (Bertrand). — C'est un procédé mixte de pression et de palpation, qu'on met en œuvre lorsqu'il existe un épanchement ascitique moyen. Les deux mains sont appliquées sur la face antérieure du foie; les doigts mis en mouvement, comme ceux du pianiste qui plaque des accords, font de la pression et de la palpation combinées.

3° RECHERCHE DE LA RÉSISTANCE DE L'ARC COSTAL. — A l'état normal, chez l'adulte, l'arc costal formé par la réunion des septième, huitième, neuvième et dixième cartilages costaux est mobile, surtout vers son extrémité sternale, et peut être déprimé de ce côté de plusieurs centimètres (2 cent., 5 d'après Eliot).

En cas d'affection aiguë ou subaiguë du foie ou de la vésicule biliaire, la *résistance costale* subit des modifications importantes, et augmente en raison directe de l'intensité du processus inflammatoire.

Pour apprécier cette résistance le malade doit être placé horizontalement, tous les muscles dans le relâchement le plus complet, et il doit respirer tranquillement la bouche ouverte. Le médecin déprimera l'arc costal, sur différents points, avec les extrémités des doigts des deux mains, *au moment de l'expiration* ; il comparera avec le côté sain.

Ce moyen de recherche peut aider au diagnostic topographique de l'affection.

La résistance costale augmente, *dans le cas de tumeur*, seulement lorsque celle-ci a atteint déjà un fort développement.

4° SENSIBILITÉ DU FOIE, — A l'état normal, le foie est insensible. A l'état pathologique, l'hyperesthésie est surtout due à la périhépatite.

Dans les abcès du foie, le malade accuse un *point de côté hépatique*, avec le plus souvent des irradiations du côté de l'épaule (douleur en bretelle bien indiquée par Bertrand et Fontan). Dans certains cas, il localise avec précision sa douleur.

5° CONSISTANCE DU FOIE. — Le foie est de consistance ferme et souple, à l'état normal. A l'état pathologique, il peut être mou, induré, ligneux (foie *ficelé* de la syphilis, foie *marronné* du cancer).

6° FROTTEMENTS. — Dans certains cas de périhépatite, la main perçoit de véritables frottements, à l'occasion des mouvements du foie.

7° FRÉMISSEMENT HYDATIQUE. — Le choc des vésicules contenues dans un kyste hydatique permet quelquefois de percevoir à la main un frémissement tout à fait caractéristique.

8° FLUCTUATION. — Un abcès très superficiel donne la sensation de fluctuation (mouvement provoqué d'un liquide).

C. **Palpation de la vésicule biliaire.** — La vésicule biliaire est située entre la ligne mamillaire et la ligne parasternale, le long du bord externe du droit antérieur. Elle est recouverte entièrement par le foie et n'est pas palpable à l'état normal.

Lorsque la vésicule est distendue, la palpation devient possible et fait naître une douleur vive (*point cystique*). On a sous la main la sensation d'une poche tendue, d'une masse rénitente, fluctuante, souvent mobile. Le *ballottement* dû à la vésicule pathologique est situé sur un point plus externe que celui dû au rein mobile.

La distension de la vésicule peut être considérable. La fosse iliaque droite, et même la gauche, peuvent être remplies en partie par la vésicule biliaire.

Si la vésicule contient des calculs, la palpation peut donner des *bruits de crépitation* (choc des calculs les uns contre les autres). Dans ce cas, la vésicule est souvent rétractée, dure, douloureuse. Elle forme une masse piriforme, rugueuse au toucher.

D. *Percussion du foie*. — Le foie s'élève en dôme sous le diaphragme; il est donc séparé de la paroi par le poumon et le cul-de-sac inférieur de la plèvre. La percussion à ce niveau ne donnera ni le son clair du poumon, ni le son mat du foie, mais un *son submat* (3 ou 4 centimètres au-dessus de la matité).

Les trois quarts du volume du foie se trouvent à droite de la ligne médiane, un quart à gauche.

Limites normales de la matité. — 1° *Bord supérieur*. — Il part de la base de l'appendice xiphoïde (plus à gauche il est situé sous le cœur et n'est pas accessible à la percussion, sur une longueur de 6 centimètres environ);

Sur la ligne mamillaire droite, il passe sur la partie inférieure de la sixième côte;

Sur la ligne axillaire moyenne, il passe sur le bord inférieur de la septième côte;

Sur la ligne scapulaire, il se trouve au niveau de la neuvième côte;

A côté du rachis, il est situé à la hauteur de la dixième ou onzième vertèbre dorsale.

2° *Bord inférieur*. — Il part d'une région voisine de la pointe du cœur;

Sur la ligne parasternale *gauche*, il est situé au niveau du huitième cartilage costal gauche;

Sur la ligne médiane, il passe à égale distance de l'ombilic et de la base de l'appendice xiphoïde;

Sur la ligne mamillaire *droite, il affleure le rebord costal*;

Sur les lignes axillaire et scapulaire, il longe la onzième côte;

A côté du rachis, il répond à l'extrémité rachidienne de la douzième côte (douzième vertèbre dorsale).

Les distances qui séparent, sur les différents points, les deux limites (inférieure et supérieure) de la matité, sont *très variables* suivant les sujets; les chiffres qu'on pourrait en donner n'auraient donc aucun intérêt. Il est préférable de ne considérer que les limites anato miques que nous venons de citer.

RÈGLES DE LA PERCUSSION. — Le plus souvent on percute le foie, le malade étant couché. Si le malade est debout, le bord inférieur se trouve à 1 centimètre environ plus bas, en dehors de toute question de mobilité anormale de l'organe, bien entendu.

Le malade doit avoir les muscles relâchés et respirer superficiellement, afin d'éviter les fortes distensions inspiratoires du poumon.

Une percussion légère est indispensable, surtout si l'on veut déterminer la zone submate dont nous avons parlé.

On percute successivement de haut en bas pour délimiter le bord supérieur de la matité, et de bas en haut pour le bord inférieur. Dans tous les cas, il faut commencer la percussion suffisamment loin de la limite supposée du foie, de façon à obtenir d'abord un son clair en haut (son pulmonal), un son tympanique en bas (intestin); par une percussion, faite à grande enjambées, on arrivera rapidement à la zone mate, et l'on aura ainsi restreint le champ des investigations.

RÉSULTATS DE LA PERCUSSION. — La courbe de la matit supérieure du foie peut être déterminée par la percussion depuis le sternum jusqu'à la colonne vertébrale (fig. 54); la courbe inférieure depuis l'extrême limite gauche (au-dessous du cœur) jusqu'à la région occupée par le rein. La matité rénale se confond avec la matité hépatique (fig. 55).

Mais il faut remarquer que, sur les confins de ces

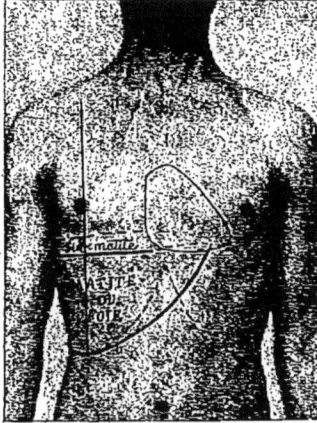

Fig. 54. — Limites de la percussion du foie.

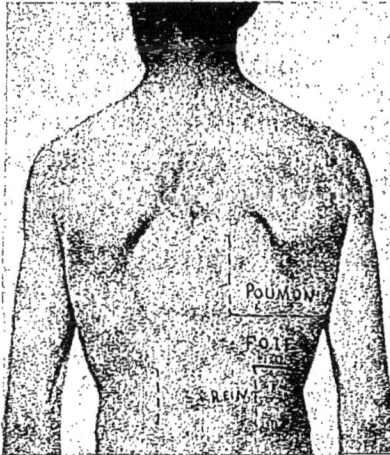

Fig. 55. — Percussion du foie (en arrière).

limi'es supérieure et inférieure, certains états pathologiques des organes avoisinants rendent souvent impossible la percussion du foie. Ainsi, un épanchement pleural abondant, un kyste hydatique sus-hépatique... peuvent empêcher la détermination de la matité supérieure du foie; une ascite, du météorisme... peuvent empêcher la détermination de la matité inférieure. C'est ainsi que dans la cirrhose atrophique du foie, dont l'ascite est un des principaux symptômes, la percussion en bas est impossible, si l'épanchement ascitique est abondant.

De plus, par suite des poussées qu'il subit, le foie peut être *déplacé* en diverses directions.

Dans tous ces cas, la phonendoscopie peut rendre de très utiles services.

Par contre, ni la phonendoscopie ni la percussion ne peuvent rendre compte du *mouvement de bascule*, que peut subir le foie autour de son bord postérieur comme axe, et qui a pour résultat de réduire la surface de contact de l'organe avec la paroi thoracique.

La constatation des signes concomitants permettra de supposer ce genre de déplacement. La radioscopie peut, dans ces cas, venir en aide au diagnostic.

Si les difficultés de percussion, que nous venons de signaler, n'existent pas, il est possible d'apprécier les changements de volume du foie et la chute en masse de tout l'organe (*hépatoptose*).

L'*augmentation de volume* peut atteindre un lobe du foie (tumeur, abcès, kyste isolés), ou l'organe entier (tumeurs et abcès multiples, congestions, cirrhose hypertrophique...).

La *diminution du volume* du foie se rencontre dans la cirrhose atrophique de Laënnec, l'atrophie jaune aiguë...

On délimite par la percussion la vésicule biliaire hypertrophiée.

II. — Séméiologie chimique du foie.

L'exploration chimique du foie renseigne le médecin sur la valeur fonctionnelle de l'organe, sur le degré d'insuffisance de la cellule hépatique.

Les indications, que l'on peut recueillir par les procédés dont nous allons parler, n'ont rien d'absolu. Mais, malgré les causes d'erreur qui toutes ne peuvent être éliminées, ces indications peuvent être très utiles pour le diagnostic.

1° RECHERCHE ET DOSAGE DE L'URÉE DANS L'URINE. — L'urée est fabriquée par le foie. Donc, par le taux de l'urée excrétée, on peut juger de l'état anatomique et fonctionnel de la cellule hépatique.

Il y aura *hyperazoturie*, en cas d'un processus congestif; par exemple, *au début* d'un abcès du foie.

L'*hypoazoturie* se rencontre fréquemment. Lorsque le pus est formé (abcès du foie), le taux de l'urée baisse. Dans l'ictère grave, la diminution est rapide. Dans la cirrhose, le cancer, elle se fait lentement.

L'imperméabilité rénale est une cause d'erreur, dans ces recherches. Nous indiquerons plus loin la façon d'éliminer cette cause d'erreur.

2° RECHERCHE DE L'ALBUMINE ET DE LA PEPTONE DANS LES URINES. — Dans les maladies hépatiques, on constate de l'albuminurie et de la peptonurie (action du foie sur les albuminoïdes).

L'albuminurie est légère et passagère lorsqu'elle est sous la dépendance d'un trouble fonctionnel du foie. Si le rein est atteint secondairement (néphrite hépatogène

fréquente), l'urine contient non seulement de l'albumine mais des cylindres rénaux.

Les deux émonctoires principaux de l'économie sont
atteints (foie et rein), le pronostic est grave car d'un
moment à l'autre l'ictère grave peut faire son apparition.

3° RECHERCHE DES PIGMENTS BILIAIRES DANS LES URINES. —
Dans certains états pathologiques, que nous étudierons
à propos de l'ictère, la bile sécrétée par le foie peut
passer dans le sang (*cholémie*), et de là dans les urines
(*cholurie*). La cholémie peut exister seule (cholémie
familiale). Par conséquent, la recherche dans le sérum
du sang ou dans les urines des pigments normaux ou
anormaux de la bile donne des renseignements très
importants, sur le fonctionnement de la cellule hépatique et sur l'état des voies biliaires.

L'*urobilinurie* se rencontre dans un certain nombre
de maladies, mais surtout dans les affections du foie.

4° RECHERCHE DES CHLORURES, DE L'INDICAN DANS LES
URINES. — Les chlorures sont diminués dans les maladies graves du foie.

En cas d'insuffisance hépatique, et même tout au
début d'une affection hépatique, l'indican se rencontre
fréquemment dans les urines.

5° ÉPREUVE DE LA GLYCOSURIE ALIMENTAIRE. — Lorsque du
glycose apparaît dans l'urine à l'occasion seulement de
l'absorption d'aliments contenant du sucre, on dit qu'il
y a glycosurie alimentaire; c'est un diabète léger et
transitoire, qui peut résulter d'une lésion de la cellule
hépatique, mais apparaît aussi dans d'autres lésions
(affections cérébrales, nécroses, intoxications...), et
même chez les sujets sains.

Pour faire l'épreuve de la glycosurie alimentaire, on

11.

fait prendre 100 grammes de glycose en une fois, à jeun. Les urines sont recueillies et analysées.

Deux causes d'erreur doivent être éliminées :

1° *L'état défectueux de l'absorption intestinale.* — On peut s'en rendre compte au moyen d'une pilule de $0^{gr},05$ de bleu de méthylène. Cette substance, absorbée au niveau de l'intestin, colore les urines en bleu.

2° *L'imperméabilité rénale.* — On fait une injection sous-cutanée de bleu de méthylène à 1/20, et on observe le moment d'apparition du médicament dans les urines (1/4 d'heure ou 1/2 heure, lorsque le rein est sain).

De plus, cette élimination peut être troublée par suite d'une lésion hépatique, et au lieu d'être cyclique elle devient polycyclique, c'est-à-dire qu'il y a des à-coups, des intermittences dans la coloration des urines.

De toutes les recherches que nous venons d'indiquer, à propos de la séméiologie chimique du foie, les plus importantes sont celles qui portent sur la quantité d'urée émise en vingt-quatre heures, sur l'urobilinurie, sur la glycosurie alimentaire (*trépied urinaire hépatique*).

De l'Ictère.

Lorsque la bile passe dans le sang (*cholémie*) et apparaît dans les urines (*cholurie*), on dit qu'il y a *ictère*.

Dans certains cas, le passage dans les urines n'a pas lieu, et l'ictère est dit *acholurique* (Gilbert).

Ce genre d'ictère peut exister en dehors de toute lésion rénale susceptible d'expliquer le non-passage des pigments biliaires dans les urines (Merklen).

Si l'on considère la composition de la bile, ainsi répandue dans l'organisme, trois cas peuvent se présenter :

1° La bile a une composition normale ;

2° Elle contient exclusivement ou presque exclusivement des principes anormaux ;

3° Elle contient à la fois ses éléments normaux et des éléments anormaux.

Dans le premier cas, nous aurons l'*ictère biliphéique* ou ictère vrai aigu, ou ictère ortho-pigmentaire, sans lésion de la cellule hépatique.

Dans le second cas, nous aurons l'*ictère urobilinique* ou méta-pigmentaire, avec adultération de la cellule hépatique. Cet ictère est donc plus grave que le précédent.

Dans le troisième cas, nous aurons coexistence des deux cas précédents, l'un ou l'autre pouvant prédominer.

I. **Ictère biliphéique.** — Les éléments normaux de la bile ne sont pas modifiés.

Les principaux éléments de la bile sont les *pigments biliaires* (bilirubine et ses dérivés), et les *acides biliaires* (acide cholique et cholalique qu'on retrouve dans les urines sous forme de taurocholate de soude).

Le malade atteint d'ictère biliphéique, a une teinte jaune soufrée au début, puis une teinte plus ou moins verdâtre (conjonctives, peau).

On ne peut juger de cette coloration qu'au jour, *et non à la lumière artificielle.*

II. **Ictère urobilinique.** — Gubler qualifiait cet ictère d'*hémaphéique.* Il faisait l'hypothèse suivante · Le sang, disait-il, contient de l'*hémaphéine.*

Lorsque le foie fonctionne normalement, l'hémaphéine se transforme en pigments normaux biliaires. Dans les états pathologiques du foie, cette hémaphéine n'est pas transformée, et on peut la déceler dans le sérum sanguin et les urines.

Cette hypothèse de Gubler est complètement aban-
donnée de nos jours, vu que l'hémaphéine est un produit imaginaire.

Le principe anormal qu'on trouve dans cet ictère est
l'*urobiline* et le *pigment rouge brun* ou *chromogène
d'urobiline*.

Qu'est-ce donc que l'urobiline ? C'est un pigment non
ferrugineux dérivé de l'hémoglobine. A l'état normal, on
trouve dans les fèces de l'urobiline ou son chromogène,
et ce dernier, qui a un pouvoir tinctorial considérable,
leur donnerait en partie leur coloration spéciale.

A l'état pathologique, il y a hyperproduction d'urobiline, qui apparaît dans le sang (*urobilinhémie*), et dans
les urines (*urobilinurie*).

Les auteurs ne sont pas d'accord sur le point de formation de l'urobiline et de son chromogène. D'après
une théorie récente, elle se ferait au niveau du rein et
non au niveau du foie. Quoi qu'il en soit, ce qu'il importe
de retenir, au point de vue pratique, c'est que l'urobilinurie existe, d'une façon transitoire ou permanente,
dans un grand nombre de maladies du foie. Les altérations des cellules hépatiques retentissent sur l'organe
ou le milieu quel qu'il soit, au niveau duquel se fait
l'hyperproduction pathologique de l'urobiline.

Le malade atteint d'ictère urobilinique, a les tempes,
les lèvres, le menton d'une coloration jaune sale (topographie *en fer à cheval*). La face est émaciée, les traits
sont tirés (*facies hépatique*).

DES CAUSES DE L'ICTÈRE. — Trois causes peuvent être
invoquées pour expliquer l'apparition d'un ictère :

1° L'*hypersécrétion biliaire*, par suite d'adultération de la cellule hépatique ;

2° Un *obstacle* empêchant plus ou moins la bile de

s'écouler dans les conduits biliaires (intra et extra-hépatiques) et de là dans l'intestin ;

3° Des *modifications qualitatives* de la bile qui la rendent plus visqueuse et entravent par conséquent son excrétion.

Il n'est pas facile de faire la part de ces causes dans la production de certains ictères, et souvent d'ailleurs toutes trois coexistent. La décoloration des fèces indique bien un obstacle, mais leur coloration n'implique pas l'absence de cette cause. C'est qu'en effet l'inflammation des canaux biliaires intra-hépatiques (*angiocholite*) marche le plus souvent de pair avec les adultérations de la cellule hépatique. Et cette inflammation constitue un obstacle *partiel* au cours de la bile; dans ce cas, il y a ictère et malgré cela les matières fécales restent colorées.

De même dans l'*ictère catarrhal aigu*, l'obstacle peut être partiel par angiocholite, ou absolu si l'inflammation porte sur les canaux extra-hépatiques (le canal cholédoque en particulier).

Dans la *cirrhose hypertrophique biliaire* ou maladie de Hanot, il y a ictère chronique par adultération de la cellule hépatique, mais il peut exister une décoloration incomplète et plus ou moins persistante des matières fécales (obstacle par angiocholite concomitante).

Enfin, dans tous les cas d'angiocholite ou d'insuffisance de la cellule hépatique, il existe également des modifications qualitatives de la bile.

Ceci posé, nous citerons quelques exemples d'ictère dont la cause *principale* est l'hypersécrétion biliaire; d'autres où la rétention de la bile se produit *surtout* par le fait d'un obstacle ; et d'autres enfin qui ne peuvent

guère s'expliquer que par des modifications qualitatives.
de la bile.

A. Hypersécrétion biliaire. — Il y a *polycholie*. Certaines fièvres bilieuses des pays chauds ont comme symptômes cardinaux : l'ictère, des vomissements et des selles contenant de la bile en grande quantité.

Les maladies infectieuses frappant le foie *primitivement* ou *secondairement* s'accompagnent fréquemment d'ictère. Et ces ictères primitifs ou secondaires ont été divisés en *ictères graves* (ictère grave primitif, fièvre jaune, fièvre typhoïde, choléra, pneumonie, cirrhoses, tumeurs du foie...), ou *ictères bénins* (ictère émotif par hypersécrétion sous une influence nerveuse ; ictère catarrhal par auto-infection ou infection venue du dehors...). Mais cette division basée sur le pronostic n'a qu'une valeur bien relative, et tel ictère catarrhal qui semble bénin au début peut avoir une issue fatale. « Il en est de l'ictère comme de la pleurésie, a dit Trousseau, on ne sait jamais comment il se termine. »

B. Obstacle au cours de la bile. — Tout obstacle (tumeurs, calculs, compression directe ou indirecte, obstruction par inflammation...), portant sur un point quelconque des canaux *extra-hépatiques* (y compris l'ampoule de Vater), amènera l'ictère par rétention et la décoloration des matières fécales. Les matières grasses ne sont plus émulsionnées ni absorbées, il y a *stéarrhée*.

C. Modifications qualitatives de la bile. — Dans l'hémoglobinurie, le foie est encombré de matériaux pigmentaires; la bile subit donc des modifications qualitatives, et l'ictère apparaît.

Les mêmes phénomènes se produisent à la suite de la résorption de vastes épanchements sanguins (Poncet, de Lyon).

Principaux troubles généraux produits par l'ictère. — TROUBLES CIRCULATOIRES. - *Pouls ralenti.* — Les sels biliaires sont des poisons du cœur. D'après une théorie récente, le ralentissement ne serait qu'apparent, il y aurait en réalité un rythme couplé du cœur (Voy. *Examen du pouls*).

Les épistaxis sont fréquents.

TROUBLES GASTRO-INTESTINAUX. — Nous avons parlé de la polycholie. En cas de stéarrhée, l'amaigrissement est rapide parce qu'un élément important de la nutrition (la graisse) n'est pas absorbé.

Le bouche est amère, par suite de la présence du taurocholate de soude dans la circulation.

TROUBLES CUTANÉS. — Le *prurit* ne résulte pas forcément de la cholémie, puisqu'il peut y avoir de l'ictère sans prurit. La cause peut être due à un poison engendré ou non détruit par le foie.

Le *xanthélasma* consiste dans des taches jaunâtres localisées aux paupières ou généralisées.

Au sujet de sa cause de production, la même remarque que précédemment s'applique au xanthélasma, car il peut exister en dehors de l'ictère.

TROUBLES D'INTOXICATION. — Ils s'accompagnent d'hyperthermie. Ils résultent de la résorption, au niveau de l'intestin, des produits de fermentation non détruits par la bile ; et au niveau du foie, de la résorption des sels biliaires. Cette intoxication ne se produit pas tant que le rein fonctionne bien.

TROUBLES NERVEUX. — Troubles oculaires (xanthopsie ou vision en jaune, qui est d'ailleurs rare). Délire, insomnie, convulsions, coma dans l'ictère grave.

EXAMEN DE LA RATE

La face externe, convexe de la rate répond aux neuvième, dixième et onzième côtes. Le bord antérieur, mince et tranchant, ne dépasse pas une ligne menée de l'articulation sterno-claviculaire à l'extrémité antérieure de la onzième côte (*ligne sterno-costale*).

La rate normale est donc située en arrière du rebord des fausses côtes, et n'est pas *accessible à la palpation*.

I. **Palpation de la rate déplacée ou hypertrophiée**. — Le malade sera placé en position diagonale droite, indiquée par Schuster, c'est-à-dire dans une position intermédiaire entre le décubitus dorsal et le décubitus latéral droit. Le bras gauche sera relevé et placé derrière la tête.

Le médecin se placera à gauche du malade. Il palpera la rate de bas en haut et d'avant en arrière, avec les deux mains ou avec une seule main agissant par son bord cubital et faisant cuillère.

Effleurement. — Lorsque la rate est très hypertrophiée, sa *friabilité* est souvent très grande. Toute palpation énergique devient dangereuse. Il faut palper l'organe par effleurement. La paume de la main ne bouge pas, les doigts par des mouvements de flexion répétés font une palpation très légère.

La *méthode du piano* (Bertrand) indiquée pour le foie est applicable à la rate.

La palpation donne des notions sur la *forme*, la

consistance, la *mobilité*, la *sensibilité*, les *déforma-tions* de la rate. On peut sentir des *encoches*, qui existent à l'état normal, sur le bord antéro-supérieur de la rate hypertrophiée.

II. **Percussion**. — Le malade est placé dans la position de Schuster, indiquée plus haut ; le médecin se place à droite. Il percute d'abord entre la ligne axillaire moyenne et la ligne scapulaire, de haut en bas et parallèlement aux côtes, jusqu'à ce qu'il trouve la matité splénique qui fait suite à la sonorité pulmonaire. *La percussion doit être très légère*. A ce moment le doigt percuté décrit un arc de cercle de 90°, et la percussion se fait d'arrière en avant jusqu'à la rencontre de la sonorité tympanique (estomac, abdomen) (fig. 56).

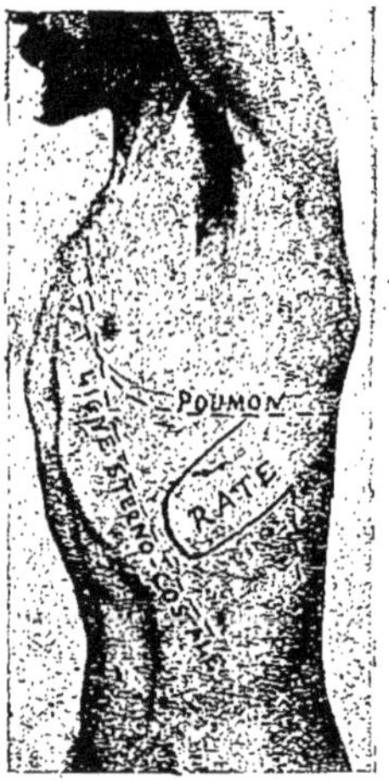

Fig. 56. — Percussion de la rate.

Cette percussion est souvent difficile et même impossible dans certain cas, par exemple lorsqu'il existe un

météorisme prononcé, lorsque les organes voisins lésés
ont perdu leur sonorité spéciale. Dans ces cas, la phonendoscopie peut rendre de très utiles services.

L'examen de la rate doit avoir surtout pour but de
constater les *déplacements* de l'organe (rate mobile,
déplacements par une poussée de voisinage en cas de
pleurésie, pneumothorax, météorisme, ascite, tumeurs
abdominales...), et les *hypertrophies* (beaucoup de
maladies infectieuses, *malaria*, maladies concomitantes
du foie, *leucémie*, tumeurs de l'organe...).

EXAMEN DE L'ABDOMEN

(Voir pour les régions, les notions sur la topographie clinique.)

I. — Inspection.

A. *Inspection médiate. — Mensuration.* — Elle se fait au moyen d'un ruban métrique, elle permet de suivre les progrès d'une ascite. Généralement la mensuration est prise au niveau de l'ombilic.

B. *Inspection immédiate.* — Le malade doit être éclairé par la tête du lit. Le médecin se placera au pied du lit ou sur les côtés, suivant les cas.

I. Volume de l'abdomen. — Il est variable avec l'âge et le sexe. Il peut être diminué ou augmenté.

A. *Diminution.* — Le ventre est rétracté dans la méningite, le cancer du pylore, l'inanition.

Dans la colique de plomb, le ventre est en *bateau*.

B. *Augmentation.* — Elle peut être partielle ou générale :

1° L'*augmentation partielle* existe en cas de tumeurs de la paroi, d'une tumeur d'un organe quelconque, intra-abdominal (rein, utérus et annexes, péritoine, foie, rate...), d'une occlusion intestinale, de *coprostase*.

2° L'*augmentation est générale* en cas d'obésité, de météorisme (voir plus loin). Lorsqu'il y a *œdème* ou infiltration séreuse de la paroi abdominale le développement de l'abdomen prédomine dans les parties déclives (pesanteur).

L'*ascite* donne à l'abdomen une forme globuleuse (voir plus loin).

Le gros ventre flasque des nourrissons (Marfan) existe dans le rachitisme, par suite de l'allongement des intestins et des troubles de la circulation sanguine dans les organes abdominaux.

II. CONFORMATION DE L'ABDOMEN. — La contracture des muscles (défense de l'organisme), dans les affections d'un organe sous-jacent (appendicite, colique hépatique) changent la conformation générale de l'abdomen.

Il en est de même en cas de *ptose* des organes, avec relâchement des parois; il y a un effondrement du contenu abdominal.

Chez les gros mangeurs et les dilatés de l'estomac, la distension porte sur la partie supérieure de l'abdomen.

Dans la cirrhose hypertrophique biliaire, le foie et la rate hypertrophiés donnent à l'abdomen la forme d'un *cœur de carte à jouer* (pointe tournée en bas).

III. ÉTAT DE LA PEAU. — L'inspection révélera la *tête de Méduse* : par suite de l'imperméabilité plus ou moins grande du foie pathologique, par suite d'une compression ou d'une inflammation de la veine porte (pyléphlébite), et d'une façon générale par suite d'un obstacle à la circulation de la veine porte, le sang de cette veine doit se créer des voies nouvelles pour se rendre à la veine cave inférieure. La pression s'accroît dans toutes les veines abdominales, qui subissent une augmentation de diamètre. Ainsi est constitué un réseau veineux sous-cutané apparent ou tête de Méduse. Ce réseau est surtout formé par les petites veines du ligament suspenseur qui s'anastomosent avec la veine épigastrique, et par l'intermédiaire de celle-ci avec les veines sous-cutanées abdominales. Il est à remarquer que dans quelques veinules, le courant sanguin se fait en sens inverse du cours normal.

Sur la peau de l'abdomen, on peut encore constater des *plis* ou *empreintes* (œdème), des *vergetures* (grossesse, ascite...), des *cicatrices*, des *éruptions variées* (taches rosées lenticulaires de la fièvre typhoïde ; taches bleues dues aux poux du pubis...).

IV. MOUVEMENTS. — En cas d'étranglement interne, qui produit une contracture des anses intestinales, d'appendicite, de colique hépatique, de péritonite aiguë ou de toute autre maladie dont les douleurs sont accrues par les mouvements, le malade immobilise le plus possible son abdomen. Il respire superficiellement, et surtout suivant le type costal supérieur.

On notera les *battements épigastriques* (Voy. *Estomac*) et les *battements hépatiques* (Voy. *Foie*).

En cas de grossesse, on pourra constater par l'inspection les *mouvements dus au fœtus.*

V. EXAMEN DE L'OMBILIC. — Il est hernié dans l'ascite abondante ; il est effacé dans l'anasarque, l'œdème.

II. — Palpation de l'abdomen.

Nous citerons comme palpation spéciale le toucher rectal, le toucher vaginal, la palpation des orifices herniaires, la palpation de l'utérus gravide, qui ne sont pas, à proprement parler, du domaine de la séméiologie médicale.

RÈGLES DE LA PALPATION. — Le plus souvent le malade est placé dans le décubitus dorsal. Pourtant, dans certains cas, on peut avoir intérêt à faire la palpation dans le décubitus latéral droit ou gauche, dans la position génu-pectorale.

Dans tous les cas, le malade aura les muscles relâchés

(Voy. *Palpation du foie*). On aura eu soin de *vider
l'intestin* préalablement par un lavement. L'administration du chloroforme est quelquefois nécessaire,
lorsque la douleur est très vive.

Les autres règles sont celles que nous avons exposées,
à propos de la palpation en général (*Moyens physiques
d'exploration*).

La palpation *hydrostatique* de l'abdomen, le malade
étant placé dans un bain, est susceptible de donner de
très bons résultats.

On commence toujours par une palpation *généralisée*
et *superficielle*, qui renseigne d'abord sur l'état de la
sensibilité abdominale. Plus la douleur est vive, ainsi
qu'il arrive dans la péritonite aiguë, et plus les muscles
font résistance sous le doigt (défense musculaire). Elle
renseigne encore sur la *température* qui peut être
augmentée sur toute l'étendue de l'abdomen ou sur une
région circonscrite. Elle permet de sentir les *frottements
péritonéaux ;* ceux-ci peuvent, dans certains cas, être
entendus à distance, sous forme d'un bruit spécial
appelé *cri intestinal*.

En cas d'œdème de la paroi, les doigts laissent leur
empreinte sur l'abdomen.

La palpation *généralisée* et *profonde* donne des
renseignements sur la sensibilité des organes plus ou
moins profondément situés, sur la présence des indurations, des tumeurs de toute nature qui peuvent siéger
dans l'abdomen. Elle fait reconnaître l'existence des
gargouillements, produits par le déplacement des gaz ;
ils sont surtout nombreux, en cas de fièvre typhoïde,
dans la fosse iliaque droite, région qui est en même
temps sensible à la palpation profonde.

Après cette palpation généralisée, on pratique une

palpation *localisée* sur les points qui semblent particulièrement douloureux.

En cas d'appendicite, la palpation même superficielle est douloureuse; il existe de la défense musculaire; de plus, cette douleur est particulièrement vive, au niveau du *point de Mac Burney*, qui est situé à égale distance de l'ombilic et de l'épine iliaque antéro-supérieure droite. Il est à remarquer en outre, qu'une fois cette compression du point de Mac Burney effectuée et maintenue, la douleur du reste de l'abdomen diminue ou même disparaît.

Par la palpation localisée, on cherche à déterminer la forme, le volume, la consistance, et par suite la nature probable des tumeurs liquides, solides ou gazeuses ayant pour siège l'intestin, le péritoine, le mésentère et tous les organes contenus dans l'abdomen (utérus et annexes, vessie...). Ces tumeurs sont d'origine très variée : cancer, tuberculose, kystes, occlusion intestinale, coprostase, tuberculisation des ganglions mésentériques et rétro-péritonéaux, induration et empâtement de la péritonite chronique...

En cas d'entéro-colite, de dysenterie chronique et d'entéroptose, on peut sentir de véritables cordes tendues sur les côlons, et en particulier sur les côlons ascendant et descendant (*cordes coliques* de Glénard).

Enfin, par la palpation combinée à la percussion, on recherche la sensation de flot et le flot lombo-abdominal, dont nous parlerons au sujet de l'ascite.

III. — Percussion de l'abdomen.

La sonorité intestinale est tympanique. La tonalité varie avec la distension des anses intestinales et

suivant la quantité des matières liquides ou solides
qu'elles contiennent.

A. *Du météorisme.* — Météorisme et tympanite
sont deux termes synonymes. S'il y a peu de gaz,
dans l'intestin, on dit généralement qu'il y a météorisme ;
s'il y en a beaucoup, on dit qu'il y a tympanite ou
pneumatose intestinale.

Dans certains cas rares, il existe des gaz dans le
péritoine, on dit qu'il y a *tympanite* ou *pneumatose
péritonéale.*

En cas de météorisme, l'abdomen a une forme
globuleuse, sans déformation de l'ombilic ; la peau
est distendue. Le thorax est élargi à la base dans les
cas extrêmes. La palpation donne une sensation de
consistance élastique.

La percussion donne une résonance tympanique
exagérée, que le gaz soit dans l'intestin ou le péritoine.
Mais, dans le premier cas, la sonorité est plus prononcée au niveau du côlon et elle ne masque pas la matité
du foie ; dans le deuxième cas, l'exagération de sonorité
est uniforme et plus générale, par suite du refoulement
de l'intestin ; la matité du foie est masquée.

Le météorisme peut être *généralisé* (péritonite,
occlusion intestinale située assez bas, fièvre typhoïde,
hystérie...) ; il n'indique pas forcément des lésions
intestinales, il faut rechercher les autres symptômes.

Le météorisme peut être *partiel*, en particulier
dans certaines occlusions.

Lorsque la tension des gaz est très exagérée, il se
produit le même phénomène que dans les cas similaires
de pneumothorax, d'emphysème, la sonorité est remplacée par de la submatité.

B. *De l'ascite.* — L'ascite est constituée par une collection liquide libre dans l'abdomen. Celui-ci a la forme dite *ventre de batracien*. Ce liquide obéit aux lois de

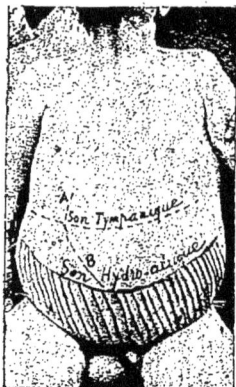

Fig. 57. — Percussion en cas d'ascite.

la pesanteur, se portant sur les parties déclives. Par con_séquent, la forme du ventre change suivant que le malade est couché ou debout.

La percussion donne un son mat au niveau du liquide, un son tympanique au niveau des anses intestinales et un son hydro-aérique intermédiaire (fig. 57).

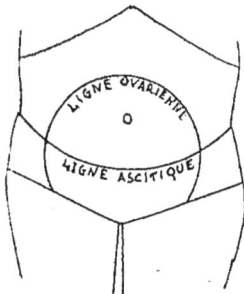

Fig. 58. — Ascite et tumeur ovarienne.

Le malade étant placé dans le décubitus dorsal, la matité a la forme d'un croissant à *concavité dirigée en haut*. Au contraire, dans le cas d'une *tumeur kystique*, la matité a la forme d'un croissant à *concavité dirigée en bas* (fig. 58).

PALASNE DE CHAMPEAUX.   12

Dans les positions latérales, la matité se déplace avec le
liquide ascitique. Il est bon d'attendre quelquesinstants,
l'agglutination des anses intestinales pouvant retarder
ce mouvement de déplacement (ligne AB; fig. 57).

En cas d'ascite très abondante, la zone de sonorité
tympanique peut disparaître, par suite de l'éloignement de la paroi de la masse intestinale.

Sensation de flot. — Par la palpation combinée
avec la percussion, on recherche la sensation de flot
dans l'ascite.

Une main est posée à plat sur l'abdomen : de l'autre,
placée à une certaine distance de la première, on
donne une chiquenaude, afin de mettre en mouvement
une onde liquide, qui vient frapper la main immobile.

Dans les cas douteux, il est bon de faire appuyer,
par son bord cubital, la main d'un aide sur l'abdomen
et le long de la ligne blanche, pour éviter les mouvements en masse d'un abdomen volumineux et à parois
plus ou moins relâchées.

Lorsque la quantité du liquide ascitique est très
faible, on peut rechercher la sensation de flot de la
façon suivante. La main gauche est posée à plat sur
l'abdomen, les doigts étant écartés en éventail. Avec
un doigt de la main droite, on percute le médius ou
l'index gauche ; la sensation de flot est perçue par le
pouce de la main gauche.

Flot lombo-abdominal (Bard). — Une main est
placée sur le ventre du malade, celui-ci étant assis ;
l'autre main percute à poing fermé et à petits coups
la base du thorax en arrière. La main antérieure
perçoit une sensation de flot.

Ce signe est très précoce et existe alors même que
l'épanchement est très peu abondant.

Cette même sensation existe en cas de tumeur plus ou moins mobile de l'abdomen; les autres signes serviront à établir le diagnostic différentiel.

IV. — Signes fonctionnels.

A. *Facies.* — Les malades atteints d'une maladie de l'abdomen, en général, ont un masque bien particulier. dénommé *facies abdominal.*

Dans la péritonite, l'occlusion intestinale, certains cas d'appendicite avec péritonite septique, le facies est dit *grippé* ou *hippocratique* : figure amaigrie, nez effilé, yeux excavés, regard atone; une douleur vive est peinte sur la face du malade.

Le facies est d'une *pâleur* extrême et exprime une vive angoisse, en cas de coliques néphrétique ou hépatique.

B. *Attitude.* — Dans certaines maladies abdominales, le corps est pelotonné, les couvertures étant écartées ou relevées (péritonite aiguë...). Dans la colique de plomb, le malade est couché sur le ventre, es poings crispés sur la région douloureuse; une pression large diminue la douleur.

Certains malades, atteints de péritonite chronique, adoptent le décubitus abdominal, prétendant moins souffrir et mieux respirer dans cette position.

C. *Des coliques.* — Les coliques sont des douleurs abdominales revenant par accès et graduellement croissantes. L'intestin est leur siège habituel. Elles sont permanentes ou passagères et débutent brusquement ou lentement.

Pour avoir la valeur séméiologique des douleurs abdominales, il faut s'enquérir de leur nature, du

moment de leur apparition, de leur durée, de leur
siège. Ces douleurs peuvent être *généralisées* à tout
l'abdomen ou *localisées*, avec ou sans *irradiations*.

Nous citerons quelques exemples : dans l'appendicite,
avons-nous dit précédemment, la douleur est surtout
forte au point de Mac Burney ;

Dans la dysenterie, elle siège principalement autour
de l'ombilic ;

La fièvre typhoïde s'accompagne d'une douleur de la
fosse iliaque droite avec gargouillements ;

La péritonite aiguë s'accompagne d'une douleur
extrêmement vive ; la péritonite chronique est souvent
à peu près indolore ;

Les névralgies des parois abdominales, suivant le
trajet d'un nerf, sont fréquentes dans l'hystérie ; le rhumatisme peut frapper les parois musculaires de l'abdomen ;

Le tabes donne des douleurs fulgurantes.

Nous avons cité plus haut les signes qui accompagnent les coliques de plomb, les coliques hépatique et
néphrétique.

D. *De la constipation*, — On dit qu'il y a constipation, lorsque les matières fécales sont très dures (*scybales*), qu'elles sont évacuées difficilement ou retenues
dans l'intestin. Il existe souvent des alternatives de flux
diarrhéique et d'expulsion de scybales.

La fréquence des évacuations varie suivant chaque
individu, la constipation est donc un symptôme relatif.

Pour que les matières fécales puissent circuler librement, il faut que le *canal intestinal* soit *libre*, que les
parois intestinales aient une *contractilité* et une *sensibilité* normales, que ces matières soient *imprégnées* de
bile et de *mucus*.

Si ces conditions ne sont pas remplies, la constipation est *possible*. Les causes principales sont donc :

1° OCCLUSION INTESTINALE, qui peut être produite par une disposition pathologique de l'intestin (étranglement, invagination, couture, hernies étranglées...); par des tumeurs de l'intestin ou des organes voisins (celles-ci agissant par compression de voisinage); par des calculs biliaires ou intestinaux, des corps étrangers, de la *coprostase*, des vers intestinaux, etc.

Si l'occlusion est complète, la constipation est absolue. De plus, dans ce cas, le malade *ne rend plus aucun gaz* par le rectum (signe important pour le diagnostic).

2° TROUBLES DE CONTRACTILITÉ ET DE SENSIBILITÉ. — Les spasmes ou l'atonie des muscles de l'intestin ou de la paroi se rencontrent chez les hystériques, les vieillards, les aliénés, dans la méningite, la colique de plomb, dans les hernies même non étranglées, etc.

Dans certaines *maladies du cerveau et de la moelle*, dans les maladies adynamiques, dans la convalescence de ces maladies, l'anesthésie de la muqueuse coexiste souvent avec le défaut de contractilité.

La *constipation médicamenteuse* (opium, morphine) a la même origine.

La parésie peut marcher de pair avec l'hyperesthésie générale de l'abdomen. Les malades atteints de péritonite, d'appendicite ne vont pas à la garde-robe, parce qu'ils ont de la parésie intestinale et que le moindre effort est douloureux.

Le shock nerveux qui suit les grandes opérations, le séjour prolongé au lit produiront également de la constipation.

3° DIMINUTION DE LA BILE ET DU MUCUS. — Chez cer-

12.

tains hépatiques, la constipation est fréquente, ainsi
que chez les fébricitants chez lesquels le mucus sécrété
par l'intestin est peu abondant.

Nous venons de voir que des maladies très diverses
peuvent causer de la constipation, mais il importe de
retenir que réciproquement la rétention, même partielle,
des matières fécales peut être le point de départ d'états
morbides variés, pour lesquels l'étiologie rationnelle
échappe *a priori*.

Bien souvent des troubles gastriques ou utérins, des
états migraineux ou neurasthéniques, des symptômes
d'occlusion intestinale, etc., ne relèvent que de la constipation.

Chez les nouveau-nés, la constipation est *très fréquente*. La rétention du méconium et les fermentations
consécutives se rencontrent chez 25 pour 100 de ces
petits malades (Joukovsky).

Chez les enfants plus âgés, la constipation peut résulter de l'*oubli d'aller à la selle*.

Une fièvre à 39° ou 40° par auto-intoxication, des
éruptions diverses peuvent être le résultat d'une constipation plus ou moins opiniâtre.

E. **De la diarrhée**. — Beaucoup d'entérites s'accompagnent de diarrhée, mais entérite et diarrhée ne sont
pas deux termes synonymes ; on a trop de tendance à
les employer l'un pour l'autre indifféremment (on a
même appelé diarrhée de Cochinchine une forme spéciale de dysenterie).

La diarrhée est un trouble *non phlegmasique* de
l'intestin (Trousseau, Dieulafoy).

La consistance plus ou moins molle des selles n'est
pas un élément suffisant d'appréciation pour permettre
de dire qu'il y a diarrhée ; les nouveau-nés, par exemple,

ont des selles pâteuses, sans avoir de la diarrhée.
Il faut qu'il existe un trouble sécrétoire, un véritable
flux intestinal.

1° DIARRHÉE NERVEUSE. — Le froid, une émotion vive,
certaines maladies comme le tabes, le goitre exophtalmique sont des causes de diarrhée.

2° DIARRHÉE PAR IRRITATION. — L'ingestion de certains
aliments, de certaines boissons, des troubles du foie,
du pancréas... produisent ce genre de diarrhée.

3° DIARRHÉE PAR INFECTION. — De très nombreuses
maladies s'accompagnent d'infections intestinales et
consécutivement de flux diarrhéique, contenant du
mucus, du sang, de la bile, des aliments plus ou moins
digérés, etc. (dysenterie, fièvre typhoïde, choléra, urémie...).

L'étude de ces diarrhées infectieuses est du domaine
de la pathologie interne.

V. — **Examen des matières fécales.**

Ce que nous venons de dire des signes fonctionnels,
diarrhée et constipation, nous montre l'importance de
'examen des matières fécales, non seulement chez les
malades atteints d'une affection de l'abdomen, mais
chez presque tous les malades.

De même qu'on doit systématiquement se renseigner
sur la fonction urinaire, on doit toujours examiner, *au
moins de visu*, les garde-robes des malades.

I. *Examen macroscopique.* — Le nouveau-né
rend du *méconium*, qui a l'aspect de savon noir.

Les renseignements porteront sur le *nombre* des selles en vingt-quatre heures, sur leur *quantité*, leur *consistance*, leur *forme* (scybales ; selles rubannées dans les

rétrécissements de l'intestin), leur *couleur* et leur *aspect général*.

A. Couleur et aspect général. — Les enfants ont souvent des selles *vertes*, qui sont dues soit à de la biliverdine (une goutte d'acide nitrique nitreux sur le linge souillé augmente la coloration verte, qui passe ensuite au violet et rose), soit à des *produits microbiens* (diarrhée verte). Dans ce dernier cas, la réaction précédente n'existe pas, la teinte verte disparaît.

Dans certains cas d'ictère, les selles sont plus ou moins décolorées et graisseuses (Voy. *Ictère*).

Certains médicaments colorent les selles : le bismuth, le fer les colorent en noir ; le calomel en brun verdâtre par formation de sulfure de mercure.

L'*aspect noir* des selles est dû le plus souvent à la présence de sang, qui provient d'un point quelconque du tube digestif et n'a pas été expulsé immédiatement (*melœna*). Ces hémorragies se rencontrent dans certaines maladies de l'estomac (ulcère, cancer...), dans des maladies infectieuses (fièvre jaune, ictère grave, fièvre typhoïde...).

La *couleur rouge clair* (sang) existe dans les hémorroïdes, la *dysenterie*. Dans cette dernière maladie, lorsque le sang n'existe qu'en petite quantité, la couleur et l'aspect sont extrêmement variables et en rapport également avec les autres éléments que contiennent les selles (bile, mucosités...).

Dans le typhus abdominal, l'aspect des selles rappelle la *purée de pois*.

Dans le choléra asiatique, l'aspect particulier des selles leur ont fait donner le nom de *riziformes* ou *fromentoïdes* (Koch).

B. Autres éléments anormaux. — Les matières fécales

peuvent contenir d'autres éléments anormaux que ceux
précédemment cités. Nous ne parlerons que des principaux.

1° *Mucosités*. — C'est ce que le malade appelle com-
munément de la graisse.

Dans le catarrhe du gros intestin, les matières sont
enrobées de mucus.

Dans l'inflammation de l'intestin grêle, le mélange
est *intime* (aspect de grains de sagou).

Dans l'inflammation du duodénum, les mucosités
sont *bilieuses*.

Dans la dysenterie les mucosités sont *sanguinolentes*.

Les mucosités, mélangées à des épithéliums et autres
éléments variés, prennent dans certains cas la forme de
tubes. On dirait des *membranes* (entérite pseudo-
membraneuse).

2° *Pus*. — On trouve du *pus* dans les matières fécales
dans un certain nombre de maladies : dans la dysenterie (ulcérations), en cas de kyste suppuré, d'appendicite compliquée...

L'examen microscopique sera quelquefois nécessaire
pour s'assurer de la présence du pus.

3° *Calculs*. — Ils proviennent du foie ou de l'intestin. Pour les recueillir, les selles doivent être passées à
travers un tamis fin, sous un filet d'eau.

4° *Parasites intestinaux*. — L'helminthiase est fréquente chez les enfants, chez les adultes habitant certaines contrées ou exerçant des professions spéciales
(ankylostomiase des mineurs).

II. **Examen microscopique**. — La flore microbienne est innombrable au niveau du tube digestif et
en particulier de l'intestin. Certains microbes qui existent à l'état normal ne deviennent virulents que sous

certaines influences ; d'autres sont pathogènes et proviennent de l'extérieur.

La constatation du bacille du choléra, de la tuberculose, de la fièvre typhoïde(gélo-réaction), etc., est quelquefois indispensable, et dans tous les cas toujours importante pour le diagnostic.

(Nous renvoyons aux traités spéciaux pour le détail
de ces recherches bactériologiques.)

EXAMEN DU PANCRÉAS

Le pancréas est peu accessible à l'examen physique.

L'examen de cet organe par la palpation profonde se fait entre l'ombilic et l'appendice xiphoïde.

En dilatant artificiellement l'estomac, on refoule en arrière les tumeurs du pancréas ; ce signe a peu de valeur, attendu que les tumeurs de la paroi postérieure de l'estomac subissent le même mouvement d'éloignement.

EXAMEN FONCTIONNEL. — 1° Le suc pancréatique digère les matières albuminoïdes en *milieu alcalin*.

Procédé de Schmidt. — Le malade absorbe des petits cubes de viande enveloppés dans de la gaze. Si le pancréas est sain, la viande est digérée.

2° Chez les sujets atteints d'une lésion pas trop avancée du pancréas la dissociation de la graisse en acides gras et en *glycérine* est très active.

Procédé de Cammidge. — L'urine des pancréatiques contient une quantité anormale de glycérine puisée par le rein dans le sang circulant.

Cette glycérine est transformée en glycérose par un acide minéral (azotique, sulfurique...). La présence de cette glycérose est ensuite décelée par l'apparition des cristaux microscopiques que donne ce corps avec la phénylhydrazine.

Remarque. — Cette recherche n'implique pas que les canaux pancréatiques sont perméables, que le suc pancréatique est versé dans l'intestin. Les expériences de Lombroso ont en effet prouvé que le pancréas détermine dans l'organisme un état particulier, par suite duquel les corps gras sont abondamment absorbés, alors même que les canaux excréteurs ont été liés.

Cette perméabilité peut être appréciée par le procédé suivant :

Épreuve de Sahli. — On fait absorber au malade 1 gramme de salol, qui se dédouble dans l'intestin, *sous l'influence du suc pancréatique*, en acide salicylique et acide phénique. On recherche l'acide salicylique dans les urines.

L'imperméabilité rénale est une cause d'erreur qu'on doit éliminer préalablement par l'épreuve du bleu de méthylène (Voy. *Examen des reins*).

Là sécrétion intermittente du suc pancréatique peut fausser l'épreuve de Sahli. On devra donc répéter plusieurs fois l'expérience.

3º Les lésions chroniques du pancréas s'accompagnent fréquemment de *diabète*. Ces lésions chroniques du pancréas coexistent souvent avec des affections hépatiques.

Donc la présence de glycose dans les urines (Voy. *Analyse des urines*) est un signe de présomption en faveur d'une pancréatite primitive ou secondaire.

4º Les lésions *très avancées* du pancréas, en supprimant presque complètement la dissociation et l'absorption des graisses, s'accompagnent d'un *amaigrissement très rapide* du malade.

5º Le canal cholédoque peut être comprimé par une tumeur de la tête du pancréas, il en résulte un *ictère chronique* plus ou moins fort. Dans certains cas, où le

canal côtoie seulement le pancréas (situation anatomique variable) l'ictère fait défaut.

6° La *coloration bronzée* de la peau, *l'absence
d'indican* dans les urines (Eichhorst) doivent être prises en considération.

EXAMEN
DE L'APPAREIL GÉNITO-URINAIRE

I. — EXAMEN DES REINS

ANATOMIE. — Les reins sont situés de chaque côté de la colonne vertébrale ; ils ont une hauteur de 10 à 12 centimètres. Leur extrémité supérieure répond à la douzième vertèbre dorsale, l'inférieure répond au bord supérieur de la troisième vertèbre lombaire. Le rein droit est situé un peu plus bas que le gauche, à cause du foie qu'il touche en haut ; le rein gauche touche la rate à sa partie supérieure.

La distance entre les bords externes des reins et la ligne des apophyses épineuses ne dépasse pas 9 centimètres, d'après Récamier. Cette limite externe, projetée sur la face antérieure du corps, correspond à peu près au bord externe du muscle droit de l'abdomen.

La face antérieure des reins, tapissée par le péritoine, est en grande partie recouverte par les côlons ascendant (à droite) et descendant (à gauche). Donc en cas de tumeur, le gros intestin refoulé d'arrière en avant, fera bourrelet devant le rein augmenté de volume.

I. — Inspection de la région rénale.

On examine la région rénale en se plaçant devant le malade, puis en arrière et sur le côté.

Par devant, le malade étant couché, on peut voir une saillie plus ou moins prononcée du côté du flanc ou de la région ombilicale.

Le malade étant debout (examen par côté ou en arrière), on peut constater que la courbure normale de la région est remplacée par une surface bombée (par exemple dans le cas d'abcès périnéphrétique).

L'inspection permet de se rendre compte de l'état de la peau (rougeur, œdème...).

II. — Palpation des reins.

La *palpation bimanuelle* (procédé de Trousseau) est la méthode de choix.

Le malade étant dans le décubitus dorsal, reposant bien à plat, les jambes *allongées* et molles (Guyon, Récamier), doit se laisser aller, comme s'il dormait. Une main est placée en arrière, dans l'angle costo-musculaire (au niveau du triangle de Jean-Louis Petit). On appuie avec l'extrémité des doigts, tout en laissant la main immobile.

L'autre main palpe profondément en avant. Les deux mains vont à la rencontre l'une de l'autre. Cette exploration doit se faire *en mesure*, c'est-à-dire suivre exactement les mouvements respiratoires et ne gagner du terrain que pendant l'expiration (Guyon).

La *douleur provoquée*, sa disparition ou sa continuation après un moment de pression, *ses irradiations* seront notées avec soin.

La consistance, la forme, le volume du rein peuvent être appréciés avec une certaine précision par cette palpation bimanuelle.

Le *rein mobile*, saisi entre les deux mains, peut s'échapper et donner la sensation du noyau de cerise qui fuit entre les doigts (Glénard).

La recherche du *ballottement rénal* (Guyon) par des

petites secousses, imprimées par la main placée en
arrière, est indispensable pour bien délimiter le rein.

III. — **Percussion des reins**.

La percussion n'acquiert de l'importance qu'en cas
de déplacements ou de tumeurs des reins.

Lorsque le rein est en *ectopie*, l'intestin prend sa
place, et la matité rénale est remplacée souvent par de
la sonorité tympanique.

Dans toutes les tumeurs du rein on constate un
agrandissement de la zone de matité. Toutes ces néoformations sont situées derrière le côlon, et si l'on a eu
soin de vider préalablement l'intestin, il existe une
bande de sonorité tympanique qui traverse l'aire de la
matité.

IV. — **Succussion des reins**.

De légers coups donnés à poing fermé sur la région
rénale sont indolores chez les sujets normaux ; ils sont
douloureux dans certaines maladies rénales. On peut
ainsi provoquer de la douleur, alors que la palpation
bimanuelle et le ballottement sont indolores.

Cette succussion provoque également de la douleur
dans les lésions périnéphrétiques ou le lumbago, et le
diagnostic n'est pas éclairé dans ces cas par ce moyen
de recherche. Au contraire la succussion des reins n'est
pas douloureuse dans les affections des organes avoisinant le rein.

Dans un grand nombre de maladies des reins,
l'exploration physique ne donnera aucun résultat, et le
diagnostic ne sera possible que par l'*examen des urines*,
dont nous parlerons plus loin.

II. — EXAMEN DES VOIES URINAIRES

I. **Uretères**. — Lorsque les uretères ont des parois épaissies et résistantes, ou que des calculs y sont enclavés, la palpation par le rectum ou le vagin peut donner d'utiles renseignements.

En éclairant la vessie au moyen de l'*endoscope*, l'embouchure des uretères devient visible, et le cathétérisme devient même possible. On peut ainsi recueillir séparément l'urine de l'un et l'autre rein, et comparer l'état anatomique et fonctionnel du rein supposé malade avec celui du rein supposé sain.

II. **Vessie**. — Lorsqu'elle est très distendue, l'inspection permet de constater une saillie de la région hypogastrique.

La *palpation bimanuelle* est la méthode de choix. L'index d'une main est introduit dans le rectum ou le vagin, l'autre main palpe avec précaution la paroi abdominale (au besoin on administre du chloroforme). Les renseignements qu'on acquiert sont nombreux : état de vacuité ou rétention d'urine, tumeurs...

Par la *cystoscopie*, on arrive à éclairer et à voir la paroi interne de la vessie.

Le cathétérisme, au moyen d'instruments métalliques spéciaux, permet de reconnaître la présence des calculs. Le choc du calcul contre le cathéter donne un son clair, perceptible à distance.

La *percussion* permet, dans certains cas, de constater l'état de réplétion de la vessie, à condition que le sujet ne soit pas trop gras. L'absence de matité n'est pas une preuve de l'état de vacuité de la vessie, car cet organe a pu se développer du côté du petit bassin plutôt que du côté de la paroi abdominale.

III. *Urètre*. — La vue indique l'étroitesse du méat, son imperforation, sa situation anormale (hypospadias...); les fistules, l'œdème de l'urètre.

La *palpation immédiate* se fait chez l'homme en promenant le doigt sur l'urètre, ce qui permet de sentir les nodosités, les indurations qui accompagnent souvent les rétrécissements, les petits abcès qui échappent à la vue.

Par le *toucher rectal*, qu'on ne doit jamais négliger de pratiquer, le doigt explore les portions membraneuse et prostatique de l'urètre.

Chez la femme, l'urètre peut être exploré directement par le doigt.

La *palpation médiate* se fait surtout au moyen des bougies à boule ou à olive (commencer par le n° 20 ou 21 de la filière Charrière). Les plus grandes précautions d'asepsie et d'antisepsie doivent être prises. Toute manœuvre tant soit peu violente est toujours dangereuse; la plus grande légèreté de main possible est indispensable.

III. — EXAMEN DE L'APPAREIL GÉNITAL
DE L'HOMME

I. *Scrotum, testicules, cordon.* — Par l'inspection on juge de l'état de la peau du scrotum (rougeur, œdème), du gonflement des bourses (hydrocèle, tumeurs...), de leur flaccidité (varicocèle). Dans le cas d'hydrocèle la recherche de la *transparence* est nécessaire.

Par la *palpation*, on détaille toutes les parties de l'appareil spermatique (corps du testicule; corps, tête et queue de l'épididyme; canal déférent; veines spermatiques). On se rend compte des inversions ou des cas d'ectopie du testicule, de l'état du canal inguinal.

La sensibilité du testicule est intéressante à connaître.

La palpation renseigne enfin sur la forme, la consistance des tumeurs des organes spermatiques, sur l'existence des hernies acquises ou congénitales.

L'exploration des *ganglions inguinaux* et *lombaires* complète l'examen ci-dessus.

II. **Périnée.** — L'inspection et la palpation minutieuse de cette région sont indispensables (prolongements périnéaux d'abcès urineux...)

III. **Prostate et vésicules séminales.** — L'exploration se fait par le toucher rectal (hypertrophie, bosselures, consistance, tumeurs, abcès...).

IV. — EXAMEN DE L'APPAREIL GÉNITAL DE LA FEMME

Cet examen doit toujours être très complet, mais on doit penser à la possibilité d'une grossesse.

Nous ne ferons qu'indiquer les grandes lignes de cet examen qui relève du domaine de la gynécologie.

1° L'EXAMEN EXTERNE se fait suivant la méthode générale adoptée pour tous les autres appareils.

Les *seins* seront toujours examinés.

Dans la grossesse, la palpation abdominale prend une importance spéciale.

Les mensurations du bassin sont indispensables, dans certains cas.

2° L'EXAMEN INTERNE comprend comme méthode spéciale: le *toucher vaginal* et l'*examen au spéculum*.

Le toucher vaginal peut se combiner avec la palpation abdominale.

Le toucher rectal est toujours utile.

Au moyen de *l'hystéromètre*, on se rend compte des dimensions et de la direction de l'utérus.

3° Les SIGNES FONCTIONNELS (douleur, menstrues, écoulements variés...) doivent être étudiés avec soin.

V. — DE LA MICTION

On étudie la *fréquence* de la miction. Si elle est exagérée, il y a *pollakiurie* (πολλάκις, souvent). Celle-ci peut être diurne ou nocturne, douloureuse ou indolore. Elle peut être causée, chez les névropathes, par une influence nerveuse. On la rencontre dans des maladies générales (diabète, tabes...) ou certaines maladies de l'appareil génito-urinaire (cystite, maladies de la prostate, néoplasies vésicales, tuberculose de la vessie, *mal de Bright*, maladies utérines et ovariennes...).

Elle est un symptôme important de la *lithiase rénale*.

Si l'urine est plus abondante qu'à l'état normal, il y a *polyurie* (Voy. *Examen des urines*).

A. *Rétention d'urine*. — On dit qu'il y a rétention, lorsque la vessie ne se vide pas spontanément. Elle peut être *aiguë* et se manifeste en dehors de toute affection urinaire (traumatismes, maladies infectieuses graves, certaines maladies du cerveau et de la moelle, *le tabes*, l'hystérie, les intoxications par l'opium, la belladone...).

La rétention aiguë existe encore après l'accouchement, à la suite d'opérations même éloignées de l'appareil génito-urinaire.

Dans tous ces cas, il s'agit d'une paralysie du corps de la vessie, le besoin d'uriner étant supprimé à cause de la perte de la sensibilité. Lorsque la pression intravésicale devient supérieure à la tonicité du col, l'urine s'échappe involontairement, il y a *incontinence par regorgement*.

La rétention aiguë s'observe également dans un grand nombre de maladies des voies urinaires (cystites, *rétrécissements*, prostatites...).

La rétention *chronique* ou incomplète est mieux dénommée *stagnation urinaire*; elle est souvent la cause d'infection locale ou générale.

B. **Incontinence d'urine**. — C'est la sortie involontaire de l'urine hors de la *vessie* (et non du canal, ce qui arrive chez les rétrécis après la miction).

L'incontinence nocturne est surtout fréquente chez les enfants et chez les adolescents, l'attaque nocturne *d'épilepsie* en est une cause fréquente (Trousseau). Dans d'autres cas, chez les jeunes enfants, la paresse ou l'habitude produisent cette incontinence.

Une autre variété est liée à l'*atonie* du sphincter urétral ou à l'*irritabilité vésicale*.

L'incontinence d'urine, tout comme la rétention, est symptomatique de certaines affections générales ou d'une affection de l'appareil urinaire. Les maladies de la moelle, le tabes s'accompagnent souvent d'incontinence *vraie*, qu'il ne faut pas confondre avec l'incontinence par regorgement, par rétention; de plus, elle est le plus souvent *inconsciente*; le malade ne sent pas qu'il urine, sa muqueuse urétrale est anesthésiée.

L'incontinence est fréquente chez les prostatiques et se manifeste surtout la nuit.

C. **Dysurie**. — La miction *difficile* est en même temps souvent *prolongée* (prostatites, rétrécissements ou maladies générales, telles le tabes).

La miction, dans certains cas, est *entrecoupée* et se

13.

fait en deux ou trois temps (prostatites, nervosisme...).

Le *volume*, la *forme*, la *force* du jet sont importants à préciser.

De la douleur dans les maladies des organes génito-urinaires.

Miction douloureuse. — On fait préciser au malade l'intensité, le siège, les irradiations, le moment d'apparition de la douleur. La miction peut, en effet, être douloureuse au début, ou à la fin, ou d'une façon continue.

La douleur terminale peut se produire en dehors des maladies des voies urinaires (tabes, glycosurie...).

Les *douleurs* naissant sur un point quelconque de l'appareil génito-urinaire seront précisées, suivant les principes généraux que nous avons exposés à propos de l'examen du malade.

VI. — DE LA PERMÉABILITÉ RÉNALE

Elle a pour but de se rendre compte de l'état *fonctionnel* des reins; elle ne renseigne pas sûrement sur les altérations anatomiques de ces organes, car ces altérations ne s'accompagnent pas nécessairement d'une diminution de la perméabilité.

L'étude de la perméabilité renseignera sur l'état de la fonction de sécrétion externe du rein.

En d'autres termes, la *perméabilité du rein représente sa valeur excrétrice* (Bernard).

I. *L'analyse chimique* de l'urine donne de très utiles renseignements sur l'état fonctionnel du rein, lorsque l'on recueille séparément l'urine de l'un et l'autre rein, et qu'un seul rein est malade. Dans ce cas, en effet, l'urine du rein sain sert de témoin et permet d'apprécier les troubles fonctionnels de l'organe malade.

Dans les maladies bilatérales, ce terme de comparaison n'existe pas, et l'augmentation ou la diminution d'une certaine substance dans l'urine peuvent provenir aussi bien d'un trouble fonctionnel du rein que d'un trouble quelconque d'un organe éloigné (foie, système nerveux, troubles de nutrition…).

II. *Densimétrie.*— Le taux des substances dissoutes dans l'urine est en rapport avec le degré de la perméabilité rénale.

Mais les changements de densité peuvent dépendre de troubles indépendants des fonctions rénales, et en particulier de la production exagérée de produits excrémentitiels au niveau d'autres organes.

III. *Toxicité urinaire.* — L'urine normale est toxique ; un kilogramme d'animal est intoxiqué par 45 centimètres cubes d'urine, d'après Bouchard (de 30 à 60 pour les différents auteurs). Ces 45 centimètres cubes représentent une *urotoxie.*

Lorsque la perméabilité rénale diminue, les poisons de l'organisme ne sont plus éliminés en aussi forte proportion, et les urines deviennent *hypotoxiques.*

Dans certaines néphrites, et avant l'apparition de toute urémie, les urines ont une toxicité très diminuée ; une urotoxie ne suffit plus à tuer un kilogramme d'animal.

Mais il faut remarquer que la variation de toxicité des urines est facteur de la toxicité du sang, lequel est épuré par le rein ; donc cette variation n'est pas seulement dépendante de l'état fonctionnel de l'organe. D'où la nécessité de rechercher à la fois la toxicité des urines et du sang (sérum du sang).

Les opérations sont longues et minutieuses, peu faciles à exécuter, par conséquent de peu d'utilité pour le clinicien. Nous ne les décrirons donc pas.

IV. *Cryoscopie* (κρύος, froid). — Cette méthode est basée sur ce fait que l'abaissement du point de congélation des solutions est proportionnel à leur concentration moléculaire.

Or, les urines ont une concentration moléculaire qui varie d'après la quantité totale des substances dissoutes. (Point de congélation normal — 1,35. Les variations observées ont oscillé entre — 0,59 et — 2,24).

La perméabilité rénale a été étudiée d'après ce procédé, mais les résultats sont peu démonstratifs et ne sont pas supérieurs aux précédents.

V. *Epreuve du bleu de méthylène* (Achard et Castaigne). — Cette épreuve a pour but de rechercher la perméabilité *expérimentale* du rein, au moyen d'une substance étrangère introduite dans l'organisme.

La substance recommandée par Achard est le bleu de méthylène pur, en solution à 1 gramme pour 20, que l'on injecte à la dose de 1 centimètre cube dans le tissu musculaire de la fesse.

La vessie a été vidée préalablement, et à partir du moment de l'injection, les urines sont recueillies de demi-heure en demi-heure, jusqu'à ce que les urines soient teintées en bleu. A partir de ce moment, il suffit de recueillir les urines, toutes les heures, dans des vases séparés.

Au début et à la fin, quand la teinte des urines n'est pas encore très nette, l'examen de la prise doit se faire dans un tube à essai que l'on regarde en profondeur (Hutin).

Si l'urine contient surtout du *chromogène* incolore,

on peut accentuer la teinte, en la chauffant avec de l'acide acétique.

On fera la courbe d'élimination sur un tableau et l'on appréciera le début, la fin, le maximum et le rythme de l'élimination. A l'état normal, la courbe est celle reproduite ci-contre (fig. 59) :

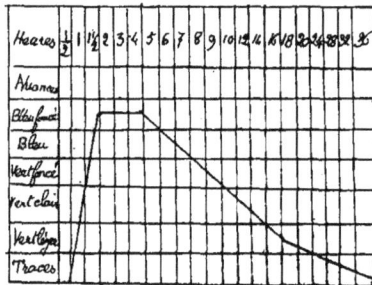

Fig. 59. — Courbe d'élimination du bleu de méthylène.

Début............	1/2 heure après l'injection.
Fin..............	36 heures —
Maximum........	3 — —
Rythme.........	Continu, cyclique.

La courbe s'élève rapidement, se maintient en plateau et s'abaisse rapidement.

Chez le brightique, l'ascension est lente, le plateau est peu net, la descente traînante, le rythme polycyclique ou intermittent.

L'intermittence dans l'élimination serait surtout due, d'après Chauffard et Cavasse, à un trouble fonctionnel du foie.

Remarque. — Si au lieu du bleu, on donne 20 grammes d'urée, la courbe est sensiblement la même.

EXAMEN DES URINES

L'examen des urines est fertile en renseignements sur l'état des organes ; il aide au diagnostic ou le complète. Mais l'analyse détaillée des urines est du domaine de la chimie biologique. Les traités spéciaux indiquent les différentes méthodes de recherches, qui nécessitent parfois des appareils de précision et des réactifs nombreux.

Le clinicien ne saurait supplanter le chimiste, mais il doit connaître un certain nombre de procédés d'analyse, faciles à exécuter au lit même du malade.

Nous n'indiquerons que ces méthodes simples, mais dans tous les cas nous exposerons, en une revue rapide, les conclusions basées sur l'analyse des urines, que cette analyse soit l'œuvre du clinicien ou du spécialiste.

VARIATIONS PHYSIOLOGIQUES DES URINES. — Les éléments normaux de l'urine sont variables suivant l'âge, le sexe, le poids du corps, l'alimentation, le travail musculaire...

L'enfant sain urine en proportion plus que l'adulte, et il excrète plus d'urée.

Le phénomène contraire se produit chez le vieillard.

La femme élimine moins de produits que l'homme.

L'alimentation, l'*ingestion des boissons* ont une grande influence sur les excreta. Il en est de même de l'activité physique ou intellectuelle.

Il existe également des variations physiologiques individuelles, ce qui a fait dire à Vieillard qu'il n'y a **pas de type fixe et absolu d'urine normale.**

Les variations, pour être considérées comme pathologiques, doivent donc être importantes et persistantes.

I. — Caractères généraux des urines.

1° VOLUME. — On doit recueillir *toutes* les urines émises dans les vingt-quatre heures dans un bocal gradué. La quantité moyenne émise par un adulte est de 1 400 centimètres cubes, dans des conditions normales d'existence et d'alimentation (chez la femme 1100^{c3}).

Il est indispensable de connaître la quantité d'urine des vingt-quatre heures, et de faire porter l'analyse sur un échantillon, prélevé sur l'ensemble, car la composition varie suivant les moments de la journée. **On pourra ainsi connaître les résultats pour les vingt-quatre heures.**

Supposons que l'urine d'un malade contienne 20 grammes de glycose par litre, si la quantité des urines des vingt-quatre heures est de 5 500 centimètres cubes, nous dirons que la quantité *totale* de glycose est de $\dfrac{20 \times 5500}{1000} = 110$ grammes (en vingt-quatre heures).

Il peut être intéressant de connaître le volume de l'urine de jour et de l'urine de nuit. A l'état normal, l'urine est émise plus abondamment le jour que la nuit (rapport de 67 à 33). A l'état pathologique, la polyurie nocturne est fréquente, ce qui peut avoir de l'importance pour le pronostic.

Lorsque le volume est augmenté, on dit qu'il y a *polyurie. Intermittente*, elle s'observe chez les nerveux ou en cas d'hydronéphrose intermittente. *Continue*, elle est un des principaux symptômes du diabète sucré, et a donné son nom au diabète insipide ou *polyurie essentielle* (traumatismes cérébraux...).

La polyurie se rencontre également dans le mal de Bright ou dans les lésions des voies urinaires inférieures (stagnation urinaire amenant de la pollakiurie et de la polyurie fonctionnelle).

Lorsqu'un individu rend une petite quantité d'urine, il y a *oligurie* ; s'il n'en rend pas du tout, il y a *anurie*, qu'il faut différencier de la rétention d'urine (état de vacuité dans le premier cas, de rétention dans le second, de la vessie).

2° ASPECT. — L'urine normale est limpide à l'émission. Elle peut mousser avec facilité, ce qui est souvent dû à l'albumine.

3° ODEUR. — L'urine prend une odeur ammoniacale sous l'influence de diverses fermentations.

L'urine des diabétiques peut, comme l'haleine, prendre une odeur rappelant celle du chloroforme, parce qu'elle renferme de l'acide diacétique (coma imminent).

Certains médicaments donnent à l'urine une odeur spéciale (essence de térébenthine : odeur de violette).

4° COULEUR. — Elle varie avec le degré de concentration. La présence de produits anormaux (sang, bile, médicaments...) lui donne des teintes variables.

5° DENSITÉ. — Elle est fonction du volume et de la quantité des matières dissoutes. A l'état normal elle est d'environ 1018.

En multipliant par 2,33 les deux derniers chiffres de la densité, on obtient *approximativement* la quantité des corps solides dissous en grammes et par litre.

(Voy. *Étude de la perméabilité rénale.*)

6° RÉACTION. — L'urine normale est *acide*, et cette

acidité est due principalement au phosphate acide de soude.

La réaction doit être cherchée (papier de tournesol ou à la phtaléine) au moment de l'émission. Dans certains cas, en effet, l'urine fermente rapidement, surtout dans les couches supérieures du bocal où on les recueille, alors que les couches inférieures sont encore acides.

Pratiquement on ne peut toujours (surtout en été) doser l'acidité sur l'ensemble des urines des vingt-quatre heures ; pour bien faire, il faudrait répéter cette recherche sur plusieurs échantillons et faire une moyenne.

Le principe du dosage de l'acidité est celui dont nous avons parlé au sujet du suc gastrique. Les chimistes ne sont pas d'accord sur l'unité, qui doit servir à apprécier l'acidité urinaire ; on l'exprime le plus souvent en acide oxalique ($1^{gr},32$ par litre à l'état normal), ou en acide sulfurique ($1^{gr},029$).

A une urine plus acide que la normale correspond un sérum du sang moins alcalin que la normale et réciproquement.

Joulie a fait des recherches intéressantes sur l'acidité, mais ses conclusions thérapeutiques semblent tant soit peu exclusives. D'après lui, 75 p. 100 des sujets examinés sont des hypoacides, justiciables de l'administration de l'acide phosphorique et du phosphate de soude, médication qui n'est pas sans inconvénient lorsqu'elle est prolongée.

Le degré d'acidité varie avec l'alimentation. A l'état pathologique, elle augmente dans les affections fébriles, le rhumatisme, la *goutte*... ; elle diminue dans les maladies d'estomac s'accompagnant d'hypochlorhydrie.

L'urine peut être alcaline, à l'émission, dans le cas

de stagnation urinaire. Le plus souvent, cette alcalinité est due à la présence de carbonate d'ammoniaque (dédoublement de l'urée par une action bactérienne). Une baguette en verre, trempée dans de l'acide chlorhydrique et promenée au-dessus du bocal d'urine, se couvre de vapeurs blanches.

II. — Des principaux éléments normaux de l'urine.

A. *Urée*. — La dose normale émise par vingt quatre heures est de 18 à 20 grammes par litre, avec une alimentation mixte et des exercices modérés.

L'urée est le dernier terme de la transformation des matières albuminoïdes.

L'*hyperazoturie* persistante indique une dénutrition exagérée (diabète azoturique, diabète sucré, goutte, états chroniques graves tels que la tuberculose...).

L'*hypoazoturie*, que nous avons signalée dans les affections du foie, se rencontre encore dans les états cachectiques, les cardiopathies et gastropathies.

Certains médicaments ont une action très nette sur la production de l'urée (augmentation ou diminution).

a. DOSAGE DE L'URÉE. — Il est basé sur la décomposition de ce corps en azote et en acide carbonique, sous l'influence des hypobromites. L'acide carbonique est absorbé par l'excès d'alcali du réactif, et l'on note seulement le volume de l'azote dégagé :

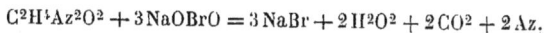

$$C^2H^4Az^2O^2 + 3NaOBrO = 3NaBr + 2H^2O^2 + 2CO^2 + 2Az.$$

Par le calcul, on établit que :

··'· 1 gramme d'urée dégage 370 centimètres cubes d'azote.

Par conséquent, si dans 1 litre d'eau, nous mettons en dissolution $2^{gr},70$ d'urée, et si nous prélevons 1 cenmètre cube de ce liquide, ce centimètre cube contiendra :

$$\frac{2^{gr}.70}{1000} = 0^{gr},0027 \text{ d'urée.}$$

Or :

1 gramme d'urée dégage 370 centimètres cubes d'azote.

Donc :

$0^{gr},0027$ d'urée dégage $370 \times 0,0027 = 0 \text{ cm}^3, 999$ de Az.

Nous pouvons conclure que, lorsqu'une urine contient $2^{gr},70$ d'urée par litre, et qu'on prend 1 centimètre cube de cette urine sur lequel on fait agir la solution d'hypobromite de soude, le dégagement de Az est de $0^{cs},999$ ou, en chiffre rond, de 1 centimètre cube.

Lorsque l'urine contient x grammes par litre d'urée, et que 1 centimètre cube de cette urine soumis à la même réaction dégage y centimètres cubes de Az, nous pouvons écrire :

$$x = y \times 2^{gr},7.$$

Mais toute la quantité d'urée n'est pas décomposée, même en *sucrant l'urine* (procédé de Méhu), et pour tenir compte de cette cause d'erreur, nous écrivons :

$$x = y \times 2,5.$$

Conclusion. — Pour doser l'urée, on prend un centimètre cube de l'urine examinée et l'on multiplie par 2,5 le nombre de centimètres cubes de Az dégagé. On a ainsi le résultat en grammes pour *un litre* d'urine.

b. MANIPULATION. — Dans un tube gradué, on verse

une certaine quantité du réactif suivant (10 centimètres cubes environ) :

Lessive des savonniers (D = 1.33). 50 grammes.
Brome......................... 7 cent. cubes.
Eau distillée................... 140 grammes.

Au-dessus, l'on verse *le long de la paroi* une petite quantité d'eau distillée (2 centimètres cubes environ), qui est destinée à faire matelas et à empêcher le contact immédiat de l'urine avec le réactif, avant qu'on ait le temps de boucher le tube.

A ce moment, l'on fait une *première lecture* qui indique le nombre de centimètres cubes du liquide ainsi disposé dans le tube (soit 12 centimètres cubes, par exemple).

Avec une pipette graduée, on verse le long de la paroi un centimètre cube d'urine, et l'on bouche hermétiquement et le plus rapidement possible avec le pouce. La quantité totale du liquide est devenue :

$$12 + 1 = 13 \text{ centimètres cubes.}$$

On agite par des mouvements de renversement du poignet jusqu'à ce qu'il ne se dégage plus aucune bulle. On plonge le tube quelques instants dans de l'eau froide, la réaction ayant élevé la température du liquide.

On renverse alors le tube dans un vase rempli d'eau, on lâche le pouce, et on enfonce le tube jusqu'à ce qu'on obtienne l'égalité des niveaux entre l'eau du vase et le liquide du tube.

L'azote qui était sous pression chasse une partie du liquide du tube, et il est évident que le nombre des centimètres cubes de liquide ainsi chassé est égal à **celui des centimètres cubes de Az dégagé.**

On replace le pouce, on retire le tube et on le remet dans la position verticale, l'ouverture en haut. On lâche le pouce et on fait à ce moment la *deuxième lecture*.

Supposons que le liquide n'occupe plus que 5 centimètres cubes dans le tube. Il y a donc eu un dégagement de Az égal à :

$$13 - 5 = 8 \text{ centimètres cubes.}$$

L'urine analysée contient par conséquent :

$$8 \times 2^{gr},5 = 20 \text{ grammes d'urée par litre.}$$

c. MÉTHODE SIMPLIFIÉE. — Au lieu de se servir d'une pipette graduée au centimètre cube, on peut avoir un petit tube en verre exactement calibré et contenant 1 centimètre cube d'urine. On laisse glisser le long de la paroi (tube légèrement incliné) ce petit tube rempli d'urine (enlever au papier buvard le ménisque qui dépasse). Avant qu'il ne soit arrivé au contact du réactif, on a le temps d'obturer le grand tube ; le matelas d'eau devient ainsi inutile.

On fera la lecture avant l'introduction du petit tube ; celui-ci tombera dans la cuve à eau, et par suite de son absence au moment de la deuxième lecture, il n'y aura aucune cause d'erreur surajoutée.

Enfin, on peut encore avoir à sa disposition un petit tube calibré à 1^{cc},35 (au moyen du mercure dont la densité est de 13,5). Dans ce cas, en faisant un calcul semblable à celui indiqué précédemment, on trouve qu'il suffit de multiplier par 2 le nombre des centimètres cubes de Az dégagé (opération plus rapide pouvant se faire de tète).

B. *Chlorures*. — Le chlore se trouve dans l'urine

presque entièrement à l'état de chlorure de sodium. A l'état normal, l'élimination est de 10 à 15 grammes par jour.

Cette quantité est diminuée dans les cachexies, les maladies fébriles, le mal de Bright, les maladies graves du foie (Voy. Examen de cet organe).

Leur diminution considérable (1 à 2 grammes par jour de chlorures éliminés) est d'un très fâcheux pronostic.

Le *dosage* en est facile au moyen d'une solution titrée de nitrate d'argent.

C. *Phosphates.* — L'urine contient des phosphates alcalins solubles (phosphate de potasse et phosphate acide de soude), et des phosphates *insolubles* (phosphate de chaux et de magnésie), *sauf en milieu acide*.

Sous l'influence de la fermentation ammoniacale, le phosphate acide de soude se transforme en phosphate double de soude et d'ammoniaque.

A l'état normal, les urines des vingt-quatre heures contiennent 3^{gr},20 de phosphates.

Leur quantité est *augmentée* dans les lésions cérébrales, la neurasthénie, après les crises d'épilepsie, dans le rhumatisme, l'ostéomalacie, la *tuberculose au début*, le *diabète phosphaturique*...

Il y a *hypophosphatie* dans les maladies infectieuses (pneumonie, fièvre typhoïde, scarlatine, malaria, l'anémie, le cancer...).

La proportion relative des phosphates alcalins et des phosphates terreux (1 à 3) pourrait être inversée dans les attaques d'hystérie, d'après certains auteurs. Cette conclusion ne paraît pas justifiée.

Le *dosage* des phosphates nécessite des manipulations assez complexes.

D. **Sulfates**. — 3 grammes sont éliminés par jour. Leur variation pathologique est peu connue. Ils diminuent chez les rachitiques, les arthritiques, les rhumatisants, les goutteux... (dosage complexe).

E. *Acide urique*. — La quantité éliminée en vingt-quatre heures est de $0^{gr},50$ environ.

Cet acide est peu soluble à froid (1 p. 18 000) ; il est beaucoup plus soluble dans l'eau bouillante (1 p. 1 500). Donc, dans une urine peu abondante, mais dans laquelle la proportion d'acide urique reste la même, cet acide se déposera au moment du refroidissement, et en même temps il fixera la matière colorante de l'urine. Par l'ébullition le précipité se redissoudra.

L'acide urique peut exister à l'état d'urate ; ce que nous disons de l'acide est applicable aux urates.

RECHERCHE QUALITATIVE DE L'ACIDE URIQUE ET DES URATES. — Une parcelle du sédiment est chauffée dans une capsule avec quelques gouttes d'acide azotique concentré. On évapore à sec et on ajoute quelques gouttes d'ammoniaque. Il se forme une coloration rouge pourpre (*réaction de la murexide*). L'acide urique s'est décomposé en urée et en alloxane, et il s'est formé un iso-alloxanate d'ammoniaque (de couleur pourpre).

Le *dosage* de l'acide urique est du domaine de la chimie.

La teneur de l'urine en acide urique est particulièrement intéressante dans la goutte et la leucémie. L'excès d'acide urique est typique dans la maladie goutteuse.

L'augmentation se rencontre aussi dans la splénomégalie, la pneumonie, la fièvre typhoïde (*urines fébriles*).

Le surmenage physique et intellectuel, le changement de régime produisent une augmentation passagère des urates.

F. Indican. — L'indican existe dans l'urine normale en petite quantité. Il se produit par oxydation de l'indol, sous l'influence de microorganismes ; sa présence en plus ou moins grande quantité dans les urines indique donc jusqu'à un certain point, le plus ou moins de septicité du tube digestif (constipation opiniâtre, fièvre typhoïde, affections gastro-intestinales à fermentations...).

L'administration des antiseptiques intestinaux le font presque complètement disparaître des urines.

Nous avons signalé son augmentation dans le cas d'insuffisance hépatique, et sa disparition dans les maladies du pancréas (cet organe fabrique de l'indol).

Carles a signalé la proportion élevée d'indican en cas d'hypo ou d'anachlorhydrie (cancer de l'estomac) et sa disparition dans l'hyperchlorhydrie, celle-ci entravant les fermentations microbiennes.

Recherche de l'indican. — On peut employer le procédé suivant. On met dans un tube quantités égales d'urine et d'acide chlorhydrique, on ajoute quelques gouttes d'eau oxygénée ou d'une solution concentrée de chlorure de chaux fraîchement préparée, et une petite quantité de chloroforme.

On mélange par plusieurs renversements du tube, celui-ci étant obturé au moyen du pouce, et on laisse reposer. Le chloroforme s'empare de l'indican et se dépose au fond du tube en prenant une teinte bleue, plus ou moins foncée.

Si l'urine contient de l'albumine, celle-ci doit être éliminée préalablement par l'ébullition et la filtration.

III. — Des principaux éléments pathologiques de l'urine.

A. *Albumines et albuminoïdes.* — Les albumines qui intéressent le clinicien sont la *sérine* et la *globuline*; l'albuminoïde qu'on recherche surtout est la *peptone*.

L'urine doit être préalablement filtrée, si elle contient des particules solides en suspension ou des matières épithéliales.

1° RECHERCHE DES ALBUMINES. — a) *Procédé de la chaleur et de l'acide acétique.* — (Nous supposons l'urine faiblement acide, mais non alcaline ; si elle était alcaline, il faudrait l'acidifier au préalable. Il faut donc rechercher tout d'abord la réaction de l'urine au papier de tournesol.)

On remplit à moitié d'urine un tube à essai, on ajoute une goutte ou deux d'acide acétique dilué (1 d'acide pour 9 d'eau). Si à ce moment il se forme un précipité, c'est que l'urine contient de la *mucine*; on filtre.

On saisit le tube par sa partie inférieure et on chauffe la partie supérieure de l'urine jusqu'à la première ébullition.

Si un précipité se forme, ce précipité ne peut être que de l'albumine.

Remarque. — Il est *essentiel* de ne pas ajouter un excès d'acide acétique, car l'albumine est soluble dans un excès d'acide.

Ce procédé est rendu plus sensible, en cas où il y a peu d'albumine, si on ajoute à l'urine 5 p. 100 de chlorure de sodium.

Potain a fait remarquer que ce procédé simple et précis de la recherche de l'albumine peut être mis a exécution dans presque toutes les circonstances : dans

une cuiller en fer on met l'urine, on y ajoute un peu
de sel et quelques gouttes de vinaigre (au moyen d'un
bois d'allumette) ; on chauffe en allumant un tampon
imbibé d'eau-de-vie.

Ce procédé permet de déceler des *traces* d'albumine.

b) *Méthode de Heller*. — Elle consiste à verser lentement de l'urine à la surface d'acide nitrique nitreux
placé dans un verre.

Il se forme un anneau blanc d'albumine dont nous
parlerons plus loin, à propos de la recherche des
pigments biliaires.

Ce procédé comporte des causes d'erreur et il n'est
pas moins simple que le précédent.

c) *De nombreux réactifs* précipitent l'albumine,
mais nous ne voyons aucune utilité de s'en servir, au
moins pour le clinicien.

2° DOSAGE DE L'ALBUMINE. — Cliniquement on fait ce
dosage par la *méthode d'Esbach*. Le tube d'Esbach
porte deux lettres : U (à sa partie moyenne ; urine)
et R (réactif ; à sa partie supérieure) et des divisions
de 1 à 7 correspondant aux quantités d'albumine en
grammes.

On remplit d'urine jusqu'à U, puis jusqu'à R on ajoute
le *réactif picro-citrique* :

Acide picrique..............	1 gramme.
— citrique..	2 grammes.
Eau distillée...............	100 cent. cubes.

On bouche avec le pouce et on retourne le tube, sans
secousses, une dizaine de fois. On place le bouchon et
on laisse reposer le tube, dans la position verticale,
pendant vingt-quatre heures.

La précipité est évalué en grammes au moyen de la
graduation.

Si l'urine contient beaucoup d'albumine, il faut l'étendre d'eau dans une porportion connue, de façon que le coagulum ne dépasse pas l'échelle des divisions.

Le résultat de cette méthode est très approximatif, et ne peut être comparé à celui de la pesée du coagulum lavé et séché à 100°.

3° SÉPARATION DES DIVERSES ALBUMINES. — a) *Sérine*. — C'est l'albumine *normale*, c'est-à-dire celle qu'on rencontre le plus souvent dans les urines albumineuses.

Les procédés, ci-dessus décrits, s'appliquent à cette sorte d'albumine.

b) *Globuline*. — Veut-on savoir si l'urine contient de la globuline, en même temps que de la sérine, le procédé le plus simple consiste à aciduler l'urine par l'acide acétique, et a ajouter un volume égal d'une *solution saturée de sulfate de magnésie*. On agite et on laisse reposer, dans un endroit frais, pendant vingt-quatre heures. Le coagulum s'étale à la surface ou flotte dans le liquide.

4° RECHERCHE DES PEPTONES (ALBUMINOÏDES). — La *réaction du biuret* les caractérise.

Après avoir coagulé l'albumine par la chaleur et filtré l'urine, on met dans un tube une petite quantité d'urine qu'on additionne de quatre ou cinq gouttes de *liqueur de Fehling* (qui contient un sel de cuivre et l'alcali nécessaire à la réaction).

L'urine contenant des peptones prend une belle coloration violette.

SIGNIFICATION SÉMÉIOLOGIQUE DE L'ALBUMINURIE ET DE LA PEPTONURIE. — Lorsqu'un liquide étranger (sang, pus, sperme...) est mêlé à l'urine, il est évident que l'on constate la présence de l'albumine. Il faut d'abord écarter ces *albuminuries accidentelles*, en reconnaître l'origine ; et, comme nous le verrons, le microscope est très utile dans ces différents cas.

Il existe des albuminuries dites *physiologiques*, se produisant après des exercices violents, des repas copieux, un bain froid, etc. Elles ne se produisent pas chez tous les individus, et la plupart semblent liées à des modifications de la tension sanguine, sous les influences ci-dessus mentionnées (Senator).

On décrit des albuminuries *cycliques* et *orthostatiques* (albuminuries à minima). Elles semblent dues à des lésions de néphrite légère (*débilité rénale* de Castaigne résultant du passage dans le sang du fœtus d'humeurs *néphrotoxiques* provenant d'une mère atteinte d'une maladie rénale (Castaigne et Rathery). Ces altérations peuvent être superficielles et compatibles avec la vie ; mais à l'occasion des moindres poussées toxiques ou infectieuses, le rein présente des réactions lésionnelles. Ces albuminuries peuvent s'aggraver par conséquent et se compliquer d'accidents graves (rétinite par exemple).

Certains *médicaments* causent de l'albuminurie (antipyrine, chloral, salol...).

L'albumine apparaît, à titre de complication, dans de nombreux *états infectieux* graves ou chroniques.

Enfin elle est le plus souvent symptomatique d'une maladie constituée du rein, *du mal de Bright, ou d'une cardiopathie*. Ces deux maladies se compliquent souvent l'une l'autre, et l'albuminurie est alors d'origine complexe.

La PEPTONURIE apparaît dans les maladies où il y a destruction des globules blancs du sang (affections suppuratives des os, pneumonie, rhumatisme aigu...). Elle peut être due à ce que les peptones ne se transforment plus en albumine assimilable, au niveau de la muqueuse digestive altérée (cancer de l'estomac, dysenterie, tuberculose de l'intestin...).

Elle peut être d'origine nerveuse (méningo-encéphalite).

B. Glycose. — 1° RECHERCHE DE LA GLYCOSE. — Le moyen le plus simple consiste à se servir de la *liqueur de Fehling* qui est ainsi composée :

On a d'une part une solution de :

> Sulfate de cuivre...... .... 34gr,64
> Eau distillée.................... 200 grammes.

D'autre part, on fait dissoudre :

> Sel de Seignette (tartrate de potasse
>   et de soude).................. 173 grammes.
> Lessive de soude pure (D = 1,33). 500 à 600   —

On verse ce dernier mélange dans la solution de sulfate de cuivre, et on complète à 1000 centimètres cubes avec de l'eau distillée (à conserver à l'abri de la lumière).

Manipulation. — On verse dans un tube une petite quantité de liqueur de Fehling, qu'on chauffe à ébullition pour s'assurer qu'il ne se produit aucun changement de coloration, que la liqueur reste bleue (bon état de conservation).

On ajoute une quantité d'urine qui n'a jamais besoin d'être supérieure à celle de la liqueur. On chauffe de nouveau à *ébullition*.

Si l'urine contient une notable quantité de sucre, la teinte bleue passe au *rouge brique* par formation d'un oxydule cuivreux.

(En langage courant, on emploie souvent le nom de sucre au lieu de dire glycose, mais il faut savoir que la

14.

saccharose ou sucre ne réduit pas la liqueur cupro-potassique.)

Quand il ne se produit aucune réduction de la liqueur, on peut affirmer que l'urine ne contient pas de glycose, mais la réciproque n'est pas vraie.

En effet, la glycose n'est pas la seule substance capable de réduire la liqueur de Fehling. Un excès d'urée et d'acide urique, de phosphates, de matières colorantes, etc., peut produire la réduction.

Il est possible d'éviter cette cause d'erreur en *déféquant* les urines préalablement. Pour cela on ajoute à l'urine 1/10 de son volume d'acétate basique de plomb. On filtre une première fois. On agite avec un excès de carbonate de soude (sec et pur), et on filtre une deuxième fois.

L'essai à la liqueur de Fehling sera fait sur l'urine ainsi déféquée.

Une autre cause d'erreur existe de ce fait qu'un certain nombre de médicaments réduisent la liqueur (chloroforme, chloral, antipyrine, salol, sulfonal...).

L'examen au *saccharimètre*, après défécation, sera le seul moyen de déceler la présence du sucre dans les cas que nous venons d'énumérer.

En résumé : 1° si la liqueur de Fehling n'est pas réduite, il n'y a pas de sucre ; 2° si elle est réduite, le saccharimètre seul permet d'affirmer la présence de la glycose.

2° Le DOSAGE DU SUCRE se fait au moyen de la liqueur de Fehling *titrée* ou par le saccharimètre (consulter les ouvrages spéciaux).

SIGNIFICATION SÉMÉIOLOGIQUE DE LA GLYCOSURIE. — La glycose ou sucre de raisin n'apparaît dans les urines qu'à l'état pathologique.

La glycosurie peut être *passagère* (Voy. *Examen du foie*). On peut se demander si cette glycosurie alimentaire ne constitue pas un diabète latent.

Dans la goutte, l'obésité, le tabes, les lésions bulbaires, on constate souvent ce genre de glycosurie.

La glycosurie *permanente* est symptomatique du diabète sucré (diabète gras, arthritique ; diabète maigre, pancréatique).

Le dosage du sucre, chez les diabétiques, est loin de donner des indications sur le pronostic. La diminution ou même la disparition du sucre coïncide souvent avec des complications graves (coma diabétique).

Au lieu de la glycose, on peut rencontrer dans les urines de la *lévulose*, qui dévie à gauche la lumière polarisée et réduit la liqueur cupro-potassique (diabète lévosurique).

C. **Bile.** — A l'état normal, l'urine ne contient pas de bile. Si elle en renferme, elle a une teinte assez caractéristique (jaune foncé).

Les recherches porteront sur les pigments biliaires et les acides biliaires, puis le pigment anormal, l'urobiline.

1° PIGMENTS BILIAIRES (bilirubine et ses dérivés). — Ils seront recherchés par :

a) La *réaction de Gmelin*, qui consiste à faire couler lentement de l'acide nitrique nitreux sur de l'urine. Il se produit une série d'anneaux colorés, qui sont, de haut en bas, vert, bleu, violet, rouge, jaune. *Le vert seul est caractéristique.*

b) *Réaction de Maréchal.* — Par addition d'eau iodée (1 p. 13), il se produit une coloration vert émeraude.

La solution d'iode à 1 p. 100 donne une réaction beaucoup plus sensible (Rosin).

Si les pigments sont en très faible proportion, il faut les dissoudre dans le chloroforme et traiter celui-ci, après décantation, par l'acide azotique.

c) *Spectroscope.* — Par le spectroscope à main de Hayem, qui est d'un usage facile en clinique, on reconnaît les pigments biliaires. Ils éteignent toute la partie droite du spectre.

2° ACIDES BILIAIRES (taurocholate de soude).

a) *Réaction de Haycraft.* — On saupoudre la surface de l'urine, fraîchement émise, avec un peu de *fleur de soufre.* Celui-ci tombe presque aussitôt au fond du verre, si l'urine contient des acides biliaires.

Après cinq minutes, la précipitation n'a plus aucune valeur.

Cette méthode comporte des causes d'erreur, par suite de la présence de certains médicaments dans les urines.

b) *Réaction de Pettenkofer.* — On ajoute à l'urine quelques gouttes de sirop de sucre. On dépose quelques gouttes de cette urine ictérique sucrée sur du papier à filtrer. On laisse sécher. Puis on laisse tomber, à l'aide d'une baguette de verre, sur le papier, une goutte d'acide sulfurique concentré, il apparaît une couleur *rouge carmin*, qui tourne au violet pourpre.

3° UROBILINE. — Ce pigment anormal se recherche au moyen :

a) Du *spectroscope.* — On observe dans le vert une bande d'absorption, dont l'intensité varie avec la proportion de l'urobiline.

Pour rendre visible le *chromogène d'urobiline* au spectroscope, il faut l'oxyder par de l'eau iodée (iode, 0 gr. 50; iodure de potassium, 12 grammes; eau, 100 grammes). La bande ci-dessus apparaît.

Lorsque l'urine contient à la fois de l'urobiline et des pigments biliaires, ces derniers donnent également une bande d'absorption dans le vert. Il faut alors employer le procédé de Hayem :

Dans un tube étroit on met de l'urine ; on verse goutte à goutte de l'eau acétifiée, qui ne se mélange pas avec l'urine. L'urobiline diffuse plus vite que les pigments, et si l'on examine au spectroscope la partie où se fait l'union des deux liquides, on constate la bande d'absorption du pigment anormal.

b) *Réaction de Gerhardt.* — L'urine est agitée avec du chloroforme qu'on décante ; on l'additionne d'eau iodée, puis on l'agite avec une lessive potassique diluée. L'urobiline donne à cette lessive une coloration jaune allant jusqu'au brun jaunâtre et une fluorescence d'un vert superbe (dichroïsme).

Valeur séméiologique de la bile (Voy. *Examen du foie, ictère*).

D. **Acétone.** — **Acide diacétique.** — L'acétone se reconnaît à l'*odeur* (odeur acétonique rappelant le chloroforme).

L'acide diacétique se recherche par la *réaction de Gerhardt*. On se sert d'une solution de perchlorure de fer *très diluée* (couleur rosée) qu'on ajoute en excès à l'urine. En cas d'acide diacétique, l'urine prend une coloration rouge foncé (vin rouge de Bourgogne foncé).

Cette réaction ne doit pas être négligée dans le diabète, où elle permet de prévoir les terribles complications de la maladie (coma diabétique).

IV. — De l'action de l'acide azotique sur l'urine (aperçu d'ensemble).

Nous avons parlé de la réaction de Heller pour la recherche de l'albumine, de celle de Gmelin pour les pigments biliaires, nous allons maintenant donner un aperçu d'ensemble des différents cas qui peuvent se présenter, lorsqu'on fait agir de l'acide azotique sur l'urine.

L'urine *limpide*, occupant le fond du verre, on verse doucement de l'acide nitrique nitreux au moyen d'un tube effilé. L'acide tombe au fond du verre, et l'on attend quelques minutes.

(En cas où le malade suit un traitement résineux, i faut avoir soin de traiter l'urine par l'acide acétique et la filtrer préalablement.)

1° ALBUMINE. — L'anneau d'albumine est situé à l'union des deux liquides.

Si l'urine albumineuse contient en même temps un excès d'urée, l'acide décompose cette urée, et les gaz azote et acide carbonique ainsi produits s'échappent sous forme de bulles, qui soulèvent le voile d'albumine à sa partie supérieure.

2° BILE (pigments biliaires). — L'anneau vert caractéristique est situé au-dessous du disque d'albumine. L'*urobiline* et le *pigment rouge brun* se manifestent par un anneau de couleur *acajou foncé*.

3° URÉE. — En cas d'excès d'urée, celle-ci n'est pas toute décomposée, une partie est précipitée au fond du verre sous forme de petits cristaux d'aspect grenu, cristallin.

4° ACIDE URIQUE. — L'anneau, formé de petits cristaux, est situé à 1 ou 2 centimètres au-dessus de l'anneau d'albumine, par conséquent au-dessus de la surface de séparation des deux liquides (urine et acide nitrique).

En chauffant le récipient à + 50°, cet anneau disparaît.

V. — Diazo-réaction d'Ehrlich.

On prépare deux solutions :

Solution n° 1.

Acide sulfanilique............	5 grammes.
— chlorhydrique pur.......	50 —
Eau distillée.................	Q. S. pour 1 litre.

Solution n° 2.

Nitrite de soude.............	0gr,50
Eau distillée.................	100 grammes.

On met dans un verre 5 centimètres cubes d'urine, on ajoute 5 centimètres cubes de la solution n° 1, puis 3 gouttes de la solution n° 2, et enfin 20 gouttes d'ammoniaque.

On agite le mélange, et si la réaction est positive le liquide prend une coloration rouge sang, et *la mousse une coloration rosée.*

Dans la *fièvre typhoïde*, la diazo-réaction est très souvent positive, mais nullement caractéristique puisqu'elle existe dans la tuberculose aiguë, la pneumonie, certaines maladies éruptives. Elle n'a par conséquent qu'une valeur très relative pour le diagnostic.

Sa valeur pronostique dans la tuberculose serait plus considérable; une diazo-réaction positive prouverait la gravité de l'affection.

(C'est un élément de la série des corps aromatiques qui donne naissance à cette réaction.)

VI. — Des rapports urologiques.

Actuellement on attache, à juste titre, une grande
importance aux rapports entre eux des éléments qui
constituent normalement la sécrétion urinaire, ce sont
les *rapports urologiques*. Ils donnent des indications
sur la *qualité* de l'excrétion.

Une analyse très complète de l'urine est nécessaire
et ne peut être faite par conséquent par le clinicien.

D'ailleurs, il faut bien remarquer que ces rapports
ne sont qu'un appoint pour l'étude du malade, et qu'ils
ne doivent pas faire négliger la *valeur absolue* de
chaque résultat.

Nous ne citerons que les principaux rapports urologiques :

1° RAPPORT DE L'URÉE A L'AZOTE TOTAL OU RAPPORT AZO-
TURIQUE. — Plus la nutrition est bonne, plus l'azote
s'élimine sous forme d'urée.

A l'état normal, ce rapport est de 80 à 88 p. 100.

Il augmente dans le diabète sucré.

Il diminue dans la tuberculose, la neurasthénie et
sous l'influence de l'antipyrine (75 p. 100).

2° RAPPORT DE L'URÉE A L'ACIDE URIQUE. — Il est de
2,25 p. 100 à l'état normal. Il s'accroît dans toutes les
affections hépatiques, l'ictère, la goutte, l'arthritisme.

3° RAPPORT DES MATIÈRES MINÉRALES AU RÉSIDU FIXE OU
COEFFICIENT DE DÉMINÉRALISATION. — Il est de 30 p. 100.
Sa variation permet, dans certains cas, d'étayer un
diagnostic précoce de tuberculose.

VII. — Recherche de quelques médicaments dans l'urine.

Dans certains cas, il peut être utile de rechercher les médicaments qui s'éliminent par le rein.

Nous en citerons quelques-uns :

1° ALCALOÏDES. — On se sert du *réactif de Tanret* :

Iodure de potassium........	5gr,187
Bichlorure de mercure.......	2gr,11
Acide acétique cristallisé....	31 cent. cubes.
Eau.............. Q. S. pour 100	—

Il précipite les alcaloïdes, et le précipité disparaît par la chaleur ou par addition d'alcool.

Ce réactif précipite aussi l'albumine, mais la confusion n'est pas possible, car le disque albumineux persiste et s'accentue même par la chaleur.

2° ANTIPYRINE. — Les urines donnent une coloration *rouge groseille* par l'addition de perchlorure de fer dilué.

3° ACIDE SALICYLIQUE. SALICYLATES. — Coloration *violette* par le perchlorure de fer dilué.

Souvent, les phosphates précipitent sous forme de phosphates de fer et masquent la teinte.

Il faut dans ce cas isoler l'acide salicylique. Pour cela on ajoute IV gouttes d'acide chlorhydrique à 50 centimètres cubes d'urine, et l'on remue doucement avec 10 centimètres cubes d'éther. Après repos, on décante et on verse l'éther à la surface d'un verre plein d'eau et contenant une *petite* quantité de perchlorure de fer. L'éther s'évapore et des stries violettes apparaissent sur les bords du verre.

4° IODURES. — On ajoute à l'urine quelques gouttes

PALASNE DE CHAMPEAUX.   15

d'acide nitrique nitreux, puis du chloroforme, qui prend une teinte *rose* après agitation.

On peut encore ajouter de l'acide nitrique et quelques fragments de *pain azyme*. La formation d'iodure d'amidon donne à ces fragments une teinte *bleue* très nette.

5° BROMURES. — Même technique que pour les iodures Le chloroforme prend une teinte *jaune* très manifeste.

Dans cette recherche des iodures et des bromures, on peut avec avantage remplacer l'acide nitrique par quelques gouttes d'*eau chlorée* et quelques gouttes d'*acide chlorhydrique*.

VIII. — Recherche des sédiments organisés.

1° MUCUS. — Le mucus est précipité à froid par l'acide acétique et dissous par l'ammoniaque.

2° PUS. — On le reconnaît par la recherche chimique suivante (réaction de Donné) : dans le verre à pied qui contient l'urine purulente, on ajoute peu à peu de l'ammoniaque en battant fortement avec un agitateur. Le pus forme une masse filante, gélatineuse.

On reconnaît encore le pus par l'examen microscopique (Voy. plus loin).

Nous avons déjà dit que les urines purulentes étaient forcément albumineuses (albumine du pus ou pyine). L'existence du pus établie, il faut en rechercher l'origine au point de vue séméiologique.

3° SANG. — a. *Procédé de Heller*. — Trois volumes d'urine sont mélangés à 1 volume de lessive de soude. On chauffe ; le liquide prend une coloration *vert-bouteille*. Puis les phosphates terreux se précipitent, s'ils existent en quantité suffisante, et ils ont une coloration **brun de rouille**.

b. *Procédé d'Almen et Schönbein*. — Si l'on verse
sur de l'urine normale un mélange à parties égales de
teinture de gaïac et d'essence de térébenthine ozonisée
(essence vieille), il se produit un dépôt de résine à la
surface de séparation des liquides.

Lorsqu'il y a du sang dans l'urine, il se forme un
anneau *bleu indigo* au-dessus de la couche de résine.

c. *Spectroscope* (fig. 60). — Deux bandes noires se

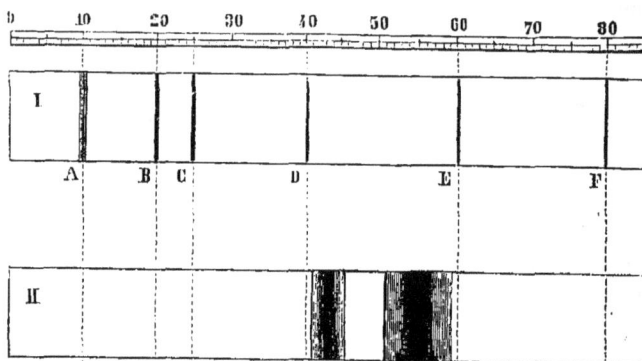

Fig. 60. — Spectre de l'hémoglobine.

forment dans le spectre : une dans le jaune, l'autre
dans le vert. C'est le spectre d'absorption de l'hémoglobine oxygénée de Hoppe-Seyler.

Si on ajoute quelques gouttes de sulfhydrate d'ammoniaque (agent réducteur), qui transforme l'hémoglobine en oxyhémoglobine, le spectre se modifie : les
deux bandes précédentes s'élargissent et se réunissent
pour ne plus former qu'une seule bande.

d. *Microscope* (Voy. plus loin).

La valeur séméiologique de la présence du sang dans
les urines est subordonnée au moment de l'apparition
du sang pendant la miction (faire uriner le malade dans

plusieurs verres pour une même miction), à l'étude
de tout l'appareil urinaire et à l'examen complet du
malade.

4° CYLINDRES (Voy. *Recherches microscopiques*).

IX. — Recherches des sédiments cristallins.

Lorsqu'une urine laisse déposer des cristaux, on peut
les étudier au moyen du microscope.

Certains ont des formes caractéristiques.

Nous ne ferons que citer les principaux cristaux
minéraux ou *organiques*. Les premiers peuvent être
formés par de l'oxalate de chaux, du phosphate ammo-
niaco-magnésien, du phosphate double de chaux et de
magnésie, des carbonates.

Les seconds peuvent être formés par de l'acide urique
ou des urates, de l'acide hippurique, de l'indigo, de la
cholestérine, etc.

Au point de vue séméiologique, ils n'ont d'importance que s'ils sont très abondants et persistants.

Calculs. — Ils sont rarement constitués par une
substance unique. Ils contiennent, en général, de l'eau,
du mucus, de l'albumine, des pigments et acides
biliaires, des matières extractives, des sels solubles.

Leur étude est du domaine de la chimie.

X. — Recherches microscopiques
sur les urines.

Technique générale. — On recueille l'urine dans un
verre soigneusement nettoyé pour éviter la présence
des corps étrangers. On la laisse reposer et on examine
une partie du dépôt après décantation.

Il peut y avoir intérêt, dans certains cas, à centrifuger l'urine, de façon à avoir un dépôt plus aggloméré.

De longs *filaments* peuvent exister dans l'urine, ils proviennent de l'urètre et persistent longtemps à la suite d'une blennorragie.

Le microscope permet de reconnaître l'origine des *cellules épithéliales*; elles peuvent provenir de toute l'étendue de l'appareil urinaire.

I. **Cylindres urinaires.** — Ce sont des coagulations de composition variable, qui ont pour origine un exsudat des tubes sécréteurs et donnent une idée des altérations profondes du rein.

Les plus importants sont :

a. Les *cylindres hyalins* dont la recherche microscopique est facilitée par une coloration au moyen de la solution de Gram. L'iode leur donne, en effet, une teinte jaune. Ces cylindres se terminent en doigt de gant. Ils sont en connexion étroite avec les lésions du glomérule (Lecorché et Talamon).

b. *Les cylindres granuleux* sont beaucoup plus visibles que les précédents par suite de la présence de granulations fines à leur intérieur.

c. *Les cylindres cireux ou colloïdes* sont très réfringents.

d. *Les cylindres hémorragiques* contiennent des hématies et prouvent l'origine intra-rénale de l'hématurie.

e. *Les cylindres épithéliaux* sont formés de cellules épithéliales, disposées en mosaïque, et réunies par une substance homogène ou finement granuleuse. Ces cylindres contiennent souvent des *granulations graisseuses*.

II. **Globules de pus.** — Les globules de pus ou

15.

leucocytes sont aplatis, circulaires, d'un blanc grisâtre,
plus gros que les globules rouges (8 à 9 μ).

Ils ont des granulations et ont un ou plusieurs
noyaux.

Ces globules peuvent être désagrégés (urine fortement ammoniacale) et se présenter sous forme d'une
matière granuleuse amorphe.

III. **Hématies**. — Disques biconcaves à contour circulaire. Leur diamètre est de 5 à 6 μ. Ils ne se réunissent pas en piles.

Dans une urine ammoniacale, ils subissent des déformations multiples et peuvent être décolorés.

IV. *Recherche du gonocoque dans l'urine*. —
On étale sur une lame une petite quantité du dépôt de

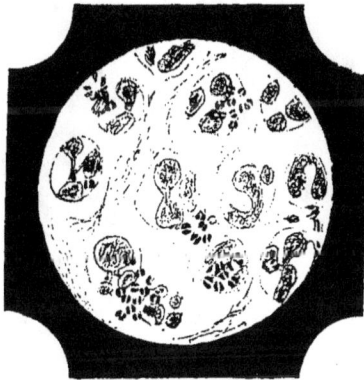

Fig. 61. — Gonocoque.

l'urine contrifugée. On sèche; on fixe par l'alcool-
éther. Puis on colore au violet de gentiane, bleu phé-
niqué (fig. 61).

Les gonocoques ont la forme d'un grain de café; ils se
groupent par amas, mais jamais en chaînettes.

Après l'emploi du Gram, les gonocoques sont décolorés.

**V. Recherche des spermatozoïdes dans
l'urine.** — On centrifuge l'urine. Une partie du dépôt
est étalée sur une lame. On laisse sécher, on fixe à
l'alcool-éther, on colore à l'éosine ou au bleu de méthylène.

Le spermatozoïde est facilement reconnu à sa forme
spéciale.

(L'examen direct du dépôt, sans coloration, peut également suffire à déceler les spermatozoïdes.)

15..

EXAMEN DU SYSTÈME NERVEUX

I. — EXAMEN DES FONCTIONS PSYCHIQUES

Dans cet examen l'interrogatoire de l'entourage prend le plus souvent une importance spéciale.

Une enquête approfondie est nécessaire, dans certains cas, au sujet des antécédents héréditaires (ascendants, descendants, collatéraux). La question de terrain est capitale, car un système cérébro-spinal héréditairement affaibli sera lésé sous l'influence d'une cause minime.

On étudiera les antécédents somatiques et psychologiques personnels du malade, depuis l'enfance jusqu'au moment de l'apparition des troubles psychiques, et l'on précisera les conditions au milieu desquelles ces troubles sont apparus.

Les infirmiers, les garde-malades pourront donner d'utiles renseignements sur le sommeil, la façon de manger, les actes, les propos, etc., du malade.

L'examen de tous les organes et de toutes les fonctions ne sera jamais négligé.

Nous exposerons brièvement les principaux symptômes qu'on doit rechercher, au sujet des fonctions psychiques, renvoyant pour les détails aux traités de pathologie mentale.

A. *État psychique*. — On doit noter les changements de *caractère* et d'*humeur*. Certains malades deviennent personnels et égoïstes, rapportant tout à eux, négli-

geant les personnes de leur famille, les prenant souvent
en aversion ou leur témoignant une tendresse
exagérée.

Le malade a parfois un mélange d'*euphorie*, d'opti-
misme, en ce qui concerne son état général, et de
geignarderie pour un petit symptôme insignifiant
(douleur légère, constipation...). Dans la cérébro-
sclérose, ces états psychiques sont fréquents (Grasset).

Le *sens moral* est souvent perverti, et les *perversions génitales* sont fréquentes dès le début de la paralysie générale, en particulier (onanisme, exhibition-
nisme...).

Cette maladie débute souvent par une *suractivité*
physique et intellectuelle extraordinaire.

Les *impulsifs*, les *obsédés* accomplissent des actes
bizarres ou qui confinent à la folie. Certains ont
l'obsession du nombre (arithmomanie) et comptent tout
ce qu'ils voient, par exemple les fenêtres des maisons
d'une rue; d'autres répètent tout ce qu'ils entendent
(écholalie); d'autres prononcent des paroles grossières
(coprolalie) qui détonnent avec leur éducation.

L'obsession peut aller jusqu'à la *phobie* qui est
une crainte puérile et sans fondement, telle la peur
de traverser une place publique (agoraphobie), de
mourir de soif (sitiophobie), d'être enfermé (claustro-
phobie).

B. *Délire*. — Le délire est le résultat d'un affaiblissement ou d'une perversion des facultés intellectuelles
et morales.

Chez l'homme qui délire, les sensations ne sont pas
en rapport avec les objets extérieurs; les idées, les
jugements, les déterminations sont indépendants de sa
volonté (Esquirol).

1° Délire non vésanique. — Le délire est d'intensité très variable. Le malade est tranquille et marmotte des paroles inintelligibles (*subdelirium*) ; c'est le délire par épuisement nerveux.

Le malade peut être agité, incohérent, violent dans ses actes et ses paroles. Il tente de se lever, de se sauver pour fuir des ennemis imaginaires ; c'est le délire par excitation cérébrale. Il se rencontre dans un grand nombre de maladies infectieuses (fièvre typhoïde, fièvres éruptives, pneumonie...) ; d'affections chroniques (maladie de cœur, asystolie) ; dans les intoxications par l'alcool, l'absinthe (*delirium tremens*), le plomb ; dans les auto-intoxications (urémie).

Dans certains empoisonnements (opium, belladone) le délire peut être furieux ou tranquille.

2° Délire vésanique. — L'aliéné peut avoir du délire à *forme maniaque* (exaltation), à *forme mélancolique* (dépression). Lorsque ces deux formes se succèdent, on est en présence de la *folie circulaire*.

Le délire des sensations comprend : les *hallucinations* qui résultent d'une perception sans objet ; et les *illusions* dans lesquelles l'excitation est perçue d'une façon inexacte (bruit de sifflet pris pour des paroles articulées, par exemple).

Les délires de l'intelligence sont très nombreux : idées de grandeur, de richesse, de persécution, de négation, de mysticisme, d'hypocondrie, d'érotisme, de suicide, etc.

C. **Troubles de la mémoire.** — A ses débuts, l'*amnésie* porte le plus souvent sur les faits récents.

Aphasie. — Quand un malade a perdu la mémoire des signes nécessaires pour l'expression de sa pensée par la parole, l'écriture, les gestes, on donne à cet état le nom d'aphasie (Debove et Achard).

Il existe deux sortes d'aphasie : l'aphasie *motrice* dans laquelle le malade a perdu la faculté de se servir des signes en question, et l'aphasie *sensorielle* dans laquelle il a perdu la faculté de comprendre ces signes.

1° *Aphasie motrice.* — Elle comprend l'aphasie *motrice vocale* et l'*agraphie.*

Dans le premier cas, le malade comprend ce qu'on lui dit, mais il ne peut répondre ou ne répond que par onomatopées (eh ! ah!), ou en se servant toujours du même mot (juron ou mot grossier le plus souvent).

Lorsque le malade sait plusieurs langues, il peut perdre l'usage d'une ou de toutes ces langues, et celle qui reste la dernière et revient la première est la plus usuelle (Pitres).

Dans l'*aphasie hystérique*, le malade ne peut rendre aucun son même inarticulé, mais il écrit très facilement ce qu'il veut dire et il existe d'ailleurs des stigmates de la maladie.

Dans le second cas (agraphie), le malade ne sait plus écrire ou il ne trace que des signes illisibles. Il continue à lire l'écriture et à la comprendre.

Remarque. — L'*amimie motrice*, perte de la faculté d'exécuter des gestes, l'*amusie motrice* (perte de la faculté de chanter, de jouer d'un instrument, etc.) se rattachent à l'aphasie motrice.

2° *Aphasie sensorielle.* — Elle comprend la *surdité verbale* et la *cécité verbale.*

Dans le premier cas, le malade entend ce qu'on lui dit, mais les mots n'ont plus pour lui aucune signification. Il est dans la situation de l'individu qui ignore la langue étrangère dans laquelle on lui parle.

Dans le deuxième cas, le malade voit les caractères écrits, mais il ne les comprend pas ; pour lui c'est de l'hébreu.

Remarque. — L'*amimie réceptive* (perte de la compréhension des gestes des autres), l'*amusie sensorielle* (les sons ne sont plus distingués, la lecture musicale est devenue impossible) se rattachent à l'aphasie sensorielle.

Si dans ces différents cas d'aphasie que nous venons d'énumérer, les choses ne sont pas poussées à l'extrême, on dira qu'il y a *paraphasie, paragraphie...*

LOCALISATIONS DES DIFFÉRENTS CAS D'APHASIE (fig. 62). — *Aphasie motrice :* pied de la troisième circonvolution frontale du côté *gauche* (circonvolution de Broca).

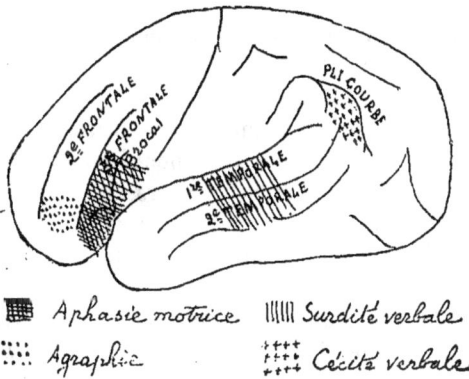

Fig. 62. — Aphasie.

Agraphie : pied de la deuxième circonvolution frontale gauche. Cette localisation semble certaine, d'après un cas d'agraphie *pure* avec autopsie (néoplasme) relaté par Gordinier.

Surdité verbale : partie moyenne des premières et deuxièmes temporales.

Cécité verbale : lobule du pli courbe.

Les localisations, que nous venons de citer sont situées à *gauche* pour les droitiers et à *droite* pour les gauchers.

DÉDOUBLEMENT DE LA MÉMOIRE. — Un nouvel individu naît du jour au lendemain, après une crise d'hystérie par exemple ; l'homme ancien n'existe plus, mais il peut reparaître après une nouvelle crise (*dédoublement de la personnalité*).

D. **Du Coma.** — On constate l'abolition de toutes les facultés intellectuelles, un assoupissement plus ou moins profond, une perception vague des excitations périphériques, lorsque le malade est plongé dans le coma.

Dans certains cas, le malade prononce des mots incohérents (*coma vigil*).

Les réflexes sont conservés.

L'*apoplexie* est un coma qui survient brusquement, et elle résulte le plus habituellement d'une lésion brusque des centres cérébraux (hémorragie, ramollissement) ou elle peut survenir dans le cours de certaines affections (sclérose en plaque, paralysie générale, urémie, etc.).

Le coma succède d'une façon constante, mais avec une intensité et une durée variables, aux *attaques d'épilepsie*, d'*hystérie*.

Les maladies infectieuses (adynamiques), les lésions du cœur et du poumon, les cachexies (à une période avancée) s'accompagnent fréquemment de coma.

Le *diabète* se termine par le coma.

Le coma peut survenir dans les intoxications par l'alcool (alcoolisme aigu), par le plomb, l'oxyde de carbone, le chloroforme, l'opium, etc.

E. *Du sommeil*. — L'*insomnie* peut être passagère (surmenage, émotions, excitation cérébrale).

Dans les maladies de l'encéphale (syphilis, tumeurs, méningites...) elle est complète et de longue durée.

L'insomnie existe *dès le début* des maladies infectieuses (*fièvre typhoïde*, pneumonie, fièvres éruptives...), dans les maladies de cœur et les maladies des voies respiratoires, dans l'intoxication par l'alcool...

Quand le malade s'endort, il est en proie souvent à des rêves angoissants, terrifiants.

Chez les enfants et surtout en cas de troubles gastro-intestinaux et auto-infections consécutives, le sommeil est troublé par des terreurs.

Comme principaux *sommeils pathologiques*, nous citerons : la tendance invincible au sommeil ou *narcolepsie* (Ballet), si fréquente dans le diabète.

L'exagération du sommeil est caractéristique de la *maladie du sommeil* (affection tropicale causée par des trypanosomes).

Le *sommeil hypnotique* des hystériques peut se présenter sous différents aspects (léthargie, catalepsie, somnambulisme).

II. — EXAMEN DE LA MOTILITÉ

Nous traiterons successivement de l'examen séméiologique du muscle, des troubles de nutrition, des troubles
de contractilité et des troubles de coordination.

A. — EXAMEN SÉMÉIOLOGIQUE DU MUSCLE

1° **Examen physique**. — *a*. Inspection immédiate.
— Il est nécessaire de faire l'éducation de l'œil par
l'examen des formes normales du corps.

A l'état pathologique, par comparaison avec le côté
opposé ou avec un individu sain de même corpulence,
on peut se rendre compte de l'atrophie ou de l'hypertrophie des muscles.

Certaines attitudes vicieuses, certains états de
contracture sont visibles à la première inspection (griffe
cubitale).

b. Inspection médiate (mensuration). — Elle se fera au
moyen du ruban métrique et par comparaison d'un côté
à l'autre.

c. Palpation. — Elle rend compte de la consistance
du muscle. Les muscles symétriques doivent être
palpés en même temps. La contractilité du muscle peut
être appréciée en ordonnant certains mouvements au
malade, et au besoin en leur opposant de la résistance.

d. Percussion. — Par de légères chiquenaudes on fait
naître, dans certains cas, des *tremblements fibrillaires*
qui se rencontrent au début de l'atrophie.

e. EXAMEN PAR BIOPSIE. — On prélève une parcelle de muscle qu'on soumet à un examen microscopique.

f. EXAMEN ÉLECTRIQUE. — Il donne des renseignements très importants dont nous parlerons plus tard.

2° **Examen fonctionnel**. — *a.* DYNAMOMÈTRE. — Cet instrument ne peut être employé que pour un petit nombre de muscles. On peut apprécier approximativement par la palpation (Voy. ci-dessus) l'état fonctionnel des muscles.

b. Exécution d'un *mouvement actif* déterminé. Pour mieux se rendre compte de la vitesse de la contraction, on fait exécuter un mouvement, au *commandement*.

c. On fait exécuter des *mouvements passifs*, en ayant soin de tenir compte de l'état des articulations.

d. On ordonne un mouvement complexe, *coordonné* : mettre rapidement un doigt sur le bout du nez, faire boutonner le gilet, croiser les jambes, ouvrir la bouche et fermer les yeux simultanément, faire un demi-tour rapide pendant la marche, etc.

La *marche* elle-même est importante à étudier ; nous y consacrerons plus loin quelques lignes.

e. ÉTUDE DES MOUVEMENTS EN MIROIR. — La main gauche, non éduquée, reflète du premier coup, en miroir, l'acte compliqué ou non qui est exécuté par la main droite (écriture surtout). Il existe donc une éducation inconsciente du membre supérieur gauche.

f. ÉTUDE DE L'ÉCRITURE ET DE LA PAROLE. — Le paralytique général a une écriture tremblée, en zigzag, que l'on comparera, si c'est possible, avec un modèle d'écriture antérieur aux premiers troubles nerveux.

La *parole* est plus ou moins rapide (sensée ou insensée). Les troubles de l'articulation des mots, ou *dysarthrie*, sont nombreux. Cette dysarthrie peut être intermittente et précéder, assez longtemps à l'avance, le ramollissement cérébral.

Dans la *paralysie générale*, il existe un *embarras très caractéristique de la parole*, qui se traduit par des faux pas, surtout lorsque le mot est d'une certaine longueur.

Dans la *sclérose en plaques*, la parole est *scandée*.

(Nous avons parlé de l'aphasie à propos des troubles de la mémoire).

g. Étude de la marche. — L'examen séméiologique de la marche se fait par la vue. On note si un seul membre est atteint, si les pieds traînent sur le sol (démarche *helcopode*; ελχειν, traîner), si le membre décrit un demi-cercle (démarche *hélicopode*; ἕλιχος, mouvement circulaire), et si le pied frappe le sol de la *pointe* ou du *talon*.

On se rend compte si le malade suit une ligne droite ou une ligne oblique en divers sens.

On prescrit au malade de faire quelques pas les yeux fermés, de faire le demi-tour au commandement.

L'impossibilité d'exécuter ces différents mouvements constitue le *signe de Romberg* et prouve qu'il existe de l'incoordination motrice.

L'examen de la marche se fait encore par la méthode graphique ; la plus simple est la méthode des *empreintes*. Le malade marche sur une bande de papier, large au moins de 50 centimètres, sur laquelle on a tracé une ligne directrice médiane. Les plantes des pieds du malade sont noircies au noir de fumée.

Nous citerons les principaux types de marche qu'on peut rencontrer dans les affections nerveuses.

1° *Marche spasmodique*. — Exemple : paraplégie avec contracture des membres inférieurs.

Le malade marche lentement et à petits pas. Les
pieds se détachent difficilement du sol, s'entre-croisent;
les genoux frottent; le malade marche sur la pointe
des pieds en se balançant à droite et à gauche.

Dans la maladie de Parkinson, la démarche est spasmodique, mais de plus le malade semble courir après
son centre de gravité.

2° *Marche parétique.* — Le malade marche à petits
pas en écartant les jambes et en traînant les pieds.

3° *Marche steppante.* — La démarche du malade
rappelle l'allure du cheval qui *steppe* (Charcot). Le pied
est ballant, par suite de la paralysie des muscles péro-
niers; le malade est donc obligé d'exagérer la flexion
de la cuisse sur le bassin, et la pointe du pied tom-
bante vient frapper le sol la première

Ce type de marche est celui des *pseudo-tabétiques*
(intoxication alcoolique, en particulier). Dans la station, les malades piétinent (équilibre du vélocipédiste
de Grasset).

4° *Marche ataxique.* — La jambe est lancée folle-
ment en dehors (le malade *fauche*) et en avant, et
reste étendue. Par un mouvement brusque en sens
contraire, le membre est ramené en arrière, mais les
mouvements ne sont pas pondérés, coordonnés, le
malade dépasse le but et le pied frappe le sol du talon
(ataxie locomotrice).

5° *Titubation ébrieuse.* — Le malade avance en
zigzaguant, comme un homme ivre, les bras écartés et
faisant balancier.

Cette démarche existe surtout dans les lésions du
cervelet. Dans la sclérose en plaques, on constate le
type cérébello-spasmodique.

6° Dans l'*astasie*, la station debout est impossible;

dans l'*abasie* la marche est impossible, parce que le malade a perdu la notion des mouvements nécessaires pour accomplir ces actes complexes, et non par suite de troubles de l'appareil musculaire qui est *intact*.

Le malade est dans le cas d'un enfant qui ne sait pas marcher. Ces troubles relèvent surtout de l'hystérie.

B. — TROUBLES DE NUTRITION DES MUSCLES

1º Hypertrophie des muscles.

Elle ne se rencontre que dans la *maladie de Thomsen*, dans laquelle les muscles, quoique volumineux, hésitent au moment de la contraction ; la mise en train est pénible.

Dans la paralysie *pseudo-hypertrophique* de Duchenne la consistance du muscle *paraît* augmentée, comme dans la maladie de Thomsen, mais la contractilité n'existe pas. Quoique bien musclé, le malade est un impotent.

2º Atrophie des muscles.

La fibre musculaire est diminuée de volume. Le volume total du muscle est en général très diminué ; toutefois, dans la maladie de Duchenne précédemment citée il y a hypertrophie apparente par développement du tissu interstitiel. Dans ce cas, l'examen par biopsie est très utile.

En cas d'atrophie, le malade sera interrogé d'une façon très particulière sur son hérédité, sur le mode de début, l'évolution rapide ou lente de l'atrophie. Les contractions fibrillaires, les réactions électriques sont importantes à connaître. Toutes ces questions sont indis-

pensables pour différencier entre elles les variétés
d'atrophie.

Atrophie et paralysie marchent le plus souvent de
pair. Les réactions électriques permettent généralement
de départager les symptômes.

Variétés d'atrophies. — Nous adopterons la
classification topographique de Debove et Achard et
citerons les principaux cas que l'on peut rencontrer.

I. *Atrophies localisées*. — A) à un muscle. — Elle
résulte le plus souvent d'une lésion locale.

Si elle marque le début d'une atrophie généralisée,
sa marche est rapide, envahissante.

B) à un groupe musculaire. — 1º *Hémiatrophie de
la face*, maladie héréditaire particulière surtout à la
femme.

2º *Atrophie totale de la face*. — Elle donne le
facies myopathique et s'accompagne d'une atrophie
débutante du trapèze et du deltoïde dans la maladie
appelée : myopathie facio-scapulo-humérale (type Lan-
douzy-Déjerine).

Un diagnostic différentiel doit être fait avec la lèpre
et la diplégie faciale.

3º *Atrophie des membres*. — a) L'atrophie double
des régions scapulo-humérales (envahissante) est la
myopathie de forme juvénile d'Erb.

L'atrophie unilatérale de cette région existe dans la
paralysie du plexus brachial (type supérieur) et *dans le
saturnisme*.

b) L'*atrophie des petites muscles de la main*
(main en griffe) est unilatérale dans le saturnisme,
symétrique dans l'*atrophie musculaire* (Aran-Du-
chenne).

Elle existe encore dans quelques autres maladies

(syringomyélie, lèpre, sclérose latérale amyotrophique).

c) *Atrophie unilatérale de tout le membre supé-rieur*. — Chez l'enfant elle existe surtout en cas de paralysie obstétricale où elle constitue la paralysie infantile.

Chez l'adulte, elle est tributaire d'une lésion du plexus brachial ou d'une névrite saturnine.

d) *Atrophie du tronc ou des lombes* (myopathie type Leyden-Mœbius).

e) *Atrophie symétrique des membres inférieurs* (avec pied équin). — Chez l'enfant, c'est le type Charcot-Marie, maladie héréditaire à évolution lente.

Chez l'adulte, elle résulte d'une névrite (alcoolisme, saturnisme).

L'atrophie unilatérale est la similaire du membre supérieur (même interprétation).

II. **Atrophies généralisées**. — Si la marche est *rapide*, le diagnostic devra être fait entre une poly-névrite, une myélite diffuse et une poliomyélite anté-rieure aiguë.

Si la marche est *lente* et *progressive*, il y a lieu de distinguer entre une *myélopathie* et une *myopathie* :

PRINCIPAUX SYMPTÔMES.	MYÉLOPATHIE.	MYOPATHIE.
Hérédité similaire........	Absence.	Présence.
Envahissement..........	Tous les muscles sont atteints.	Certains muscles sont épargnés.
Pseudo-hypertrophie.....	Absence.	Possibilité.
Contractions fibrillaires...	Existence.	Absence.
Contractilité musculaire..	Exagérée (au début).	Diminuée.
Réactions électriques (réaction de dégénérescence).	Existence.	Absence.

III. *Atrophies secondaires.* — Toutes les maladies
du système nerveux (myélites, hémiplégie, tabes, sclérose en plaques...) peuvent s'accompagner d'atrophies
secondaires. Le diagnostic s'appuie sur la recherche de
tous les signes.

Résumé. — Il ressort de l'exposé sommaire que nous
venons de faire que les atrophies *unilatérales* résultent presque toujours d'une névrite infectieuse ou
toxique (saturnisme en particulier), ou d'une paralysie
infantile.

Les atrophies musculaires *localisées* et *symétriques*
sont des myopathies de différents types, suivant les
régions primitivement envahies.

Les atrophies *généralisées* sont causées par une
maladie de la moelle épinière primitive (myélopathie)
ou par une maladie primitive du muscle (myopathie).

Les atrophies *secondaires* succèdent à des maladies
nerveuses nombreuses.

C. — TROUBLES DE LA CONTRACTILITÉ MUSCULAIRE

Suivant que la contractilité est diminuée ou abolie,
on dit qu'il y a *parésie* ou *paralysie*.

Séméiologie de la paralysie et de la parésie.

Un membre paralysé et soulevé retombe comme une
masse inerte (ce qui n'a pas lieu dans le coma). Dans
la parésie, les mouvements sont pénibles et de peu
d'étendue. Un malade soulève un bras parésié, mais
ne peut le mettre sur sa tête.

On doit rechercher les signes que nous avons étudiés au sujet de l'examen physique et fonctionnel des muscles.

On doit se rappeler que les attitudes sont commandées par la prédominance des muscles sains antagonistes sur les muscles paralysés.

On recherche le degré d'*excitabilité mécanique* des muscles paralysés ou parésiés : à l'état normal, lorsqu'on frappe assez fortement une masse musculaire, il se produit une saillie locale, qui disparaît assez vite. A l'état pathologique, deux cas peuvent se présenter : 1° cette saillie apparaît avec un choc très faible ; 2° elle apparaît lentement et persiste très longtemps. L'excitabilité est donc augmentée, et à l'*examen électrique* on trouve la *réaction de dégénérescence*. C'est donc un moyen simple de se renseigner sur l'existence de la RD.

Variétés de paralysies. — Nous adopterons la même classification topographique que pour les atrophies.

Nous ferons remarquer, une fois pour toutes, que l'*hystérie* peut provoquer toutes formes de paralysies. Nous ne citerons donc pas cette maladie à chaque variété de paralysies.

I. *Paralysies isolées.* — Exemples : paralysie du radial, du facial. Les causes à incriminer sont un traumatisme, le froid, causes qui peuvent être simplement occasionnelles et provocatrices d'une infection latente.

II. *Monoplégie.* — C'est la paralysie d'un membre (brachiale ou crurale).

Elle résulte soit d'une lésion du cerveau (lésion alterne), soit d'une lésion de la moelle.

Elle peut encore être d'origine périphérique ou fonctionnelle.

Exemple : une hémorragie cérébrale localisée peut être cause d'une monoplégie alterne, laquelle s'accompagne le plus souvent d'épilepsie jacksonienne.

III. *Hémiplégie.* — C'est la paralysie d'une moitié du corps. Chez l'enfant, elle résulte en général d'une méningite tuberculeuse.

Chez l'adulte, la *syphilis* en est surtout la cause. L'*embolie* par lésion cardiaque, *une tumeur* peuvent provoquer une hémiplégie (dans ce dernier cas existe en même temps de l'épilepsie jacksonienne).

Chez le vieillard, l'*ictus hémorragique*, les lésions de *cérébro-sclérose* (Grasset), le *ramollissement* sont les causes les plus fréquentes de l'hémiplégie.

Lorsque la moitié droite du corps est paralysée et que la lésion cérébrale (à gauche par conséquent) siège au niveau de la circonvolution de Broca, on constate en même temps de l'aphasie.

Dans l'*hémiplégie hystérique* les réflexes ne sont pas modifiés.

Enfin l'hémiplégie est une complication d'états morbides assez nombreux (tabes, sclérose en plaques, *maladies infectieuses*, intoxications diverses, par le plomb en particulier...)

IV. *Paraplégie.* — C'est l'impotence partielle ou totale des membres supérieurs seuls ou des membres inférieurs seuls (cas de beaucoup le plus fréquent) ou des quatre membres (paraplégie cervicale).

Elle est *flasque* ou *spasmodique*. Dans ce dernier cas, on constate en même temps de l'exagération des réflexes et des contractures.

La paraplégie *cervicale* est fréquente dans le mal de Pott (mal sous-occipital).

La paraplégie *spinale* indique une lésion de la

moelle (syndrome de Brown-Séquard), ou elle se montre dans les maladies aiguës, le tabes, les intoxications.

La paraplégie par intoxication (alcool, plomb, oxyde de carbone, etc.), est flasque.

V. *Paralysies associées*. — Les cas les plus fréquents sont : 1º le syndrome de *Gubler-Millard*, paralysie de la face d'un côté et hémiplégie du corps du côté opposé (lésion de la partie inférieure de la protubérance) ; 2º la paralysie de la face et du nerf moteur oculaire externe d'un côté avec hémiplégie du corps de l'autre côté (lésion de la partie moyenne de la protubérance) ; 3º syndrome de *Weber*, paralysie des muscles innervés par le moteur oculaire commun d'un côté, avec hémiplégie de l'autre côté. L'œil est porté en dehors par l'action tonique du droit externe (lésion de la partie supérieure de la protubérance).

VI. *Paralysies généralisées*. — Elles peuvent résulter d'une hémiplégie double (très rare), ou d'une *polynévrite*. Dans ce dernier cas, entre autres signes, les sphincters fonctionnent normalement et la guérison lente est la règle.

Contractures.

La contracture est un état pathologique du muscle, caractérisé par sa raideur involontaire et *durable* (Blocq).

L'hystérie peut causer des contractures de modalités très diverses.

On fera le diagnostic de contracture par l'examen méthodique des muscles.

Les *réflexes* en particulier sont importants à connaître, ils sont toujours *très exagérés*.

Sous le chloroforme, la contracture disparaît.

Variétés de contractures. — Un seul muscle peut être contracturé : trismus de la mâchoire inférieure. Un groupe musculaire est atteint à la suite de la coxalgie, de la tarsalgie.

Contracture à forme *monoplégique* : tumeur cérébrale, méningite.

Contracture à forme *hémiplégique* : ramollissement, hémorragie cérébrale.

Contracture à forme *généralisée* : sclérose latérale amyotrophique, tétanos, intoxication par la strychnine.

Signe de Kernig. — Dans le décubitus dorsal, le malade peut mettre les jambes en extension sur les cuisses. Une fois assis sur le bord du lit, les jambes se fléchissent en contracture sur les cuisses et ne peuvent être étendues.

Le signe de Kernig existe dans un certain nombre de maladies et en particulier dans la *méningite cérébrospinale*.

Il peut n'exister que d'un côté dans le cas d'une lésion cérébrale en foyer.

Tremblements.

Le tremblement a une valeur séméiologique importante. Il est caractérisé par des oscillations involontaires, plus ou moins rapides et étendues qui enlèvent de leur précision aux mouvements volontaires.

Le nombre des oscillations varie de 6 à 12 par seconde. A la simple inspection, on reconnaît un tremblement. Au membre supérieur, on le rend plus apparent en faisant prendre au malade l'*attitude du serment*, les doigts écartés, ou en ordonnant au malade de porter à sa bouche un verre rempli d'eau.

Au moyen d'appareils enregistreurs, il est possible d'obtenir le graphique du tremblement.

On divise les tremblements en deux groupes, suivant qu'ils existent *au repos* et disparaissent à l'occasion des mouvements volontaires (maladie de Parkinson), ou qu'ils ne se produisent qu'à l'occasion d'un mouvement (tremblement *intentionnel* de la sclérose en plaques).

Le cas mixte existe, c'est le tremblement *rémittent intentionnel* qui existe au repos, mais s'exagère par le mouvement (intoxications : alcool, plomb, mercure, tabac...).

En dehors des tremblements que nous venons de citer, on en constate encore dans la maladie de Basedow, dans l'hystérie, la paralysie générale, l'hémiplégie, les infections, telles la fièvre typhoïde, etc.

Le *nystagmus*, fréquent dans la sclérose en plaques, est un tremblement des yeux qui s'exécute le plus habituellement dans le sens horizontal.

Convulsions. Spasmes.

Les convulsions sont des mouvements musculaires brusques et involontaires.

On réserve généralement le nom de *spasmes* aux convulsions localisées.

Les convulsions sont dites *toniques*, en cas de secousses régulières, limitées ; elles sont dites *cloniques*, en cas de secousses irrégulières, illimitées.

Ces deux formes se succèdent dans l'épilepsie, par exemple.

Convulsions chez l'enfant. — En dehors des maladies graves (méningites...), l'enfant peut avoir des convulsions de causes bénignes (vers intestinaux, troubles digestifs, évolution dentaire, simple émotion...).

On a dit justement que la convulsion est pour l'enfant ce que le délire est pour l'adulte.

Convulsions chez l'adulte. — 1° Généralisées : états infectieux aigus ou chroniques, intoxications (alcool, médicaments...), *éclampsie*, urémie, *encéphalopathie saturnine...*

L'*hystérie* et l'*épilepsie* sont des maladies convulsives entre toutes.

2° Partielles. — La modalité la plus importante est l'*épilepsie bravais-jacksonienne*, de forme généralement hémiplégique, débutant le plus souvent par un bras et s'étendant à la face, à la jambe.

Le malade ne perd pas connaissance, il assiste à son accès et en conserve le souvenir, ce qui n'a pas lieu chez l'épileptique vrai.

Cette épilepsie partielle est surtout causée par une tumeur cérébrale et a parfois la valeur d'un syndrome de localisation.

Mouvements choréiques.

Ce sont des mouvements *involontaires, incohérents*, cessant pendant le sommeil et dont le malade a parfaitement conscience.

Les gesticulations des choréiques s'accentuent au moment de l'exécution d'un mouvement ordonné.

La démarche est sautillante.

La chorée peut être unilatérale (*hémichorée*) ; elle est quelquefois héréditaire (chorée de Huntington).

La chorée classique a été décrite en détail par Sydenham.

Mouvements athétosiques.

Ce sont, comme les précédents, des mouvements irréguliers, arythmiques, mais plus lents et accompagnés d'une certaine raideur. On les a comparés aux mouvements de poulpe ou à ceux des danseuses javanaises (mouvements alternatifs de flexion et d'extension).

De plus, ils ne cessent pas, mais s'atténuent pendant le sommeil.

Ils sont surtout fréquents aux membres supérieurs et inférieurs. Lorsqu'ils ne frappent qu'un côté, il y a *hémi-athétose*, à la suite d'une hémiplégie ancienne, par exemple.

L'athétose double est fréquente dans la cérébro-sclérose.

Tics.

Ce sont des mouvements convulsifs, mais ils sont *coordonnés*.

Un de leurs caractères les plus nets est leur diminution ou leur disparition momentanée, sous l'influence de la volonté.

La maladie des tics convulsifs (Gilles de la Tourette) s'accompagne fréquemment d'*écholalie* et de *coprolalie*.

Ces deux phénomènes résultent de la localisation du processus aux organes de la phonation.

Le tiqueur est un dégénéré mental.

Les tics sont fréquents dans l'hystérie.

Localisés à la face, ils peuvent résulter d'une névralgie faciale (tic douloureux de la face).

D. — TROUBLES DE LA COORDINATION MOTRICE

Ataxie. — C'est l'incertitude dans l'exécution des mouvements. Nous avons étudié précédemment la façon de les mettre en évidence.

Elle se produit dans le *tabes dorsal*, la sclérose en plaques, l'ataxie héréditaire, la polynévrite, etc.

Elle peut être limitée à un côté du corps, *hémi-ataxie* à la suite d'une hémiplégie.

L'*ataxie cérébelleuse* (démarche ébrieuse) n'est pas, à proprement parler, de l'ataxie vraie, car elle est due à l'état vertigineux, dont nous reparlerons au sujet du sens de l'équilibre (*Examen de la sensibilité*).

L'*astasie-abasie* (Voy. *Étude de la marche*) est une ataxie par défaut de coordination automatique (Jaccoud).

III. — EXAMEN DES RÉFLEXES

L'étude de la motilité doit être toujours complétée par l'examen des réflexes.

A. **Réflexes tendineux.** — Le segment de membre, sur lequel on recherche le réflexe, doit être dans le relâchement le plus complet possible; et pour atteindre ce but, il est nécessaire de détourner l'attention du malade, par exemple par la *manœuvre de Jendrassik* (lorsqu'on recherche le réflexe rotulien) qui consiste à faire faire au malade une traction l'une sur l'autre des mains accrochées.

Pour les tendons volumineux, l'on frappe avec le bord cubital de la main; pour les autres, on percute légèrement avec un doigt ou plusieurs doigts recourbés en crochet.

1° Réflexe rotulien. — La figure 63 (p. 264) représente une des meilleures positions à donner au membre inférieur pour la recherche de ce réflexe.

On peut encore faire asseoir le malade sur le bord du lit, les jambes ballantes à l'extérieur; ou le malade assis sur un siège, les jambes formant avec la cuisse un angle obtus, le pied étant à terre.

2° Réflexe achilléen. — Le malade est placé à genoux sur un siège ou le bord du lit, les pieds pendants.

Clonus du pied. — Ce phénomène du pied, que l'on peut joindre à la description des réflexes, est provoqué par le redressement brusque des orteils. Il consiste en une série de mouvements de flexion et d'extension du

pied, qui peuvent persister pendant un temps relativement long (*trépidation épileptoïde*).

3° Les réflexes tendineux radial et cubital, les réflexes

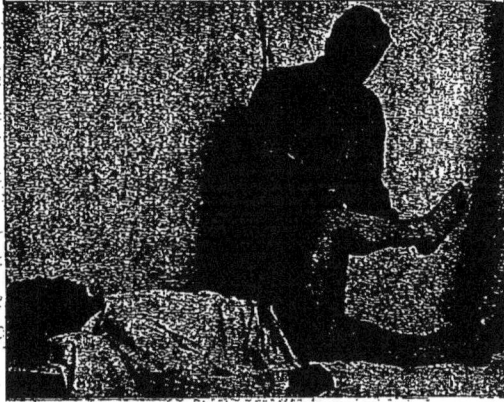

Fig. 63. — Réflexe du genou.

du tendon tricipital au-dessus de l'olécrâne, du massé-
ter, ont beaucoup moins d'importance que ceux du
genou.

TROUBLES DES RÉFLEXES. — a. *Exagération*. — La
dégénérescence du faisceau pyramidal, par lésion centrale ou spinale, entraîne *le plus souvent* l'exagération
des réflexes tendineux avec contracture concomitante.
L'action *frénatrice* de ce faisceau peut encore être sup-
primée par la fatigue, dans la neurasthénie...

Une lésion de la moelle siégeant au-dessus des centres
lombaires, et déterminant une simple irritation des
nerfs périphériques, s'accompagne d'exagération du
réflexe rotulien (myélites transverses, compression de
la moelle)..

Cette même excitabilité anormale sur le trajet de l'arc réflexe existe dans les polynévrites, le tétanos, la méningite...

L'exagération des réflexes se produit encore dans le cas d'*insuffisance antitoxique* de l'organisme. C'est un bon signe séméiologique qu'on retrouve, aux membres supérieurs ou inférieurs, dans le mal de Bright se compliquant d'urémie précoce.

Si l'exagération est très prononcée, par une excitation continue on obtient une succession ininterrompue de secousses réflexes rapides (clonus du pied, phénomène de la rotule).

En ce qui concerne en particulier le réflexe rotulien, il importe de savoir que l'intensité de ce réflexe est très variable suivant les individus, que l'exagération peut être *bilatérale* (cas le plus fréquent) ou *unilatérale* comme dans le syndrome de Brown-Séquard.

Dans la sclérose en plaques, la sclérose latérale amyotrophique... l'exagération du réflexe rotulien est facile à constater.

b. *Diminution ou abolition.* — Elles résultent le plus souvent d'une interruption, sur un point quelconque de l'arc réflexe.

L'abolition existe encore dans certaines intoxications et dans le coma profond.

L'abolition du réflexe du genou constitue le *signe de Westphal* ; on le constate dans le *tabes*, la poliomyélite antérieure, la névrite crurale, les lésions *récentes* de la moelle, le pseudo-tabes (intoxications variées, le *diabète*, le béribéri, etc.).

L'*épuisement* rapide du réflexe existe souvent dans le tabes, au début, la percussion répétée du tendon ne produisant plus aucune secousse.

B. **Réflexes cutanés et muqueux**. — On les provoque au moyen de chatouillements, d'excitations superficielles.

1° Réflexe plantaire. — L'excitation de la plante du pied, plus ou moins forte suivant les sujets, provoque normalement une flexion des orteils et en particulier du gros orteil (chez quelques sujets ce réflexe n'existe pas).

En 1896, Babinski a fait une étude très intéressante de ce *phénomène des orteils*. Il a montré qu'en cas où le faisceau pyramidal était lésé, l'extension remplaçait la flexion.

On constate encore cette extension chez le nouveau-né, à l'état normal, parce qu'à cette époque de l'existence le faisceau pyramidal est incomplètement développé.

Le phénomène des orteils permet, presque à coup sûr, de distinguer une paralysie organique et une paralysie hystérique.

Dans les lésions en foyer, le phénomène des orteils peut ne se produire que d'un côté.

2° Réflexe crémastérien. — Une excitation de la face interne de la cuisse amène une contraction du crémaster, qui soulève le testicule. Il est à rechercher des deux côtés, car chaque moitié du muscle se contracte séparément.

3° Réflexe abdominal (inférieur et supérieur). — On le provoque en rayant la peau du ventre.

Il peut subir des modifications par suite de lésions locales (fièvre typhoïde, appendicite, gastro-entérite aiguë...).

4° Réflexe pharyngien. — Mouvement de régurgitation par attouchement du pharynx avec le doigt, le manche d'une cuiller.

5° RÉFLEXE CONJONCTIVAL. — L'excitation de la con
jonctive détermine une contraction réflexe des paupières.

TROUBLES DES RÉFLEXES CUTANÉS ET MUQUEUX. — La voie
de ces réflexes est peu connue. La diminution ou
l'abolition de ces réflexes est fréquente dans les polynévrites, qu'il y ait ou non paralysie et atrophie musculaire, dans certaines intoxications (alcool, strychnine,
tétanos...).

Les maladies de la moelle exagèrent ou diminuent
les réflexes en question, et il n'y a pas toujours concor-
dance avec l'exagération ou la diminution des réflexes
tendineux. Ainsi, dans le tabes, les premiers sont conservés, tandis que les seconds sont abolis.

Dans les lésions graves du cerveau, dans certaines
maladies mentales (mélancolie), dans l'*hystérie*, les
réflexes superficiels sont abolis le plus souvent.

Enfin en cas de contracture et exagération des réflexes
tendineux se produisant dans les lésions anciennes
du cerveau, les réflexes superficiels sont également
augmentés.

C. *Réflexes sphinctériens.* — Les troubles
vésicaux et rectaux marchent de pair le plus souvent.

Les fonctions des réservoirs sont sous la dépendance
de deux centres :

1° UN CENTRE ANO-VÉSICAL, situé chez l'homme au
niveau du point d'émergence des troisième et quatrième
nerfs sacrés (Kirchhoff);

2° UN CENTRE CÉRÉBRAL, dont la localisation est mal
connue, mais dont l'existence n'est pas douteuse, car
la *volonté* et l'attention interviennent dans les phénomènes de la miction et de la défécation.

(Certains auteurs admettent, au-dessus du centre

ano-spinal, un *centre uréthral*, préposé au fonctionnement du sphincter de la vessie.)

Il existe par conséquent deux arcs réflexes : un *arc
à court trajet*, qui aboutit au centre ano-vésical, et un
arc à long trajet, qui aboutit au cerveau.

Et ces deux arcs sont solidaires l'un de l'autre ; le
premier ne peut longtemps fonctionner sans le secours
du cerveau.

Par conséquent, toute lésion portant sur un point
quelconque de l'arc à grand trajet retentira sur le
centre ano-vésical.

Dans certaines lésions de l'encéphale (méningite,
hémorragie...), dans des maladies infectieuses (fièvre
typhoïde...) retentissant sur le cerveau, dans un grand
nombre d'affections médullaires, on constate soit de la
rétention (le plus souvent inconsciente), soit de l'*incontinence* des réservoirs, suivant que la paralysie frappe
les muscles qui servent à l'évacuation de ces réservoirs
ou les sphincters qui s'opposent à l'issue de leur contenu.

Dans le cas d'incontinence, si l'arc à grand trajet est
lésé dans sa voie centripète en même temps que dans
sa voie centrifuge, cette incontinence sera *inconsciente*.
Si, au contraire, la voie centripète est indemne, le
malade aura conscience du besoin ressenti, mais il ne
pourra s'y opposer, sous peine de souiller ses vêtements,
par suite de la lésion de la voie centrifuge ; il y aura
incontinence *consciente*. Dans ce dernier cas, on dit
qu'il y a *parésie* des sphincters.

Lorsque l'arc à court trajet est atteint par suite
d'une lésion du centre ano-vésical, ce sont les muscles
qui servent à vider les réservoirs qui sont atteints les
premiers. Il y aura de la *rétention*. Lorsque la pression

sera trop forte, il se produira de l'*incontinence par
regorgement*.

D'ailleurs l'incontinence vraie (pour la vessie en
particulier), avec issue goutte à goutte de l'urine, ne
tarde pas à se produire par suite de la paralysie du
sphincter vésical.

D) *Réflexes pupillaires*. — Les principaux réflexes
de la pupille sont :

1° LE RÉFLEXE LUMINEUX. — A l'état normal, lorsqu'on
projette subitement un faisceau lumineux sur l'œil, il
se produit un rétrécissement pupillaire.

Il faut faire la recherche pour chaque œil séparément,
afin d'éviter le réflexe consensuel.

2° LE RÉFLEXE ACCOMMODATEUR ou réflexe de convergence.
— On fait regarder au malade un objet rapproché, les
yeux convergent pour la fixation de l'objet et l'iris se
contracte, déterminant le rétrécissement de la pupille.

Le réflexe lumineux peut être paresseux ou aboli,
quand l'arc réflexe est interrompu au niveau des tuber-
cules quadrijumeaux (coma, épilepsie, lésions du nerf
optique...), ou par suite d'une lésion des fibres collaté-
rales réflexes (*tabes*, paralysie générale).

Alors que le réflexe lumineux n'existe plus, le réflexe
accommodateur est le plus souvent conservé (*signe
d'Argyll-Robertson*). Et cette dissociation est un
symptôme important du tabes et de la paralysie générale.

On peut l'observer dans quelques autres maladies
(syringomyélie, pseudo-tabes, tumeurs cérébrales...).

IV. — ELECTRO-DIAGNOSTIC

A) *Courants faradiques*. — On se sert de courants d'induction alternatifs, obtenus au moyen des appareils volta-faradiques (type bobine de Ruhmkorff).

En vue de graduer les courants, l'appareil à chariot de Dubois-Reymond est un de ceux qui donnent le meilleur résultat. L'éloignement ou le rapprochement de la bobine induite de la bobine inductrice permet de diminuer ou d'augmenter les courants.

L'éloignement des bobines se lit sur une règle fixée à l'appareil.

(On doit employer toujours le même appareil dans les explorations répétées.)

B) *Courants galvaniques*. — Les courants continus sont fournis par des piles ou des accumulateurs. Ils sont facilement mesurés en intensité au moyen des galvanomètres gradués (milliampères).

ACCESSOIRES DES APPAREILS ÉLECTRIQUES ET MÉTHODE GÉNÉRALE D'EXAMEN. — a. *Interrupteurs-inverseurs*. — Pour ouvrir et fermer le courant ou en renverser le sens, c'est-à-dire changer la polarité des électrodes appliquées sur le corps, on se sert d'appareils appelés interrupteurs-inverseurs (Mergier, Bergonié).

b. *Électrodes*. — Dans l'exploration par la méthode *unipolaire*, la plus employée, on se sert : 1° d'une *électrode indifférente* (appliquée sur un point indifférent du corps : sternum, nuque, lombes, cuisse...). qui est formée d'une large plaque d'étain malléable

recouverte d'une peau de daim. Celle-ci est imbibée
d'eau salée; 2° d'une *électrode différente* ou exploratrice, qui est de forme olivaire et de dimensions
variables, mais toujours d'assez faible volume (électrode
normale de Stintzing). Cette électrode est appliquée sur
le muscle ou le nerf soumis à l'exploration.

Cette application ne doit pas se faire sur un point
quelconque du muscle ou du nerf. Il faut la placer sur
des points déterminés où l'excitabilité de ces organes
est la plus développée. Ces *points d'élection* correspondent pour les nerfs aux points où ils sont les plus
superficiellement placés ou le plus accessibles.

Pour les muscles, ils correspondent à des points
déterminés, dits *points moteurs*. Ceux-ci siègent aux
points où les nerfs pénètrent de la surface dans le
muscle ou sont situés très superficiellement. Erb a
figuré sur des tableaux ces différents points moteurs.

Examen de la contractilité électrique.

1° *Par les courants faradiques.* — A l'état
normal, le muscle ou le nerf exploré entre en contraction à chaque fermeture du courant.

On explore d'abord le côté sain, on fait passer un
courant de l'intensité la plus faible possible qu'on
augmente jusqu'à la production d'une contraction au
moment de la fermeture. On lit la distance des bobines
sur la règle graduée.

On compare avec le côté malade, ou si la paralysie
est double on fait des comparaisons avec un sujet sain.

La contractilité faradique est *augmentée* dans les
paralysies cérébrales et spinales au début, parfois dans
la névrite.

Elle est *diminuée* dans les paralysies anciennes, lorsqu'il y a atrophie par inactivité, dans le tabes ancien, dans les atrophies d'origine myopathique ou d'origine articulaire...

(Les variations qualitatives sont de peu d'importance.)

2° *Par les courants galvaniques*. — L'examen est plus complexe que précédemment, car il faut considérer ce qui se passe avec l'un et l'autre pôle, à l'ouverture et à la fermeture du courant (pendant le passage il n'existe aucune contraction).

A) POUR LES NERFS. — 1° Avec le *pôle négatif* (N) placé à l'électrode active, on constate une secousse *à la fermeture* (FS), avec un courant de 3 milliampères environ, et rien à l'ouverture du courant.

Si nous prenons le *pôle positif* (P) comme pôle actif, avec le même courant on ne constate aucune contraction ni à la fermeture ni à l'ouverture.

L'on peut donc écrire en abréviation :

	Pôle négatif.		Pôle positif.	
1re expérience (3mm ampères).	Fermeture.	Ouverture.	Fermeture.	Ouverture.
	NFS.	»	»	»

Si l'on augmente la force du courant jusqu'à 5 ou 6 milliampères, on constate toujours NFS. De plus, il se produit une contraction à la fermeture au pôle positif, mais moins forte que la précédente. On ne constate rien de plus :

1re expérience	NFS	»	»	»
2e — (5mm ampères).	NFS	»	PFS	»

Si l'on porte le courant à 12 milliampères, on constate toujours NFS et PFS et de plus une secousse à l'ouverture (OS) du pôle positif, moins forte que NFS :

1re expérience.....	NFS	»	»	»
2e —	$\overline{NFS}$	»	PFS	»
3e —	NFS	»	$\overline{PFS}$	$\underline{POS}$

(12mm ampères).

Enfin, si l'intensité atteint 20 milliampères, aux contractions précédentes, qui sont de plus en plus fortes [à tel point que NFS devient souvent une contraction *tétanique* (Te)], s'ajoute une quatrième contraction à l'ouverture du pôle négatif.

Il en résulte le tableau d'ensemble suivant, dans lequel nous avons souligné le phénomène nouveau pour chaque expérience :

1o 3mm ampères..	NFS	»	»	»
2o 5mm — ..	$\overline{NFS}$	»	PFS	»
3o 12mm — ..	NFS	»	$\overline{PFS}$	POS
4o 20mm — ..	NFTe	NOS	PFS	$\overline{POS}$

En résumé, quel que soit le pôle, la secousse de fermeture se produit avant celle d'ouverture ; de plus, les secousses du pôle positif (fermeture ou ouverture) sont encadrées par celle du pôle négatif, comme date d'apparition :

NFS > PFS > POS > NOS

c'est la loi de Pflüger.

B) Pour les muscles. — Le résultat est sensiblement le même. Les secousses d'ouverture POS et NOS sont difficiles à produire.

Les secousses produites dans les muscles sont plus instantanées, plus énergiques que celles produites par l'exploration des nerfs.

Excitabilité des muscles et des nerfs par les courants galvaniques à l'état pathologique.

1° *Modifications quantitatives*. — Elles consistent dans une augmentation ou une abolition de l'excitabilité.

Le nombre des milliampères employés pour les expériences donneront la mesure de ces variations.

Il y a *augmentation* dans l'hémiplégie récente, les myélopathies au début...

Il y a *diminution* dans l'hémiplégie ancienne, dans les paralysies hystériques anciennes, dans le tabes ancien, dans les atrophies musculaires, certaines paralysies, etc.

Ces diverses modifications sont souvent de même genre que celles de la contractilité aux courants faradiques, mais les exceptions existent.

2° *Modifications qualitatives*. — Ce sont les plus importantes à observer. La loi de Pflüger est modifiée, au point qu'il peut y avoir *inversion de la formule*, et l'on trouve :

$$PFS > NFS > NOS > POS.$$

De plus, les contractions sont modifiées dans leur forme, elles sont lentes et plus ou moins prolongées, au lieu d'être rapides et de peu de durée.

3° *Réaction de dégénérescence* (Erb). — Considérons maintenant l'ensemble des réactions faradiques et galvaniques des nerfs et des muscles, et les modifications qu'elles subissent.

Il peut arriver que les nerfs ne réagissent plus à aucun courant, que les muscles ne réagissent qu'aux seuls courants galvaniques, et que ces dernières réactions ne soient plus normales tant au point de vue qualitatif qu'au point de vue quantitatif (Voy. Loi de Pflüger).

Dans ces cas, on dit qu'il y a *réaction de dégénérescence complète* (*RD*).

Mais la RD peut être *incomplète* $\left(\dfrac{RD}{2}\right)$, c'est-à-dire que les nerfs réagissent faiblement aux courants, que les muscles réagissent aux courants faradiques et galvaniques. Mais il existe encore, dans ces cas, des accrocs à la loi de Pflüger.

Valeur séméiologique de la RD. — La RD s'observe dans les *lésions des cornes antérieures de la moelle* et les polynévites périphériques.

Elle n'existe pas dans les affections encéphaliques.

Hésite-t-on entre un diagnostic de tabes ou de pseudo-tabes (névrite périphérique)? La RD constatée prouve qu'il s'agit d'un cas de pseudo-tabes.

Hésite-t-on entre une paralysie hystérique et une paralysie névritique? L'absence de RD prouve qu'il s'agit d'hystérie.

Au point de vue du pronostic, la constatation de la RD ou de la $\dfrac{RD}{2}$ n'a de valeur que si le diagnostic est sûrement établi. Si l'affection est curable par sa nature, la $\dfrac{RD}{2}$ est d'un pronostic plus favorable que la RD.

V. — EXAMEN DE LA SENSIBILITÉ

Nous étudierons successivement la *Sensibilité géné-rale*, qui comprend les divers modes de la sensibilité tactile et la douleur, les troubles objectifs et subjectifs de la sensibilité, avec leur signification séméiologique.

Une étude succincte des sens, autres que le toucher, sera faite à part (sensibilité spéciale).

Règles générales de l'exploration de la sensibilité objective.

Il est souvent utile de faire l'exploration de la sensibilité, *ex abrupto* et sans apparat, sinon si l'on a affaire à des hystériques, à des simulateurs, les réponses seront suspectes. De plus, dans aucun cas, la séance ne doit être prolongée, car la sensibilité finit par s'émousser, et l'on arrive à des réponses contradictoires. Il est préférable de répéter les séances.

L'exploration *détaillée* de la sensibilité est loin d'être toujours possible, en particulier chez les malades peu intelligents ou ceux dont les fonctions cérébrales sont troublées.

I. *Sensibilité tactile pure et sensibilité à la pression.* — Pour les apprécier on emploie le bout du doigt, un tampon d'ouate, etc., que l'on appuie plus ou moins. Cette sensibilité varie avec l'épaisseur du derme. Elle est augmentée dans les régions couvertes de poils.

Le *chatouillement* est le résultat de sensations répétées et désagréables de contact.

II. **Sens du lieu.** — C'est le sens tactile par excellence. Il faut rechercher : 1° si le sujet, les yeux fermés, peut indiquer du doigt le point excité ; 2° quel est l'écartement minimum qu'il faut donner à deux pointes mousses pour que la sensation de double contact existe (*cercle tactile*). On a établi des tableaux de ces cercles sur les différentes régions du corps ; voici quelques-unes de ces mesures :

Langue (pointe)....................... 1^{mm},0
Face palmaire des doigts (trois dernières
    phalanges)........................ 2^{mm},3
Muqueuse des lèvres.................. 4^{mm},5
Gros orteil........................... 11^{mm},3
Avant-bras........................... ⎰ 40^{mm},6
Jambe............................... ⎱
Cuisse............................... 67^{mm},7

On peut apprécier ces cercles au moyen de l'*esthésiomètre* de Sieveking qui porte deux pointes, dont une mobile, sur une règle graduée.

Plus le chiffre représentant l'écartement est petit, plus la sensibilité de la région est élevée.

III. **Sensibilité à la température.** — Elle se recherche au moyen de deux tubes contenant l'un de l'eau chaude (à vérifier pour éviter les brûlures), et l'autre de l'eau froide.

IV. **Sensibilité à la douleur.** — S'étudie en piquant profondément avec des épingles les différentes régions du corps.

Elle s'étudie encore au moyen des courants faradiques. Le courant minimum pour provoquer la sensation électrique indique la *sensibilité électro-cutanée*. Si l'on

17.

augmente graduellement le courant, la douleur minima
apparaît.

(Pour les points de Valleix et Trousseau, Voy. *Palpation du thorax.*)

V. *Sens musculaire*. — C'est le sens qui nous in-
forme de la valeur quantitative de la résistance vaincue.

C'est le *sens kinesthésique*, qui est le résultat d'im-
pressions combinées, fournies par la peau, les tendons,
les muscles.

Il nous renseigne:

1° Sur la *position des membres*. On place une jambe
dans une position fixe, en évitant le contact avec l'autre
jambe (sens du contact ainsi évité) et l'on demande au
malade qui a les yeux fermés de toucher avec l'index
un point déterminé de cette jambe;

2° Sur la *sensation des mouvements actifs et passifs.*
On la recherche par des mouvements ordonnés ou en
faisant préciser et répéter par le malade des mouvements imprimés aux différentes parties du corps.

3° Sur la *sensation de l'activité musculaire* (Grasset).

Cette sensation existe dans l'immobilité du membre,
sans déplacement aucun. Le sujet tient son bras horizontalement et ferme les yeux. Il tient avec deux doigts
un fil, qui supporte un petit plateau chargé de poids.
Un aide soulève alors lentement et sans bruit un carton
recouvert d'étoffe au-dessous du plateau jusqu'à sa
rencontre avec ce dernier.

A ce moment le sujet doit percevoir, à l'état normal,
une sensation d'allègement dont il avertit l'expérimen-
tateur. (Poids nécessaire, environ 10 grammes.) Chez les
hémiplégiques il faut au moins 20 grammes.

L'insuffisance ou la perte du sens musculaire produit
l'incoordination motrice (Voy. *Ataxie*).

La vue supplée, jusqu'à un certain point, à l'absence du sens musculaire, c'est pourquoi un tabétique ne peut tenir debout les yeux fermés (signe de Romberg). L'ataxique ne peut marcher en génuflexion, car il ne connaît que le relâchement complet ou la rigidité au maximum de ses muscles.

Le *sens de l'équilibre* est différent du sens musculaire. C'est une fonction à part qui est sous la dépendance du cervelet; elle n'est pas native, mais innée (comme les fonctions sexuelles). Tous les sens interviennent pour nous renseigner sur le maintien de la verticalité, car le cervelet, cerveau inconscient, a des connexions avec les centres cérébraux et spinaux.

Le *vertige* est un symptôme accessoire dans de nombreux cas (affections du système nerveux : tumeurs cérébrales en particulier, névroses, goitre exophtalmique, affections gastriques où il constitue le *vertige stomacal*, intoxications, etc.); il peut constituer à lui seul toute la symptomatologie : *vertige de Ménière* (hypertension intralabyrinthique de causes diverses).

VI. *Perception stéréognostique* (Hoffmann, 1885). — C'est une perception complexe qui résulte de l'intervention du sens tactile et du sens musculaire, et qui nous renseigne sur la forme des objets. On place dans la main du sujet un objet usuel (pièce de monnaie, clef, canif...) qu'il doit reconnaître les yeux fermés; il doit en indiquer les propriétés physiques (consistance, température...).

VII. **Sensibilité osseuse.** — Se recherche au moyen du diapason.

La sensibilité vibratoire est amoindrie en cas de lésions des cordons postérieurs.

TROUBLES DE LA SENSIBILITÉ

A) *Troubles objectifs.* — 1° ANESTHÉSIE. — Ce terme s'applique à l'abolition de la sensibilité générale, dans tous ses modes.

S'il y a simplement diminution, on dit qu'il y a *hypoesthésie*.

L'insensibilité à la douleur s'appelle *analgésie*. Pour simplifier, on dit aussi anesthésie à la douleur.

L'anesthésie peut être *totale* ou *dissociée*.

L'anesthésie totale est fréquente (myélites, lésions des troncs nerveux, certaines lésions cérébrales...). L'anesthésie dissociée est plus rare. On la rencontre dans la *dissociation syringomyélique* : la sensibilité tactile et le sens musculaire sont conservés, la sensibilité douloureuse et thermique sont abolies.

La dissociation peut porter également sur le sens de la température : conservation de la sensibilité au froid, abolition de la sensibité au chaud (Déjerine).

En dehors de la dissociation, il existe de l'anesthésie pour le froid et le chaud (thermo-anesthésie), ou de la *perversion* du sens de la température, le froid étant pris pour du chaud et réciproquement (chez certains hémiplégiques).

Dans l'*hystérie*, l'anesthésie peut se révéler sous les formes *les plus variées* (anesthésie superficielle ou profonde).

2° HYPERESTHÉSIE. — C'est l'exagération de la sensibilité au simple contact ou aux températures. L'*hyperalgésie* est l'exagération de la sensibilité à la douleur (en pratique, on emploie ces deux termes dans le même sens).

L'hyperesthésie se produit surtout dans les diverses formes de *méningites*, les névrites, névralgies, certaines intoxications (tétanos, alcool...).

Dans l'*hystérie*, l'hyperesthésie se rencontre, et l'on peut constater certaines zones, dites *hystérogènes*, particulièrement sensibles. La pression à leur niveau peut provoquer ou arrêter les convulsions.

3° PARESTHÉSIES. — Ce terme est réservé en France (pas en Allemagne) à tous les troubles autres que l'anesthésie ou l'hyperesthésie, tels que *retard* des sensations, *erreur de localisation*, etc.

B) **Troubles subjectifs.** — 1° DYSESTHÉSIES. — Fourmillements, sensation de brûlure, piqûre, picotements, chaud ou froid, etc. L'hémorragie cérébrale est fréquemment précédée de fourmillements ou d'engourdissement dans les extrémités.

2° DOULEURS. — On doit étudier le début, l'intensité, la localisation ou irradiation des douleurs. Les douleurs sont souvent *fulgurantes* chez les tabétiques.

La *céphalalgie* est un symptôme important de certaines affections cérébrales (tumeurs, syphilis...), de la neurasthénie (douleur en casque).

La douleur est accompagnée généralement d'hyperesthésie des téguments, mais on peut avoir de l'*anesthésie douloureuse* (maladie de Raynaud).

Valeur séméiologique des troubles de la sensibilité.

I. **Anesthésie généralisée.** — Ne se rencontre que dans les formes graves de l'hystérie.

II. **Hémianesthésie.** — Existe dans les lésions cérébrales corticales ou capsulaires.

Est très fréquente dans l'hystérie, avec anesthésie des organes des sens. Dans cette névrose, tous les troubles possibles de la sensibilité peuvent exister.

III. *Anesthésie croisée* (Syndrome de Brown-Séquard . — Elle est due à une lésion *unilatérale* de la moelle. Les malades se plaignent d'une douleur *pseudo-névralgique*, que la pression n'exaspère pas (c'est le contraire dans la névralgie vraie).

Ce syndrome est caractérisé par les troubles suivants : *du côté lésé*, au-dessus de la lésion, une bande très mince d'hyperesthésie et au-dessous une bande d'anesthésie. Dans tout ce côté, paralysie du mouvement et hyperesthésie :

Du côté sain, anesthésie complète, absolue. Intégrité de la motilité. Au-dessus de l'anesthésie, une bande d'hyperesthésie.

IV. *Topographie des troubles sensitifs*. — Pour établir la valeur séméiologique de ces troubles, il est indispensable de tenir compte de leur topographie.

1° TOPOGRAPHIE PÉRIPHÉRIQUE. — Les lésions des nerfs périphériques donnent des troubles subordonnés au trajet anatomique de ces nerfs (névrites traumatiques, infectieuses et toxiques).

L'intensité des troubles croît du centre vers la périphérie.

2° TOPOGRAPHIE RADICULAIRE. — Tous les nerfs dépendant d'une racine lésée sont atteints (topographie en bandes longitudinales). Dans le *tabes*, elle est caractéristique.

3° TOPOGRAPHIE MÉDULLAIRE. — Elle est *segmentaire*, à limites perpendiculaires à l'axe des membres (en manchette, en gigot, en caleçon...). Les lignes de démarcation sont des traits d'amputation circulaire (Charcot).

D'après Brissaud, cette topographie est due à la métamérie primitive des centres nerveux. Le névraxe se compose de segments superposés ou métamères (sorte de piles de Volta).

Au niveau de l'insertion des nerfs des membres, la moelle présente un renflement formé de métamères superposés, comme ceux du tronc.

Cette topographie est caractéristique de l'*hystérie*. On la rencontre aussi dans la syringomyélie.

4° TOPOGRAPHIE CÉRÉBRALE. — Les lésions du cerveau produisent de l'anesthésie de forme hémiplégique. Nous avons dit que l'hystérie est une cause également fréquente d'hémianesthésie, avec troubles sensoriels habituels.

VI. — TROUBLES CIRCULATOIRES
ET SÉCRÉTOIRES

Ils sont la conséquence des lésions des cornes antérieures, des névrites, des lésions vasculaires, etc.

Un pannicule adipeux anormal peut masquer l'atrophie
musculaire.

Du côté de la peau, on note : de l'atrophie (peau lisse,
brillante), de la rougeur qui accompagne le gonflement
possible, de la cyanose, des éruptions diverses, de
l'œdème, de la sclérodermie, etc.

Le système pileux est souvent très développé, les
ongles altérés.

On peut noter de la gangrène des extrémités (maladies de Raynaud, de Morvan...), *des eschares fes-
sières*.

Du côté des articulations : arthropathies diverses. Il
existe des anomalies des sécrétions diverses (salive,
sueur, urine, suc gastrique...).

La paralysie des vaso-moteurs se reconnaît facilement
en traçant une raie sur la peau avec l'ongle : *raie
méningitique de Trousseau*, qui n'est pas d'ailleurs
spéciale à la méningite.

Les troubles vasculaires aboutissent à des ruptures
et à des hémorragies variées (sueurs et pleurs de sang,
épistaxis, hémoptysies, hématuries...), qui sont surtout
fréquentes dans l'hystérie.

Les spasmes vasculaires (crampes, doigt mort)
existent dans l'artériosclérose, le mal de Bright.

VII. — EXAMEN DES SENS SPÉCIAUX

A. — SENS DE LA VUE

Pour l'examen détaillé des yeux, nous renvoyons aux livres d'ophtalmologie. Nous indiquerons seulement les principales recherches que l'on doit faire dans les maladies nerveuses.

Examen objectif. — 1° PAUPIÈRES. — Le *ptosis paralytique* résulte de la paralysie du muscle releveur (lésion du moteur oculaire commun, IIIe paire).

Le doigt relève facilement la paupière paralysée, ce qui n'a pas lieu dans l'occlusion par *blépharospasme* (spasme de l'orbiculaire).

La *paralysie de l'orbiculaire* (fermeture impossible ou incomplète de l'œil) existe dans la paralysie faciale (VIIe paire) d'origine périphérique.

A l'état normal, dans le mouvement d'occlusion énergique et volontaire des paupières, les globes oculaires se convulsent en haut (*signe de Bell*). Par suite de dispositions anatomiques (expansions aponévrotiques) la paupière paralysée s'élèvera et suivra le globe oculaire, lorsque le malade cherchera à fermer fortement les yeux (*phénomène palpébral* de Dupuy-Dutemps).

2° GLOBES OCULAIRES. — On constate s'il existe de l'*exophtalmie*, du *strabisme paralytique* qui s'accompagne de *diplopie binoculaire* (recherche par les verres colorés).

La déviation conjuguée des yeux, ou *paralysies associées.* s'observe dans certaines lésions cérébrales; on constate en même temps une déviation de la tête.

Pour faire, d'après cette déviation, le diagnostic du siège de la lésion, Grasset a proposé la formule suivante : dans les lésions d'un hémisphère cérébral, le malade regarde ses membres convulsés, s'il y a excitation d'un territoire cérébral; il regarde sa lésion, s'il y a destruction et paralysie consécutive.

On pourrait encore dire, puisque l'hémiplégie est toujours croisée, le malade fuit sa lésion dans le cas d'excitation (tumeurs, méningite...), il la regarde en cas de paralysie (ictus cérébral).

Dans les lésions du mésocéphale, c'est le contraire qui se produit par suite de l'action directe du nerf moteur oculaire externe.

(Pour le nystagmus, Voy. *Contractures.*)

3° PUPILLE. — Elle peut être dilatée (mydriase) ou rétrécie (myosis).

Les pupilles peuvent être *inégales.* Cette inégalité est un signe précoce de la paralysie générale. Il existe quelquefois dans la tuberculose au début, par suite d'adénopathie bronchique.

Dans la paralysie générale, au début, on constate souvent une prolongation de la réaction pupillaire aux toxiques (atropine, ésérine).

(Réflexes pupillaires; Voy. *Étude des Réflexes.*)

4° RÉTINE. — Dans bien des maladies nerveuses, il est indispensable d'examiner le fond de l'œil à l'ophtalmoscope. L'*œdème de la papille* se rencontre dans les tumeurs cérébrales.

L'atrophie du nerf optique se constate dans le tabes, la paralysie générale, la sclérose en plaques.

Examen subjectif. — 1° Champ visuel. — Il se détermine au moyen des *périmètres* (on reporte les résultats sur un schéma). Une approximation quelquefois suffisante s'obtient en faisant fixer le regard et en faisant pénétrer dans le champ visuel soit la main, soit une feuille de papier blanc.

Dans l'hystérie, le rétrécissement concentrique du champ visuel est fréquent, et il n'existe pour ainsi dire que dans cette névrose.

On constate également, dans l'hystérie, une *inversion des champs visuels colorés.* A l'état normal, le champ du bleu est plus étendu que celui du rouge ; mais chez l'hystérique la perte de la vision de certaines couleurs (*dyschromatopsie*) est fréquente, et la perception du rouge est celle qui subsiste le plus longtemps. Il en résulte que, dès le début, le champ du rouge est plus étendu que le champ du bleu.

2° Hémianopsie. — C'est la perte, pour chacun des deux yeux, d'une moitié du champ visuel. Connaissant le trajet et les décussations des nerfs optiques, on peut le plus souvent faire le diagnostic topographique de la lésion qui a produit l'hémianopsie.

B. — SENS DE L'OUIE

(Nous renvoyons pour l'examen anatomique aux traités d'otologie.)

Examen fonctionnel. — Examen de la fonction auditive. — Chaque oreille doit être examinée séparément avec une montre (M), qui s'entend normalement à une distance connue, 3 mètres par exemple.

Le résultat sera formulé en centimètres de la façon suivante : $M = \dfrac{20}{300}$, ce qui veut dire que la distance à laquelle la montre est perçue est de 20 centimètres au lieu de 300 centimètres.

La voix *chuchotée* est entendue normalement à 20 ou 25 mètres.

Le *diapason* est employé pour savoir si la surdité est due à une lésion du labyrinthe (nerf), ou à une affection de l'organe conducteur du son (oreille moyenne). Cette recherche se fait au moyen de l'*épreuve de Rinne* :

A l'état normal, chez un homme *jeune*, le diapason appliqué sur l'apophyse mastoïde donne une sensation auditive. Lorsque cette sensation a disparu et qu'on présente le diapason au niveau du méat auditif, sans l'amorcer de nouveau, la sensation reparaît. Par conséquent, la transmission aérienne est meilleure que la transmission osseuse.

Faisons la même expérience chez un sourd : 1° la transmission osseuse ne provoque pas l'audition ; portons le diapason devant l'oreille. Si le son apparaît, le Rinne est *positif* (R +); donc il existe une lésion labyrinthique ;

2° La transmission osseuse existe, mais la transmission aérienne ne provoque pas l'audition, le Rinne est *négatif* (R —); donc la lésion existe au niveau de l'oreille moyenne.

Chez les hystériques, on a R +, ce qui permet d'attribuer la surdité hystérique à une paralysie centrale de l'audition.

PHÉNOMÈNES PARESTHÉSIQUES DE L'OUIE. — Ils consistent en des bruits de cloche, des sifflements (maladie de Ménière, tumeurs cérébrales, méningite, otites, anémie...), en de l'hyperesthésie auditive (migraine, hystérie, certaines paralysies faciales...).

Les troubles subjectifs de l'ouïe peuvent être le point

de départ de maladies mentales, chez les individus héréditairement prédisposés.

(Pour le vertige : Voy. *Examen de la sensibilité*.)

C. — SENS DU GOUT

L'*ageustie* (absence du goût) est le plus souvent unilatérale et s'observe en même temps que l'hémianesthésie, dans l'hystérie. Dans la paralysie faciale, elle atteint les deux tiers antérieurs de la langue.

L'ageustie se recherche en plaçant sur différents points de la langue, au moyen d'une baguette de verre, des liquides divers, acides, salés, sucrés, amers (sucre, sel, quinine…).

On peut encore se servir des courants galvaniques. L'électrode active doit avoir la forme d'un stylet. Le pôle positif donne une sensation de saveur acide métallique, le négatif une sensation de saveur salée.

D. — SENS DE L'ODORAT

L'*anosmie* est le défaut d'odorat.

On explore successivement chaque narine au moyen de substances *non irritantes* (benjoin, baume du Pérou, menthe…).

La diminution ou l'abolition de l'odorat peut être un symptôme précoce de la paralysie générale (Voisin).

L'anosmie est fréquente dans l'hystérie et dans le cas de lésion périphérique du nerf olfactif.

EXAMEN DU SANG

1° *Coagulabilité.* — A l'état normal, le sang se coagule en vingt-cinq minutes après la chute de la première goutte (Lenoble). L'hémophilie semble être la seule maladie où il y a retard dans ce phénomène.

2° *Rétractilité du caillot.* — Dans les purpuras hémorragiques primitifs, dans l'anémie pernicieuse progressive, le caillot ne se rétracte pas, le sérum ne transsude pas. Au contraire, on observe la rétractilité dans les purpuras secondaires.

Ce caillot peut se redissoudre dans certaines infections profondes (Lenoble).

(Mettre le sang dans un petit tube en verre.)

3° *Réaction du sérum.* — Alcaline à l'état normal (constatation par le papier de tournesol).

4° *Recherche des pigments biliaires dans le sérum.* — En cas de *cholémie* (Voy. *Ictère*), on constate ces pigments par la méthode de Gmelin (Voy. *Analyse des urines*).

5° *Examen du sang au spectroscope* (Voy. *Recherche du sang dans les urines*).

Dans l'intoxication par l'oxyde de carbone, les deux bandes de l'oxyhémoglobine existent dans le spectre, mais elles sont plus rapprochées du violet ; de plus, si l'on ajoute du sulfhydrate d'ammoniaque, elles ne se fusionnent pas.

6° *Dosage de l'hémoglobine.* — A) EMPLOI DU PAPIER-FILTRE. — En mettant une goutte de sang sur du

papier-filtre blanc ou du linge, on peut par l'habitude,
et en comparant avec le sang d'un individu sain, se
rendre compte approximativement de la teneur du sang
en hémoglobine.

Le dosage se fait au moyen de nombreux appareils ;
nous ne décrirons que le chromomètre de Hayem.

B) Chromomètre de Hayem. — Il se compose de deux
cellules en verre, de même diamètre, collées sur une
lame de verre. On met une quantité égale d'eau
distillée dans chaque cellule, puis dans l'une une
quantité connue de sang (4 millimètres cubes par exemple)
qu'on agite avec l'eau de la cellule. (La quantité nécessaire varie suivant que le sang est plus ou moins riche
en hémoglobine.)

Il existe d'autre part une *échelle colorimétrique* formée de rondelles de papier, de même diamètre que les
cellules, et dont les couleurs sont de plus en plus foncées.

Appliquant la cellule, qui ne contient que de l'eau,
au-dessus de l'échelle, on arrive par tâtonnement à
trouver une couleur de l'échelle se rapprochant très
sensiblement de la couleur du mélange de l'autre
cellule (au besoin on prend la moyenne entre deux
couleurs voisines).

Or les teintes sont au nombre de cinq et correspondent
chacune à la couleur donnée par un certain nombre de
globules rouges sains (par millimètre cube de sang).

Supposons que la teinte trouvée soit la teinte n° 2 qui
correspond, pour l'hémoglobine, à 9 973 000 globules
rouges *sains*. Puisque nous avons employé 4 millimètres
cubes de sang, nous diviserons 9 973 000 par 4, ce qui
donne 2 493 250, c'est-à-dire qu'un millimètre cube du sang
examiné contient une quantité d'hémoglobine égale à celle
fournie par 2 493 250 globules sains.

Ce chiffre est celui de la *richesse globulaire* (R).

Si nous connaissons le nombre (N) des globules rouges par millimètre cube (Voy. plus loin), en divisant R par N, nous obtiendrons la valeur en hémoglobine d'un globule, c'est-à-dire la *valeur globulaire* (G).

$$G = \frac{R}{N}.$$

Supposons N = 5 000 000 (chiffre normal); dans le cas présent :

$$G = \frac{2.493\ 250}{5.000.000} = 0,49.$$

A l'état normal la richesse globulaire est de 5 000 000 puisque tous les globules sont sains et $G = \frac{5\,000\,000}{5\,000\,000} = 1$.

La valeur de G, dans les différentes anémies, a été étudiée en détail par Hayem.

7° **Numération des globules.** — A) GLOBULES ROUGES. — Nous ne parlerons que de l'*hématimètre de Hayem*, et en particulier de la technique de la numération par cet instrument.

1° Avec un objectif n° 6 ou 7, on met au point le *quadrillage* destiné à la numération; l'on fixe l'hématimètre avec les valets, puis l'on relève le tube du microscope d'une petite quantité.

2° Avec des pipettes spéciales, contenues dans l'appareil, on fait un mélange de 2 millimètres cubes de sang avec 500 millimètres cubes de sérum de Hayem :

Chlorure de sodium pur..	1 gramme.
Sulfate de soude pure.........	5 grammes.
Bichlorure de mercure.........	0gr,50
Eau distillée.................	200 grammes.

Après avoir agité ce mélange, on en prend une goutte que l'on place dans la cellule en verre de l'héma-timètre et l'on recouvre d'une lamelle *plane* (lamelle spéciale).

3° Après avoir attendu quelques instants, afin que les globules tombent au fond de la cellule, on remet le quadrillage au point, en faisant descendre le tube du microscope.

(Dans certains cas, la coïncidence de mise au point entre les globules et le quadrillage ne s'obtient que par tâtonnements et en dévissant plus ou moins le tube porteur du quadrillage.)

4° On compte les globules dans les seize petits carrés du quadrillage (fig. 63). On compte à part les globules

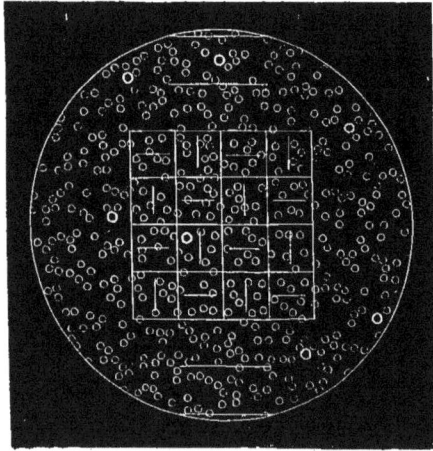

Fig. 64. — Quadrillage de Hayem.

à cheval sur les bords du grand carré, et on ne tient compte que de la moitié du nombre trouvé.

PALASNE DE CHAMPEAUX.   18

Soit 145 le nombre des globules à l'intérieur et 10 les globules à cheval, nous aurons le chiffre global de

$$145 + \frac{10}{2} = 150.$$

Remarque. — La platine de l'hématimètre étant mobile, il est bon de faire passer sur le quadrillage plusieurs points de la préparation, de compter de nouveau et finalement de prendre la moyenne des résultats.

CALCUL. — Le quadrillage a 1/5 de millimètre de côté (forme carrée). La cellule, qui reçoit le mélange titré, a 1/5 de millimètre de profondeur. On a donc sous les yeux un cube de $\frac{1}{5} \times \frac{1}{5} \times \frac{1}{5} = \frac{1}{125}$ de millimètre.

Pour avoir le nombre des globules pour un millimètre cube du mélange, il faut donc multiplier le résultat par 125.

D'autre part l'on a fait un mélange de 2 millimètres cubes de sang et de 500 millimètres cubes de sérum. Or, il faut, d'après Hayem, défalquer 6 millimètres cubes de mouillage (liquide adhérent au verre de la pipette). Le mélange est donc en réalité de 2 millimètres cubes de sang et 494 millimètres cubes de sérum, et le titre de la dilution est de :

$$\frac{2}{494 + 2} = \frac{2}{496} = \frac{1}{248}.$$

Pour obtenir le nombre des globules rouges pour *un* millimètre cube de sang *pur* (non mélangé à du sérum *artificiel*), il faut donc multiplier le chiffre trouvé d'abord par 125, puis par 248.

Soit 150 ce chiffre, le résultat cherché est :

$$150 \times 125 \times 248 = 150 \times 31.000 = 4.650.000.$$

B) GLOBULES BLANCS. — La préparation précédente restant en place, on relève légèrement le foyer de l'objectif. Les globules blancs étant plus volumineux dépassent les globules rouges, qui sont au fond de la cellule ; ceux-ci ne sont plus aperçus qu'indistinctement, alors que les globules blancs sont très visibles. De plus, ces derniers ont une couleur et surtout un *éclat* tout particulier, qui est encore augmenté par les *plus légers* mouvements de la vis micrométrique. On pourrait dire qu'ils scintillent.

Les globules blancs étant très peu nombreux (en général), surtout par rapport aux globules rouges, il est nécessaire de faire la numération sur de nombreux quadrillages et de prendre la moyenne.

Si dans 20 carrés on trouve 4 globules blancs, le calcul indique le résultat suivant :

$$\frac{4 \times 31.000}{20} = 6.200 \text{ globules par millimètre cube.}$$

Remarque. — On peut rendre plus facile la numération en faisant dissoudre préalablement les globules rouges au moyen de l'acide acétique.

8° **Recherches d'hématologie clinique par la méthode du papier-filtre** (Tallqvist). — Nous avons déjà parlé de ce procédé pour apprécier la teneur en hémoglobine.

De plus si l'on examine une goutte de sang d'un anémique sur du papier blanc à filtrer, on voit que la tache formée par ce sang est entourée d'un *anneau d'humidité*, visible surtout par transparence.

Cet anneau correspond toujours à une forte diminution des globules rouges, et il ne se montre que dans les cas où le taux des hématies est à peu près de moitié

inférieur à la normale. Plus la diminution est forte et
plus l'anneau est large.

Dans la chlorose, même prononcée, l'anneau ne se
forme pas, la diminution des hématies étant dans cette
maladie moins marquée que dans l'anémie pernicieuse.

Dans la leucémie, le papier ne se laisse imbiber que
lentement ; et, la tache une fois sèche, on constate que
sa coloration est très inégale. Ces particularités
tiendraient à l'augmentation considérable du nombre
des leucocytes et peut-être aussi à l'altération de leur
composition.

9° *Examen microscopique du sang.* — A) PRÉPA-
RATION DE SANG PUR A L'ÉTAT HUMIDE. — On dépose une
gouttelette de sang dans une *cellule à rigole*. Préalablement on a eu soin de remplir la rigole avec un peu
de vaseline. On recouvre d'une mince lamelle plane. La
préparation est ainsi à l'abri de l'air et peut se conserver
près de vingt-quatre heures.

Cette préparation sert surtout à étudier le processus
de coagulation, à étayer un *fibrino-diagnostic*. Le
réticulum fibrineux est surtout caractéristique dans le
sang phlegmasique de la pneumonie, du rhumatisme
articulaire aigu. La fibrine n'est pas augmentée dans
la fièvre typhoïde, la granulie.

B) PRÉPARATION DE SANG SEC. — On recueille une
gouttelette de sang sur une lame de verre bien séchée.
On l'étale immédiatement en faisant glisser une autre
lame ou une simple carte de visite sur la lame où est
déposé le sang. La dessiccation doit être presque
instantanée, pour que la préparation soit bien réussie.

On fixe à l'alcool-éther.

C) COLORATIONS. — Grâce aux remarquables recherches
d'Ehrlich, on peut étudier plus en détail les préparations

de sang, au moyen des colorations aux couleurs d'aniline.

Nous indiquerons une des nombreuses techniques de coloration :

Sur la préparation, on fait agir de l'*éosine* à l'alcool (pendant trois minutes) ; on lave, puis on fait agir du *bleu à l'argent* ou une solution saturée de *bleu de méthylène* (pendant cinq minutes).

Les globules rouges prennent l'éosine, les globules blancs sont diversement colorés.

Ces préparations servent surtout à étudier et à compter la proportion des différents globules blancs.

Pour cette dernière opération, il suffit de faire courir la préparation dans le champ du microscope (examiner de préférence les bords, où les globules blancs plus volumineux ont été entraînés), d'en compter 100 et de noter les formes rencontrées.

A l'état normal, les globules blancs affectent les principales formes suivantes et existent dans les proportions que nous allons indiquer (*formule leucocytaire*), d'après Ehrlich (fig. 65) :

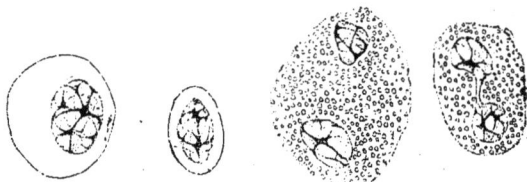

Fig. 65. — Leucocytes.

1° *Lymphocytes* (22 à 25 p. 100 de la totalité des globules blancs). Ce sont de petits mononucléaires, de forme irrégulièrement arrondie, à gros noyau sphérique, vivement coloré en bleu. Le protoplasma, qui entoure

18.

le noyau, est peu abondant et occupe peu de place ; il est coloré en bleu.

2° *Mononucléaires* (moyens et grands ; 2 à 4 p. 100). Ils ont un noyau unique mal coloré en bleu ; le protoplasma est clair.

3° *Polynucléaires* (70 à 72 p. 100). Le noyau est polymorphe, multiple, coloré fortement. Le protoplasma contient des granulations neutrophiles (visibles avec des colorations spéciales).

4° *Éosinophiles* (2 à 4 p. 100). Ils contiennent de grosses granulations colorées en rouge par l'éosine. Le noyau est souvent double.

5° *Mastzellen* ou cellules basophiles (0,5 p. 100) à noyau unique et granulations basophiles.

Dans la pratique, on compte ensemble le plus souvent les lymphocytes et les mononucléaires.

Remarque. — Ehrlich divise les couleurs d'aniline en acides, basiques et neutres; les granulations ou les leucocytes sont dits acidophiles, basophiles, neutrophiles, suivant la *tendance* qu'ils ont à prendre de préférence une de ces couleurs.

10° **Valeur séméiologique de l'hématologie.** —
Un individu sain possède environ 5 millions de globules rouges par millimètre cube de sang.

L'augmentation des hématies est assez rare. La diminution au contraire est très fréquente (anémie primitive ou secondaire). Au-dessous de 500 000, l'*oligocythémie* est d'un pronostic grave, surtout en cas d'altérations globulaires.

Dans le *diabète*, les globules rouges sont réfractaires à l'éosine, mais pas aux autres couleurs d'aniline (réaction de Bremer).

Le nombre des globules blancs, à l'état normal, est

d'environ 6000 par millimètre cube, en dehors des
périodes digestives.

Leur diminution ou *hypoleucocytose* est rare (fièvre
typhoïde, anémie pernicieuse, etc.). Elle a une signification pronostique fâcheuse.

L'*augmentation* des globules blancs est fréquente
dans un grand nombre de maladies. Elle existe lorsque
le chiffre de 10000 est dépassé.

La *leucémie* ou *leucocythémie* est une maladie
spécialement caractérisée par cette augmentation des
globules blancs. On a noté le chiffre de 500000 globules
blancs et au delà par millimètre cube. Le diagnostic
de cette maladie ne peut être précisé que par l'examen
hématologique.

Toute augmentation, indépendante de la leucémie,
prend l'appellation de *leucocytose* (Gilbert). Les formes
de leucocytose varient d'après les différents globules
blancs, sur lesquels porte l'augmentation. De plus, on
trouve des formes anormales (myélocytes neutrophiles
et éosinophiles...).

Dans un certain nombre de maladies, et en particulier
dans les *affections du foie* (Sabrazès, Cauvin), dans
les suppurations profondes, la leucocytose et la variété
de leucocytose donnent des indications pronostiques et
thérapeutiques qui peuvent être très importantes.

En chirurgie, l'étude hématologique (Tuffier, 1904)
peut rendre d'appréciables services : hyperleucocytose
très fréquente dans les suppurations péritonéales (appendicite), la perforation intestinale de la fièvre typhoïde, etc.

11° **Séro-diagnostic** (Widal) (dans la fièvre
typhoïde). — On ajoute à 10 gouttes d'une culture
jeune (douze à seize heures) de bacille d'Eberth une
goutte de sang ou mieux de sérum à examiner; on

mélange et on examine une goutte du mélange entre lame et lamelle.

Si le sang examiné provient d'un typhique, les bacilles perdent *rapidement* leur mobilité et se réunissent en amas; ils s'*agglutinent* et forment de gros ilots (fig. 66).

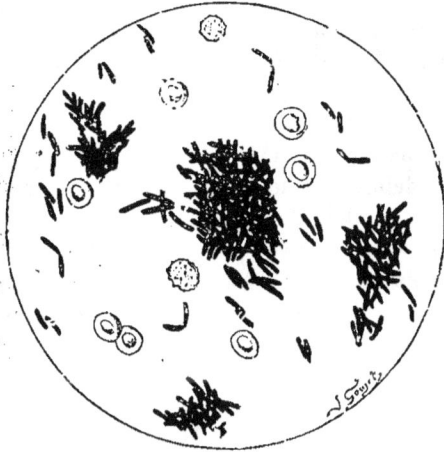

Fig. 66. — Séro-diagnostic de la fièvre typhoïde.

La même agglutination se produit encore longtemps après l'évolution de la maladie.

Au début d'une fièvre typhoïde, la réaction peut être négative ; elle n'apparaît généralement que le huitième jour. Il faut donc répéter le séro-diagnostic.

En résumé, si un résultat négatif ne permet pas une conclusion certaine, au contraire un résultat positif permet d'affirmer que le sujet examiné a eu la fièvre typhoïde.

Une cause d'erreur pourrait provenir de l'ictère, l'agglutination ayant lieu dans certaines formes de cette maladie. L'étude des symptômes permettra, en général, d'éliminer facilement cette cause d'erreur.

Cette même agglutination devient visible à l'œil nu, lorsqu'on ajoute du sérum typhique à un tube de bouillon ensemencé avec le bacille d'Eberth. Le bouillon se clarifie.

12° **Recherche de l'hématozoaire de Laveran dans le sang**. — La préparation est la même que celle que nous avons indiquée pour l'examen du sang coloré.

Il faut recueillir de préférence le sang du foie ou de la rate, au début de l'accès, et autant que possible avant l'administration de la quinine.

Les *corps sphériques*, le plus souvent adhérents aux hématies, sont les formes les plus communes du parasite.

(Pour autres détails et recherches, consulter les ouvrages de bactériologie.)

CYTO-DIAGNOSTIC

A) *Épanchements pleuraux*. — Widal et Ravaut
ont montré que l'examen des liquides pleurétiques
pouvait donner d'utiles renseignements sur l'étiologie
de ces épanchements.

TECHNIQUE. — Une certaine quantité de liquide (qui
peut être minime) est placée dans un flacon ou un tube
avec des perles de verre. On agite pour *défibriner* le
liquide (un quart d'heure à une heure).

. On centrifuge ensuite et on décante.

Prise du culot. — On dilue avec un fil de platine
jusqu'à ce que le culot ait la consistance du sang. On
prend une *petite* quantité de ce liquide qu'on étale sur
une lame, en faisant des cercles de plus en plus grands.
On laisse sécher et on fixe à l'alcool-éther.

On peut faire des colorations multiples. La coloration
par l'hématéine-éosine et le bleu de Unna ou la
thionine donne de bons résultats.

On inspecte à un faible grossissement d'abord, puis
on se sert de l'objectif à immersion.

Formules leucocytaires. — I. PLEURÉSIES TUBER-
CULEUSES :

a. *Pleuro-tuberculose primitive* (ancienne pleurésie
a frigore, laquelle existe mais assez rarement) : lymphocytes ou mononucléaires très confluents, toujours
mélangés à un grand nombre d'hématies ; il existe donc
une *lymphocytose considérable*.

b. *Pleuro-tuberculose secondaire* : éléments morts

ou très altérés, polynucléaires déformés, mononucléaires altérés.

II. PLEURÉSIES MÉCANIQUES (maladies de cœur, mal de Bright, cancer...) : placards de cellules endothéliales, soudées entre elles.

III. ÉOSINOPHILIE PLEURALE : éosinophiles.

IV. PLEURÉSIES INFECTIEUSES (streptocoques, pneumocoques...) : polynucléaires en prédominance, grands mononucléaires macrophages.

B) *Liquide céphalo-rachidien*. — La préparation est la même que ci-dessus.

Dans la méningite tuberculeuse, la formule est celle de la pleuro-tuberculose primitive.

Dans la méningite non tuberculeuse, on observe la polynucléose. Ceci n'est vrai qu'au début des méningites; dans une période tardive, la lymphocytose survient toujours.

RADIOGRAPHIE

La radiographie peut rendre des services importants en séméiologie médicale.

Appliquée à l'appareil respiratoire, elle permet de reconnaître des infiltrations tuberculeuses au début (Béclère), des épanchements pleuraux, des pleurésies enkystées, les adénopathies trachéo-bronchiques.

Par cette méthode on peut étudier les mouvements de retrait et d'expansion des cavités cardiaques; on aperçoit les tumeurs anévrysmales de l'aorte.

Une dilution de bismuth introduite dans l'estomac arrête les rayons X et permet de faire la délimitation de l'organe.

Les déformations osseuses médicales (rhumatisme chronique); les dépôts uratiques (goutte); les calculs peuvent être mis en évidence par la radiographie.

DES PONCTIONS EXPLORATRICES
ET DE LA PONCTION LOMBAIRE

Pratiquée d'une façon aseptique, la ponction exploratrice ne présente aucun danger.

On l'emploie pour parfaire le diagnostic des divers épanchements de la plèvre, en cas de péricardite avec épanchement, en cas de collections liquides de l'abdomen (ascite), d'hydronéphrose, d'hépatite suppurée du foie, etc.

La *ponction lombaire* se pratique de la façon suivante : le malade doit fléchir le rachis le plus possible et faire saillir la région lombaire; la position assise est par conséquent la plus favorable. On mène la ligne horizontale qui tangente le rebord supérieur des crêtes iliaques, et l'on met le doigt sur l'apophyse épineuse qui est coupée par cette ligne. L'aiguille (de 10 à 12 centimètres) est enfoncée à 1 cent. 1/2 en dehors du doigt indicateur dans une direction très légèrement ascendante. On la fait pénétrer lentement jusque dans l'espace sous-arachnoïdien. (Voy. *Cyto-diagnostic du liquide céphalo-rachidien.*)

NOTIONS

DE

PATHOLOGIE GÉNÉRALE

ÉTIOLOGIE GÉNÉRALE

L'*étiologie* (αἰτία, cause) est la recherche des causes morbifiques.

La *pathogénie* (πάθος, maladie ; γένεσις, génération) essaie de faire connaître les modes d'action des causes morbifiques que l'étiologie a fait connaître.

L'étiologie montre *pourquoi* l'on devient malade ; la pathogénie établit *comment* on devient malade.

Causes morbifiques des maladies.

Il existe des *causes générales*, qui agissent sur un grand nombre d'individus, et des *causes individuelles* qui agissent sur l'individu isolé.

L'étiologie étudiera donc l'infection et la contagion, c'est-à-dire les modes ou causes générales suivant lesquels certaines maladies (endémiques ou épidémiques) frappent un certain nombre d'individus. Nous en reparlerons ultérieurement.

Parmi les causes individuelles, les unes sont *externes*

ou *extrinsèques* par rapport à l'individu, c'est-à-dire qu'elles viennent du dehors, et les autres *internes* ou *intrinsèques*, c'est-à-dire qu'elles sont inhérentes à l'individu même.

Remarque. — Nous maintenons cette classification, rejetée par certains auteurs. Si, au point de vue philosophique, elle n'est pas absolument juste, elle a le mérite d'être claire au point de vue didactique.

A. **Causes externes ou extrinsèques des maladies**. — Ce sont les *agents physiques* (température, lumière, électricité...); les *agents chimiques* (alimentation, intoxications...); les *agents mécaniques* (commotion, traumatismes...); les *agents animés* (parasites, microbes).

La plupart de ces questions ont été traitées dans le cours de ce Manuel; pour l'étude des parasites de l'homme nous renvoyons aux traités de zoologie; par la suite, nous aborderons la question du rôle des microbes dans la genèse des maladies.

Si l'on envisage le mode d'action sur l'organisme, les causes externes peuvent être soit *efficientes*, soit *adjuvantes* ou *occasionnelles*. Le froid par exemple (agent physique) est une cause efficiente dans le cas de gelure et une cause adjuvante dans le cas de rhumatisme, de pneumonie... Dans ces dernières maladies, le froid a provoqué le développement d'une infection microbienne latente.

Les causes adjuvantes s'ajoutent souvent les unes aux autres, et la réaction morbide de l'organisme peut se faire attendre et n'être que la résultante d'une série de sommations (Bouchard).

B. **Causes internes ou intrinsèques des maladies**. — Ces causes comprennent l'étude de l'*hérédité*, de l'*âge*, du *sexe*, de la *constitution*, du *tempérament*, des *aptitudes morbides*, de l'*abus ou insuffisance de nos différentes fonctions*.

Ces causes internes ne doivent jamais être perdues de vue, car il faut faire la part de la résistance, de la réaction que l'organisme oppose à l'invasion de la maladie. Et ces moyens de lutte sont nombreux.

Suivant l'âge, le sexe, la condition de bonne santé ou de maladie, de repos ou d'épuisement, l'individualité menacée réagit de diverses façons. Tantôt le germe pathogène est favorisé dans son action contre l'organisme (*causes internes prédisposantes*), tantôt il est entravé (*causes internes immunisantes*). Chacun a un organe plus faible et plus excitable, une tare héréditaire ou acquise.

Prenons un exemple emprunté à Féré : si l'on considère un peloton de soldats du même âge (*a fortiori* s'ils sont d'âges différents), alimentés de la même manière, laissés l'arme au pied au milieu d'une plaine et soumis à la même action d'un vent glacial, tel sera atteint d'une pneumonie, tel d'une pleurésie, tel d'un rhumatisme, tel d'une paralysie faciale, tel d'une sciatique, etc.

Nous voyons qu'une cause externe, le froid, a mis en jeu les différentes opportunités morbides.

(Nous renvoyons le lecteur pour les questions d'âge, de sexe, à l'examen séméiologique du malade, et nous dirons quelques mots des autres causes intrinsèques des maladie.)

1° HÉRÉDITÉ. — L'hérédité, dit M. Ribot, est la loi biologique d'après laquelle les êtres vivants tendent à se répéter dans leurs descendants et à leur transmettre leurs propriétés (morbides ou normales).

Il faut que cette transmission soit faite au fœtus par
le spermatozoïde ou l'ovule. Si elle a lieu par la voie
placentaire, il y a contagion et non hérédité. « L'hérédité n'est pas tout ce qui se passe des ascendants aux
descendants, mais seulement ce qui est transmis lors
de la fécondation » (Fournier).

Depuis quelques années, le domaine de l'hérédité a
perdu de son étendue, au profit de la contagion, et l'on
admet que dans un très grand nombre de cas de tuberculose, le bacille est transmis des ascendants aux descendants, par contagion directe.

On admet deux formes principales d'hérédité :

a. *Hérédité directe.* — L'agent pathogène, connu ou
inconnu, se trouve dans le plasma germinatif.

S'il est virulent, la maladie est immédiate (tuberculose méningée, syphilis précoce...). S'il est atténué, la
maladie pourra rester latente pendant un certain temps
(syphilis héréditaire tardive...). Le cancer est toujours
tardif.

b. *Hérédité indirecte ou de terrain.* — Le microbe
n'est pas toute la maladie ; il peut ne pas être passé
dans l'organisme fœtal. Il a pu verser dans les humeurs
du fœtus, des produits ou toxines (dans le rein d'enfants
nés de brightiques, on a pu isoler une *néphrotoxine*)
qui les ont adultérées. L'enfant a hérité par ce fait d'un
terrain favorable, d'un plasma germinatif, ayant une
structure propice à l'invasion ultérieure du microbe ou
à la dégénération d'un organe, sous des influences
extérieures favorisantes (froid, traumatisme, misère
physologique, etc.). C'est ce qui constitue la *prédisposition morbide*, si fréquente en particulier pour la
tuberculose. « On ne naît pas tuberculeux, on naît
tuberculisable » (Peter).

Les causes extérieures ne créent pas le terrain, elles provoquent des réactions dans l'organisme. Seul le terrain en question est transmis par des ascendants *plus ou moins éloignés*. Quand il y a des générations sautées, on dit qu'il y a *atavisme*.

En cas de transmission d'une prédisposition morbide, particulière, favorable à l'éclosion d'une *certaine* maladie ou à la production d'une *certaine* malformation physique (polydactylie, bec-de-lièvre, hypospadias...), on dit qu'il y a *hérédité* (indirecte), *similaire* ou *homologue*.

Mais les ascendants peuvent transmettre une prédisposition générale, très sensible, une *prédisposition de l'organisation psychique*, d'où il résulte que des maladies mentales se transmettent en subissant des métamorphoses (alcoolisme, suicide, épilepsie, hystérie, hypochondrie, débilité mentale, folie...), c'est l'*hérédité dissemblable* ou *hétérogène*.

Cette variété d'hérédité de terrain, dite hétérogène, consiste donc surtout dans un amoindrissement de la vitalité générale de l'organisme, dans une résistance moindre à l'action des agents nocifs venus de l'extérieur. Et c'est pourquoi les états morbides se transforment d'une génération à l'autre, et que l'hérédité produit chez le rejeton des affections d'un autre ordre que la maladie ancestrale.

Nous citerons comme exemples les maladies relevant de l'*arthritisme* : goutte, rhumatisme, lithiase biliaire et rénale, diabète, obésité, etc.

Il en est de même pour les *stigmates dits de dégénérescence* : asymétrie faciale, malformations du squelette, cryptorchidie, bégaiement, etc.

En résumé, l'hérédité indirecte de terrain, c'est-à-dire·l'hérédité de prédisposition, est plus importante que l'hérédité morbide directe.

. Dans l'hérédité indirecte, rentrent les faits d'*immunité* absolue ou relative vis-à-vis de certaines maladies (exemple : la fièvre jaune dans les races noires).

Si l'on se demande pourquoi, dans une même famille, l'hérédité n'est pas absolue et pourquoi certains rejetons sont sains et d'autres malades, on pourra répondre que chaque fécondation n'implique qu'un spermatozoïde et un ovule, et que tous n'ont pas des propriétés identiques.

Loi de Colles. — Nous terminerons ce qui a trait à l'hérédité par l'exposé de la loi de Colles, concernant la syphilis héréditaire.

Père et mère syphilitiques.	Spermatozoïde et ovules infectés; avec accidents au moment de la conception.	Enfant syphilitique.	
Père *seul* syphilitique.	Avec ou sans accidents (spermatozoïde infecté).	Enfant très souvent syphilitique.	A son tour il peut contagionner la mère. (*Syphilis conceptionnelle*)
Mère *seule* syphilitique.	Avec ou sans accidents (ovule infecté).	Enfant très souvent syphilitique.	

·· Si la mère contracte la syphilis après la conception et la transmet à l'enfant, ce n'est plus de la syphilis héréditaire, mais de la *syphilis congénitale*.

2° CONSTITUTION. — Lorsqu'un médecin est appelé à se prononcer sur l'aptitude d'un homme au service militaire, il fait un examen complet de tous les organes, des fonctions. Il s'enquiert de la taille, du poids, du

périmètre thoracique, de la capacité respiratoire de cet
homme.

De l'ensemble de ces renseignements, il tire une conclusion sur la *constitution* de l'individu examiné.

Nous pouvons donc définir la constitution : l'état
général qui résulte pour un individu de l'ensemble des
conditions d'organisation ou de nutrition qui lui sont
propres.

3° Tempérament. — Lorsque nous avons traité de
l'hérédité, nous avons vu que les ascendants transmettent surtout à leurs descendants un amoindrissement
de la vitalité, une prédisposition à contracter certaines
affections sous l'influence des agents nocifs, venus de
l'extérieur.

On a donné le nom de *diathèses* à ces modifications
du type physiologique. « La diathèse, a dit Bouchard,
est un tempérament morbide. »

Cette hérédité diathésique a une part prépondérante,
dans la question du tempérament, et fait qu'un individu
est mal équilibré au point de vue de l'ensemble de ses
organes ou de leur fonctionnement.

1° *Tempérament lymphatique ou diathèse scrofu-
leuse.* — La peau est blanche, les chairs sont molles.
État d'atonie générale. Les maladies les plus fréquentes
chez le scrofuleux sont l'herpétisme, les adénopathies,
le rachitisme, la *tuberculose*, d'une façon générale les
maladies chroniques.

2° *Tempérament ou diathèse arthritique.* —
Embonpoint variable; tantôt maigre, tantôt gras,
l'arthritique souffre de migraines, d'asthme, de bronchites. La dyspepsie est fréquente, et s'accompagne de
constipation et de congestion du foie..Le diabète gras
est l'apanage des arthritiques, ainsi que le rhumatisme,

19.

la goutte. La tuberculose frappe rarement l'arthritique, et revêt une marche torpide.

Les congestions hépatiques, la lithiase biliaire, la cholémie familiale alternent parmi les individus issus de souche arthritique.

La nutrition se trouve amoindrie; aussi Bouchard considère l'arthritisme comme relevant d'un ralentissement de la nutrition. Landouzy le qualifie de bradytrophie.

3° *Tempérament nerveux* (atrabilaire, mélancolique).

Il est caractérisé par de la maigreur, de la défaillance physique et morale avec des alternatives d'énergie. Le nerveux est prédisposé aux maladies nerveuses et aux troubles nerveux. Il délire facilement.

Le *tempérament sanguin* relève de la diathèse arthritique à forme congestive et avec tendance à la pléthore.

D'après ce qui précède, nous pouvons définir le tempérament : la manière d'être qui résulte pour un individu de la prédominance d'action d'un système organique.

Par conséquent pour avoir une bonne constitution, il faut d'abord avoir un tempérament normal, être bien pondéré au point de vue de l'activité physiologique.

4° APTITUDES MORBIDES. — Supposons qu'une maladie, la fièvre typhoïde par exemple, sévisse dans une localité à l'état épidémique.

L'agent pathogène trouvera chez certains habitants un milieu favorable à son développement ; chez d'autres il ne pourra pas se développer. Ce qui nous conduit à examiner les questions de *réceptivité* et d'*immunité*.

a) *Réceptivité.* — Les causes extrinsèques des maladies (mauvaise alimentation, excès, refroidissement, maladies microbiennes surajoutées, présence de parasites intestinaux, etc.), et certaines causes intrinsèques

(âge, constitution, etc.), ainsi que d'autres causes igno-
rées entrent en ligne de compte pour *prédisposer* l'individu à la maladie, pour permettre le développement du
germe infectieux.

Nous pouvons par conséquent définir la *réceptivité* :
une aptitude de l'organisme à recevoir l'impression des
agents pathogènes, qui y trouvent un milieu favorable
à leur développement.

b) *Immunité.* — Les causes prédisposantes que nous
avons énumérées n'existent pas chez certains individus,
qui ne contractent pas la maladie.

D'autres cas peuvent se présenter : certaines maladies
confèrent, dès la première atteinte, une immunité
absolue ou presque absolue (fièvre typhoïde, variole,
coqueluche...). En tous cas, les atteintes ultérieures
sont généralement très bénignes et peuvent passer
inaperçues (immunité relative).

Sans avoir été immunisé par une atteinte antérieure,
l'individu a pu acquérir l'*immunité par accoutumance.*
Le fait, par exemple, de boire chaque jour une petite
quantité d'eau contenant des bacilles typhiques, peut
amener une véritable *mithridatisation* de l'organisme
(le mithridate était une drogue à vertu antivénéneuse
dont la composition était attribuée à Mithridate le Grand).

Une *immunité temporaire* peut être acquise au
moyen du vaccin de Jenner (variole), de certains
sérums (diphtérie, peste...), par suite d'une modification
dynamique dans les cellules de l'organisme (Bouchard).

En résumé, nous pouvons dire que l'immunité est un
état particulier de l'organisme qui fait que certaines
personnes échappent à une maladie régnante.

L'aptitude morbide est fonction des causes prédisposantes et immunisantes.

· A cette question de la réceptivité et de l'immunité se rattache la question de *race*. Nous dirons ensuite quelques mots de l'*idiosyncrasie*.

c) *Race.* — La question de *race* est souvent difficile à dégager dans la genèse de la maladie. Elle n'est pas en cause, par exemple, dans la question de la maladie du sommeil ; en effet, le trypanosome (cause de la maladie) n'existe que dans les pays chauds et ne peut atteindre d'une façon générale que les habitants de ces pays.

Le paludisme atteint peu les adultes de sraces colorées ; mais les enfants paient un lourd tribut à cette maladie et arrivent à acquérir l'immunité. Là encore, la question de race doit être réservée.

Toutefois la race prédispose réellement à certaines maladies : l'*aïnhum* (gangrène du petit orteil), l'éléphantiasis, la lèpre, le tétanos, la peste, le choléra, etc., sont des maladies très communes dans la race noire. Par contre, la race noire semble jouir d'une immunité presque absolue vis-à-vis de la fièvre jaune.

· Les Anglo-Saxons contractent facilement la scarlatine (maladie très fréquente en Angleterre).

Les Israélites sont sujets aux maladies nerveuses et aux maladies relevant de la diathèse arthritique.

. d) *Idiosyncrasie.* — Certaines personnes sont empoisonnées par des moules, des coquillages de bonne qualité.

D'autres sont particulièrement sensibles à certaines odeurs. L'usage de certains médicaments (opium, belladone, digitale, *antipyrine...*) même à dose extrêmement faible, est impossible chez certains malades, car des symptômes graves d'empoisonnement se produisent.

Ces faits inexpliqués, jusqu'à présent, ont été classés

dans l'*idiosyncrasie* (ἴδιος, propre; σύν, avec ; κρᾶσις, tempérament), c'est-à-dire la disposition spéciale à certains individus, en vertu de laquelle ils subissent d'une manière qui leur est propre, l'influence d'agents qui d'ordinaire n'impressionnent pas nos organes ou les impressionnent d'une autre façon.

5° ABUS ET INSUFFISANCE DES DIFFÉRENTES FONCTIONS. — L'abus d'un organe crée une hyperémie passagère et à la longue une modification de structure de ses éléments, l'hypertrophie par exemple.

Réciproquement, un organe qui ne fonctionne pas finit par s'atrophier.

Lorsqu'un muscle travaille, les combustions sont plus intenses, d'où formation d'acide carbonique et d'acide lactique; de plus, les produits des échanges normaux ont une toxicité plus grande, et s'ils sont retenus par insuffisance des organes éliminateurs ou modificateurs, il y a *auto-intoxication*.

L'accumulation de ces produits est la principale cause de la *fatigue*. Lorsqu'il y a *surmenage* de l'individu, tout le système musculaire est atteint, et l'auto-intoxication est portée à son maximum. Un homme surmené présente, comme principaux symptômes : de l'abattement ; le pouls est fréquent, petit ; il y a de l'hypotension artérielle, d'où fatigue du myocarde (*cœur forcé*, hypertrophié) et par conséquent tendance à l'asystolie et à la syncope. Les mouvements respiratoires sont fréquents et de petite amplitude (dyspnée d'effort).

Le surmenage prédispose à toutes les maladies (typhus, scorbut...); il constitue une des principales causes de déchet des armées en campagne.

De même, le *surmenage cérébral* favorise l'éclosion

de certaines maladies (maladies mentales, hystérie, chorée, fièvre typhoïde...).

L'abus des *fonctions génitales* favorise l'ataxie locomotrice, l'anémie, la neurasthénie, etc.

Suivant les professions, certains organes comme les poumons (verriers), le larynx (chanteurs), les yeux (graveurs), etc., supportent des fatigues répétées, d'où résulte un amoindrissement de leurs fonctions.

Comme exemple d'insuffisance des fonctions, nous citerons le *défaut d'exercice*, cause favorisante de l'obésité, de la goutte, des lithiases.

DES MICROBES

Le nom de microbes s'applique à tout organisme inférieur *microscopique*, visible seulement au microscope, quel que soit le règne (animal ou végétal) auquel ils appartiennent. Les *bactéries* diverses (microcoque, bâtonnets, bacilles, spirobactéries, etc.), les *levures*, les *moisissures*, etc., qui sont des végétaux, les *hématozoaires*, les *coccidies*, qui sont des animalcules, sont des microbes.

Un grand nombre de microbes sont doués de mouvements. Leurs fonctions, leur nutrition, leurs sécrétions et excrétions sont en partie connues.

Tous les microbes ont besoin d'oxygène pour vivre; certains microbes respirent l'oxygène de l'air, ce sont les *microbes aérobies*. D'autres ne peuvent vivre qu'à l'abri de l'oxygène de l'air, et empruntent au milieu qu'ils décomposent l'oxygène nécessaire à leur existence, ce sont les *microbes anaérobies*. Enfin certains sont à la fois aérobies et anaérobies. Nous parlerons plus loin de leurs sécrétions et excrétions.

I. *Cultures artificielles.* — Un grand nombre d'espèces microbiennes peuvent être cultivées artificiellement.

Les *milieux de culture* sont très variés, ce sont tantôt des milieux *liquides*, tantôt des milieux *solides*. Parmi les premiers, nous citerons les *bouillons* de bœuf, de veau, le *sérum* de différents animaux, etc.

Parmi les seconds, les plus usités sont ceux de *géla-*

tine pure ou peptonisée, de gélose, d'agar-agar, ou les pommes de terre, etc.

Tous ces milieux de culture ne doivent contenir aucun germe avant les *ensemencements* ; ils doivent par conséquent être *stérilisés* (chauffage par l'étuve à différentes températures).

Chaque microbe a une prédilection particulière pour un certain milieu de culture, c'est le milieu optimum, dont la composition chimique doit être toujours la même.

Il est ainsi possible d'obtenir des *cultures pures* par le procédé des ensemencements successifs. A chaque ensemencement, la vitalité du microbe va en augmentant, c'est-à-dire que son aptitude à se développer rapidement s'accroît.

Par ces cultures, on obtient les différents *virus* microbiens, qui contiennent donc le microbe et ses produits solubles. (Dans le virus rabique, le microbe est invisible, comme nous le dirons plus loin.)

II. *De la virulence des microbes*. — C'est la qualité la plus importante à connaître pour une espèce de microbe donnée. Elle est excessivement variable et représente la quantité minima de virus nécessaire pour produire des effets nocifs, qui varient avec chaque espèce animale.

Cette virulence *s'exalte* par les passages successifs, etc., elle *s'atténue* rapidement, en dehors de l'organisme, par l'influence des agents physiques (lumière, chaleur, froid, antiseptiques...), par suite de la concurrence vitale ou de l'auto-sécrétion d'une toxine (bacille typhique).

III. *Inoculations*. — Elles sont nécessaires pour identifier certains microbes, dont nous parlerons plus loin. Elles permettent d'étudier le genre et l'évolution de la maladie provoquée par le microbe.

Les inoculations se font aux animaux par des voies d'introduction qui varient avec les différents microbes en expérience (voie sous-cutanée, veines, œil, tube digestif).

Des passages successifs aux animaux, avons-nous dit, suivis d'ensemencements sont le moyen usité pour augmenter la virulence de certains microbes. Nous ajouterons que cette virulence varie encore suivant l'organe frappé. Dans certains organes, la virulence reste très atténuée ; il en est ainsi du pneumocoque vis-à-vis du poumon.

IV. *Classification des principales espèces microbiennes.* — Nous classerons les microbes au point de vue de la façon dont ils se comportent vis-à-vis de l'organisme humain.

1° MICROBES SAPROPHYTES. — Ils existent dans des milieux variés (air, eau, etc.) ; ils vivent en commensaux dans l'intérieur du corps humain et ils sont sans action spécifique directe sur l'homme.

Cependant, certains saprophytes peuvent devenir *pathogènes* (πάθος, maladie ; γένεσις, génération), à un moment donné, parce que leur virulence a été exaltée, d'une façon relative ou absolue, par diverses influences (froid, traumatisme, passage d'un organisme à un autre, maladies surajoutées, etc.). Dans ce dernier cas, il se produit ce qu'on appelle des *associations microbiennes.* Exemple : le microbe de la diphtérie associé au streptocoque produit des angines graves.

Ces causes occasionnelles, diminuant la résistance de l'organisme, ont permis au microbe d'exercer son action nocive.

Nous en reparlerons au sujet de la transmission des maladies infectieuses.

2° MICROBES PATHOGÈNES. — Ce sont les microbes aptes à engendrer les maladies infectieuses.

Pour être qualifié de pathogène, un microbe doit remplir les principales conditions suivantes :

a) Il doit être visible et reconnaissable au microscope ;

b) Il doit pouvoir être isolé en culture pure et présenter des réactions physiques, chimiques et biologiques déterminées ;

c) L'inoculation de ce microbe ou de ses produits solubles doit reproduire chez l'homme et les animaux toujours la même maladie et les mêmes symptômes, à condition que la virulence, la phase d'évolution et que les quantités inoculées du microbe soient les mêmes, dans les diverses expériences. C'est ainsi que le bacille pyocyanique, ne donne pas la maladie pyocyanique lorsque la dose injectée n'est pas suffisante. Cette quantité minima nécessaire est variable dans les différentes espèces animales (toutes autres choses égales d'ailleurs) ;

d) Le microbe se trouve dans l'organisme des individus atteints de la maladie spécifique ou des animaux inoculés.

3° MICROBES PATHOGÈNES INVISIBLES. — Certains microbes, dont on connaît les réactions biologiques et les résultats des inoculations, ne sont pas visibles avec les instruments dont nous disposons actuellement.

Il en est ainsi du *microbe de la rage*, que l'on cultive dans la moelle du lapin aussi sûrement que dans un tube à culture et qui est invisible au microscope.

MODES DE TRANSMISSION
DES MALADIES MICROBIENNES

Les microbes pathogènes sont répandus un peu partout : dans l'air, l'eau (fièvre typhoïde, choléra...), le sol (surtout à la surface), les matières putréfiées (charbon, tétanos...), sur les vêtements, les téguments, dans les matières fécales, les urines (*fièvre typhoïde...*), etc.

Certains microbes, les saprophytes, dont nous avons parlé, ne sont pas nuisibles à l'état normal, mais peuvent devenir pathogènes sous diverses influences.

Certains microbes, qui existent dans l'organisme normal, non seulement ne sont pas nuisibles, mais sont indispensables au fonctionnement des organes (les *ferments* par exemple.)

En outre, la flore microbienne spéciale à chaque pays et à chaque race renferme souvent des espèces qui peuvent empêcher ou favoriser le développement de certaines infections (*microbes empêchant ou favorisant*). C'est ainsi que certains microbes, retirés des eaux de Versailles, empêchent le développement du vibrion cholérique (Metchnikoff).

Les microbes du milieu extérieur peuvent pénétrer dans l'organisme par les voies les plus diverses. La *transmission* peut être *directe* chez un individu, ou *indirecte*, c'est-dire que le microbe est apporté par un autre individu (chirurgien, infirmier...) ou par un animal (fièvre jaune, fièvre paludéenne transmises par certains moustiques...).

Certains microbes pénètrent par la *peau* ou les *muqueuses* (syphilis, chancre, urétrite, furonculose, *diphtérie,* érysipèle...). La solution de continuité n'est pas toujours indispensable à la pénétration. Cependant, pour certains microbes (rage, infection purulente), cette solution de continuité est nécessaire.

D'autres microbes pénètrent dans l'organisme par les *voies respiratoires* (tuberculose, coqueluche, grippe...).

D'autres pénètrent par les *voies digestives,* au moyen de l'eau et des liquides contaminés que nous pouvons absorber (fièvre typhoïde, choléra, la tuberlose surtout chez l'enfant...).

Il existe une voie de pénétration fréquente au niveau des *amygdales* (rhumatisme, grippe...) et d'autres voies encore mal connues.

Ces voies diverses (dont nous avons seulement cité les principales) ne sont pas électives, en ce sens que certains microbes peuvent, suivant les cas, pénétrer dans l'organisme par des voies différentes.

Une fois introduit dans l'organisme, le microbe se *localise* (chancre mou, diphtérie...) ou se *généralise* (tuberculose aiguë...). Certains se localisent d'abord, puis envahissent l'organisme (érysipèle, pustule maligne...).

MODE D'ACTION DES MICROBES PATHOGÈNES. — Il est généralement admis que les microbes agissent surtout par leurs produits solubles d'excrétions ou de sécrétions, que l'on appelle des *toxines.*

On a pu expérimentalement reproduire certaines maladies, au moyen de ces toxines injectées seules;

c'est pourquoi le sang des malades atteints de maladies infectieuses peut ne contenir que peu ou pas de microbes (diphtérie...).

La plupart des microbes pathogènes sont *spécifiques*, c'est-à-dire qu'ils reproduisent la même maladie ; mais certains ont une action variable d'après des conditions que nous avons énumérées précédemment : ainsi, le streptocoque (devenu virulent) peut produire une parotidite, un phlegmon suppuré, une angine, une infection généralisée, etc.

INCUBATION. — L'action du microbe ou de ses toxines n'est pas immédiate. Il s'écoule un temps plus ou moins long, avant l'apparition des premières manifestations morbides, c'est la *période d'incubation*. Cette période est de 1 à 3 jours pour la scarlatine, 8 à 12 pour la rougeole, 7 à 14 pour la variole, 6 pour la fièvre jaune, etc.

Dans certains cas (rage), la période varie d'après la voie de pénétration : après une morsure de la main, la rage peut mettre plusieurs mois pour se développer ; après une morsure de la face, l'incubation ne dépasse pas, en général, 15 à 20 jours.

La diphtérie s'inocule très rapidement par les muqueuses du nez et de la bouche, et lentement par la peau du doigt (Grancher).

LUTTE DE L'ORGANISME ENVAHI. — La principale défense de l'organisme consiste dans la *phagocytose*. Dès que le microbe pathogène a envahi un organe, il se produit mécaniquement une diapédèse des leucocytes ou globules blancs. Ces phagocytes petits ou grands (*microphages* ou *macrophages*) peuvent provenir, suivant les cas, du sang, du tissu conjonctif, de la rate, du cerveau, etc. Nous disons : suivant les cas, car la défense est spécialisée, chacun a son rôle dans le combat.

Si le phagocyte est le plus fort, le microbe est détruit;
s'il est inférieur, le microbe englobé sécrète des produits
qui tuent le phagocyte, d'où formation de pus (globules
blancs nageant dans du sérum).

. Outre cette défense mécanique, les phagocytes luttent
par des sécrétions de leur protoplasma, et ce sont probablement ces sécrétions qui produisent dans le sang
les *antitoxines* : c'est la défense chimique (chimiotaxie
positive).

Cette défense chimique peut être nulle, impossible,
car le microbe peut sécréter des toxines assez actives
pour éloigner les leucocytes (chimiotaxie négative).

Dans ce dernier cas, et à la longue, les phagocytes
s'habituent à certains microbes, et la chimiotaxie de
négative peut devenir positive. C'est ce qui semble être
la cause de l'*accoutumance* aux maladies.

Certaines infections répétées, ou rechutes, n'ont par
suite que peu de gravité, et cette accoutumance peut
même créer l'*immunité*, après une première infection.

En dehors de la phagocytose, l'organisme lutte encore
contre l'envahissement microbien de différentes façons,
et les émonctoires naturels sont les plus utiles. Le rôle
protecteur du *foie* est prépondérant. Le sang lui-même
est un milieu peu hospitalier pour les microbes (Roger).
Les *séreuses*, le corps thyroïde, les ovaires, etc., sont
des organes antitoxiques (Charrin).

INFECTION. CONTAGION

L'infection peut être définie : l'action morbifique exercée sur l'organisme par des microbes pathogènes.

La maladie infectieuse est dite *spécifique*, lorsqu'il existe un microbe déterminé, produisant des lésions spéciales.

Un individu, atteint d'une maladie infectieuse, peut transmettre cette maladie, par *contact*, à un individu sain ; dans ce cas, il y a *contagion*. Et le contact peut être *direct* ou *indirect*. Dans ce dernier cas, il y a intervention d'un agent de transmission (Voy. ci-dessus).

C'est le plus souvent par contagion que se transmettent les maladies infectieuses.

Avant les remarquables travaux de Pasteur et de ses élèves, on supposait que les maladies infectieuses étaient produites par des *miasmes*, agents morbifiques d'origine inconnue, qui devaient exister dans le milieu extérieur (air, eau, sol...). C'est ainsi que le miasme paludéen a été regardé comme la cause du paludisme jusqu'à la découverte de l'hématozoaire de Laveran.

En réalité, les miasmes ou émanations de gaz putrides (égouts, puits perdu...) sont des causes occasionnelles qui facilitent l'infection.

Lorsque nous avons parlé des causes intrinsèques et extrinsèques des maladies, nous avons mis en relief l'importance de ces causes dans l'éclosion des maladies.

C'est ainsi que les expériences de Pasteur ont donné

une preuve de l'influence du froid sur l'éclosion du
charbon chez les poules. Dans les conditions normales
d'existence, cet animal est réfractaire à cette affection
spécifique. Mais si l'on plonge les pattes de l'animal
dans l'eau froide, il contracte la maladie, parce que la
résistance de son organisme a été diminuée.

De même en réchauffant des grenouilles, il est possible de leur faire contracter des infections, auxquelles
elles sont réfractaires normalement.

Par conséquent, le microbe n'est pas tout, à moins
que la virulence ou la dose injectée ne soient considérables et rendent toute lutte impossible. Les causes
occasionnelles sont nécessaires.

Lorsque le terrain est favorable, c'est-à-dire lorsque
les organes de défense sont altérés, les infections peuvent se multiplier (*infections secondaires*, surajoutées).
Un malade atteint de la grippe contracte facilement la
tuberculose ; un paludéen est souvent frappé par la
fièvre typhoïde ; la scarlatine se complique fréquemment
de diphtérie.

Ce terrain favorable permet non seulement le dévelop-
qement des microbes pathogènes venus de l'extérieur
par contagion, mais celui des bactéries qui vivent à
l'intérieur du corps et ne sont pas nuisibles dans les
conditions normales d'existence. Dans ce cas, on dit
qu'il y a *auto-intoxication*.

Les principales causes favorisantes des auto-intoxications sont le mauvais fonctionnement des organes,
qui sont chargés de l'élimination ou de la destruction
des produits toxiques (insuffisance antitoxique), et les
troubles du tube digestif, qui s'accompagnent de fermentations anormales.

L'infection venue du dehors, avec état de *microbisme*

latent pouvant durer un certain temps, semble le point de départ le plus fréquent de ces auto-intoxications. La contamination, à un moment donné, existerait donc dans tous ou presque tous les cas, mais il peut être très difficile de préciser comment elle s'est faite.

ÉVOLUTION D'UNE MALADIE INFECTIEUSE. — Dans toute maladie infectieuse, on doit considérer trois phases : l'*incubation* dont nous avons parlé ; — la *période d'état*, pendant laquelle l'organisme lutte contre l'invasion microbienne (Voy. *Phagocytose*) ; — et la *terminaison* qui est ou favorable et confère une immunité définitive ou temporaire, ou défavorable et aboutit à la mort.

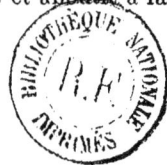

TABLE ALPHABÉTIQUE DES MATIÈRES

TABLE DES MATIÈRES

Notions de pathologie générale.

FIN DE LA TABLE DES MATIÈRES

4201-05. — CORBEIL. Imprimerie ÉD. CRÉTÉ.

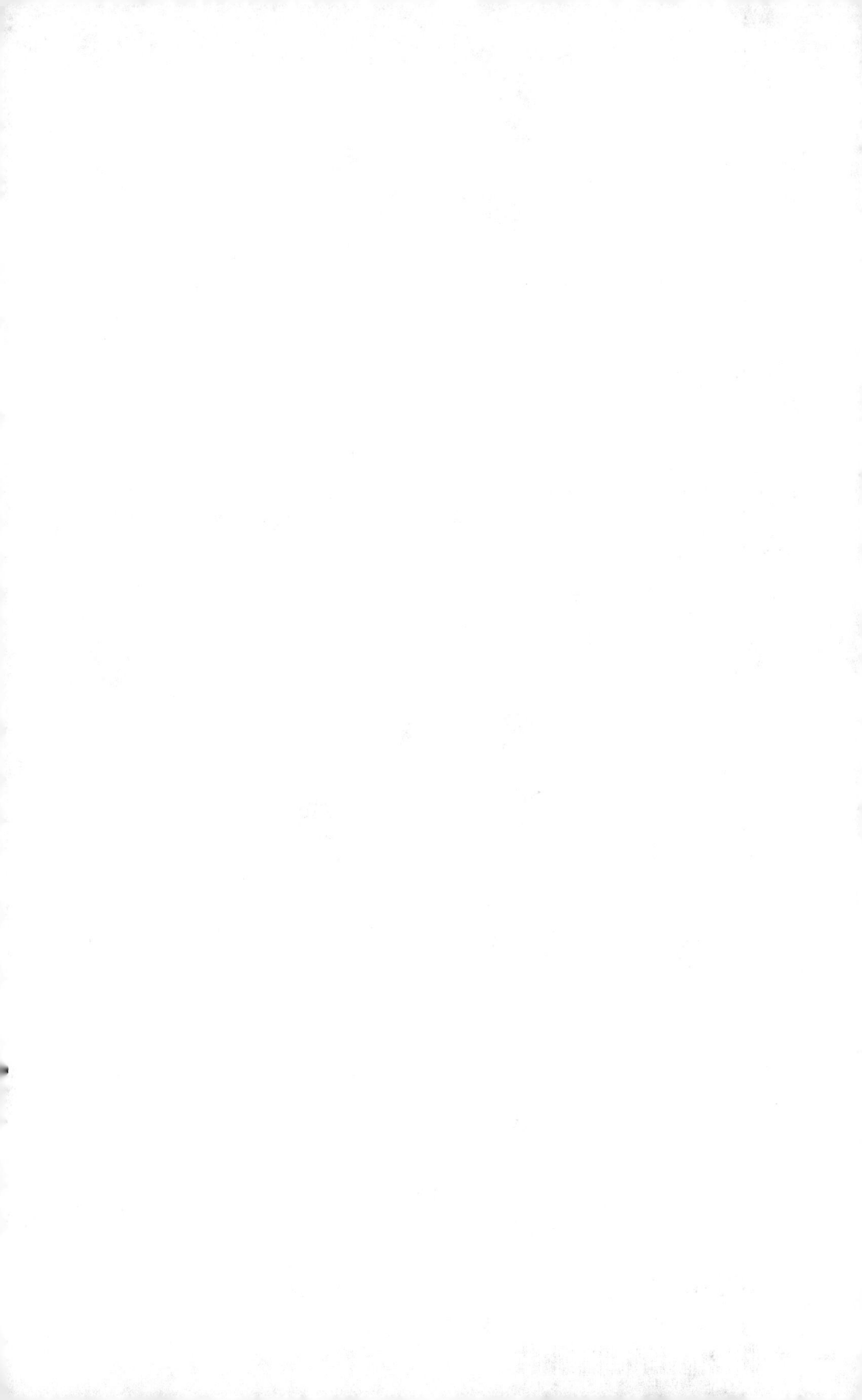

www.ingramcontent.com/pod-product-compliance
Lightning Source LLC
Chambersburg PA
CBHW061124220326
41599CB00024B/4156